全科医学临床思维与操作技能训练手册

名誉主编 肖春祥 夏家林

主编 于洪建 崔立敏 王庆元

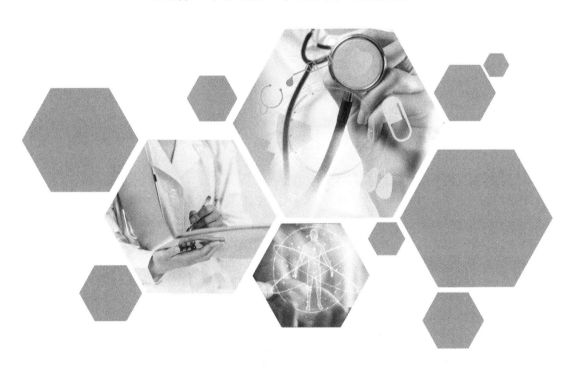

郑州大学出版社

图书在版编目(CIP)数据

全科医学临床思维与操作技能训练手册／于洪建，崔立敏，王庆元主编. -- 郑州：郑州大学出版社，2024．8. -- ISBN 978-7-5773-0455-7

Ⅰ．R499

中国国家版本馆 CIP 数据核字第 20241DF582 号

全科医学临床思维与操作技能训练手册

QUANKE YIXUE LINCHUANG SIWEI YU CAOZUO JINENG XUNLIAN SHOUCE

策划编辑	薛　晗	封面设计	曾耀东
责任编辑	张　楠　胡文斌	版式设计	王　微
责任校对	吕笑娟	责任监制	李瑞卿

出版发行	郑州大学出版社	地　　址	郑州市大学路 40 号(450052)
出 版 人	卢纪富	网　　址	http://www.zzup.cn
经　　销	全国新华书店	发行电话	0371-66966070
印　　刷	新乡市豫北印务有限公司		
开　　本	787 mm×1 092 mm　1 / 16		
印　　张	17.75	字　　数	401 千字
版　　次	2024 年 8 月第 1 版	印　　次	2024 年 8 月第 1 次印刷

书　　号	ISBN 978-7-5773-0455-7	定　　价	79.00 元

作者名单

名誉主编　肖春祥　夏家林

主　　编　于洪建　崔立敏　王庆元

副主编　徐少华　王令令　孙丽娟　范祥云

编　　委　（按姓氏笔画排序）

王　琮　王少青　王龙宁　王庆芬

石　娟　成　平　刘同波　刘国强

孙菡泽　李　莉　李红娜　李姗姗

杨蕊蕊　陈　媛　苗　静　周逢强

郑永青　孟　楠　索桂英　高风至

谢海涛　薛　栋　籍欣欣

前 言

在广袤的医学领域中,全科医学以其独特的视角和方法,为患者提供着连续、综合的医疗服务。随着社会的发展和人口老龄化的加剧,全科医生的角色变得愈发重要。他们不仅是患者健康的守护者,更是医疗体系中不可或缺的桥梁和纽带。

全科医学的核心在于临床思维的培养和操作技能的精进。它要求医生不仅要有扎实的医学基础知识,还要具备敏锐的洞察力和卓越的临床判断能力。在面对复杂多变的临床情况时,能够迅速、准确地做出诊断和治疗决策。

本手册的编写,正是基于这样的理念和需求。我们希望通过这本手册,为全科医生提供一个全面、系统的学习和参考平台,帮助他们在临床实践中不断提升自己的专业素养和技能水平。

在内容的编排上,我们力求做到科学、系统、实用。从内科到外科,从儿科到妇产科,再到眼科、皮肤科等各个专科,本手册涵盖了全科医学的各个领域。每一章节都从疾病的基础知识入手,逐步深入临床诊断、治疗策略和操作技能的详细讲解。我们特别强调了临床思维的重要性,鼓励医生在实践中不断思考、总结、提高。

编写这样一本手册是一项艰巨的任务,需要编者有广泛的知识积累和深入的临床实践。尽管我们尽了最大努力,但由于医学知识的不断更新和个人能力的局限,书中可能存在疏漏或不足之处。我们诚恳地希望广大读者提出宝贵的意见和建议,以便我们不断改进,更好地服务于全科医学的发展。

最后,我们要感谢所有参与编写和审校工作的专家和同行。没有他们的辛勤劳动和智慧贡献,这本手册是不可能完成的。我们也希望这本手册能够成为全科医生和医学生宝贵的学习资源,帮助他们在医学的道路上不断前行。

编者

2024 年 5 月

目录

CONTENTS

第一章　内科疾病 ······ 001

第一节　心血管系统疾病 ···································· 001

第二节　呼吸系统疾病 ······································ 017

第三节　消化系统疾病 ······································ 034

第四节　泌尿系统疾病 ······································ 058

第五节　内分泌及代谢系统疾病 ···························· 068

第六节　风湿免疫系统疾病 ·································· 095

第七节　血液系统疾病 ······································ 105

第八节　神经系统疾病 ······································ 114

第二章　儿科疾病 ······ 142

第一节　儿童社区获得性肺炎 ································ 142

第二节　儿童腹泻病 ·· 145

第三节　儿童腹痛 ·· 149

第四节　儿童流行性感冒 ···································· 152

第三章　妇产科疾病 ······ 156

第一节　常见阴道和宫颈炎症 ································ 156

第二节　急性盆腔炎 ·· 160

第三节　慢性盆腔炎 ·· 164

第四节　阴道异常出血 ······································ 167

第四章　外科疾病 ······ 174

第一节　急性胆囊炎 ·· 174

第二节　肠梗阻 ·· 179

第三节　输尿管结石 ··· 183

第四节　肛肠疾病 ··· 186

第五章　急诊疾病　*192*

第一节　急腹症 ·· 192

第二节　重度中暑 ··· 196

第三节　中毒 ··· 200

第四节　晕厥 ··· 204

第六章　眼科疾病　*210*

第一节　睑腺炎 ·· 210

第二节　流行性角结膜炎 ·· 215

第三节　急性闭角型青光眼 ··· 220

第七章　皮肤科疾病　*226*

第一节　湿疹 ··· 226

第二节　接触性皮炎 ·· 230

第三节　药疹 ··· 235

第四节　荨麻疹 ·· 239

第八章　未分科疾病　*244*

第一节　乏力 ··· 244

第二节　消瘦 ··· 249

第三节　水肿 ··· 253

第四节　发热 ··· 258

附：全科常见疾病的影像学表现　*263*

参考文献　*275*

第一章

内科疾病

第一节 心血管系统疾病

一、高血压

【案例】

主诉:发现血压升高2年,间断头部不适1个月。

现病史:李××,56岁,职工。2年前患者体检时发现血压升高,此后多次测量血压偏高,最高180/120 mmHg,无自觉不适,未重视,未规律诊治。近1个月患者无明显诱因出现头胀不适,无肢体活动不灵及言语不利,无头晕、黑矇等其他不适。测量血压值170/100 mmHg,于当地药房自行购买降压药物(卡托普利),应用后血压可将至140/90 mmHg,头胀好转,未再继续应用药物。上述不适间断多次发作。自发病以来,患者精神饮食可,睡眠正常,体重近期增减不详。

既往史:无糖尿病、冠心病病史,无胰腺炎、消化性溃疡、胆囊炎及胆石症病史。

个人史、婚育史及家族史:吸烟20年,每日30支。喜油炸食品,不嗜酒。不运动锻炼。家庭和睦,社会关系好,近期因血压高略焦虑。24岁结婚,配偶体健,育有1子。职工,经济状况可。父亲因脑出血去世;母亲健在,患有高血压。

查体:T 36.7 ℃,P 88次/min,R 18次/min,BP 176/100 mmHg,身高178 cm,体重90 kg,BMI 28.4 kg/m²。神志清楚,言语流利,双眼睑无水肿,皮肤黏膜无黄染,颈静脉无怒张,颈动脉未闻及明显血管杂音。双肺呼吸音清,未闻及干、湿啰音。心界不大,心率88次/min,律齐,心音可,未闻及明显杂音,无心包摩擦音。腹部查体无异常。双下肢无水肿。四肢肌力、肌张力正常。

辅助检查:血常规、尿常规、大便常规均正常。电解质、肝肾功能均正常。心电图:窦性心律,左心室高电压。

(一)病史采集

作为全科医生,如果接诊该患者,应了解哪些病史信息(表1-1)?

表 1-1　病史采集评分

询问内容		考官提供信息	分值	扣分
一、主要症状描述、病情演变（15 分）				
1. 2 年前有无症状	诱因	无	1	
	头胀、头晕	无	1	
	血压具体情况	血压范围，最高 180/120 mmHg	1	
	其他伴随症状	无视物模糊、肢体麻木	1	
	有鉴别意义的症状	无心慌、出汗、乏力	1	
	诊疗经过	无	1	
2. 近 1 个月头胀问诊	部位	颞部	1	
	对称性	双侧对称	1	
	伴随的异常感觉	无	1	
	持续时间	阵发性	1	
	缓解因素	应用卡托普利	1	
	其他伴随症状	无	2	
	诊疗经过	当地药房自行购买卡托普利	1	
3. 其他伴随症状		其他合理的伴随症状也可	1	
二、有无相关病史（4 分）				
1. 有无糖尿病病史		无	1	
2. 有无冠心病病史		无	1	
3. 有无脑血管病病史		无	1	
4. 有无高脂血症病史		无	0.5	
5. 合理补充项		无	0.5	
（回答 3 项即满分，缺 1 项扣 1 分。项目回答不完整的酌情扣分）				
三、家族史（1 分）		父亲因脑出血去世，母亲患有高血压	1	
四、生活方式、心理及社会因素（5 分）				
1. 是否吸烟		吸烟 20 年，每日 30 支	1	
2. 饮食、饮酒情况		喜油炸食品，不嗜酒	1	
3. 运动情况		不运动锻炼	0.5	
4. 体重情况		体重无明显变化	0.5	
5. 睡眠情况		夜间睡眠好	0.5	
6. 二便情况		二便如常	0.5	
7. 是否有影响疾病的心理、社会因素		家庭和睦，社会关系好；略焦虑	0.5	
8. 合理补充项		无	0.5	

续表 1-1

询问内容	考官提供信息	分值	扣分
(回答5项即满分,缺1项扣1分。项目回答不完整的酌情扣分)			
合计		25	

(二)体格检查

1. 针对患者目前病情,你应做哪些必要的体格检查(表1-2)?

表 1-2 体格检查评分(口述)

询问内容	考官提供信息	分值	扣分
一、一般项目(5分)			
1. 体温、脉搏、呼吸	T 36.7 ℃,P 88 次/min,R 18 次/min	1	
2. 神志	清楚	1	
3. 皮肤黏膜颜色	皮肤温度正常,无苍白、发绀	1	
4. 神经系统检查	四肢肌力、肌张力正常	1	
5. 有无肾动脉杂音	无	0.5	
6. 合理补充项	无	0.5	
(回答4项即满分,缺1项扣0.5分。项目回答不完整的酌情扣分)			
二、重点查体(10分)			
1. 身高、体重	身高 178 cm,体重 90 kg,BMI 28.4 kg/m²	1	
2. 血压	176/100 mmHg(应两侧对比,可口述,未强调双侧扣1分)	2	
3. 颈部血管检查	颈静脉无怒张,颈动脉未闻及明显血管杂音	1	
4. 双肺呼吸音	双肺呼吸音清,未闻及干、湿啰音	1	
5. 心脏检查(心界、心率、心律、心音、杂音、心包摩擦音等,需描述具体项目至少6项)	心界不大,心率88次/min,律齐,第一心音不低钝,未闻及明显杂音,无心包摩擦音	3	
6. 腹部查体	无异常	1	
7. 有无双下肢水肿	无	1	
合计		15	

2. 请根据患者情况,给患者测量血压(表1-3)。

表1-3　血压测量评分

评分要点		分值	扣分
测量前沟通与注意事项(1分)	介绍血压测量的目的	0.5	
	注意事项,如排尿、禁烟酒咖啡、休息至少5 min等	0.5	
体位与血压计同一水平(1分)	坐位或仰卧位,暴露恰当,肘部、血压计"0"点与心脏在同一水平	0.5	
	检查血压计水银柱是否在"0"点、有无气泡	0.5	
气袖位置(1.5分)	触诊确定肱动脉位置,气袖中央在肱动脉表面,松紧合适	1	
	气袖下缘在肘窝上2～3 cm,听诊器体件置于肱动脉搏动处(不能塞于气袖下)	0.5	
测量方法(1.5分)	边充气边听诊至肱动脉搏动消失,水银柱再升高30 mmHg,缓慢放气(2～3 mmHg/s)	1	
	双眼平视观察水银柱,读数尾数应为0、2、4、6、8	0.5	
合计		5	

(三)病例分析

你认为患者需要完善的检查、初步诊断、存在的健康问题、目前的治疗及今后社区管理原则有哪些(表1-4)?

表1-4　病例分析评分

询问内容	考官提供信息	分值	扣分
一、需要完善的检查(包括需要转诊上级医院的必要检查)(6分)			
1.血常规	正常	1	
2.尿常规	正常	1	
3.生化常规	正常	1	
4.心电图	窦性心律,左心室高电压	0.5	
5.心脏、肾动脉超声	暂未做	0.5	
6.肾上腺超声	暂未做	0.5	
7.高血压五项	暂未做	0.5	
8.眼底检查	暂未做	0.5	
9.合理补充项	无	0.5	
(回答6项即满分,缺1项扣1分。项目回答不完整的酌情扣分)			

续表1-4

询问内容	考官提供信息	分值	扣分
二、初步诊断、存在的健康问题(11分)			
1. 初步诊断	(1)高血压3级(很高危)	3	
	(2)血脂异常	1	
	(3)高血压脑病?	1	
2. 存在的健康问题	(1)50岁以上男性	1	
	(2)吸烟	1	
	(3)肥胖	1	
	(4)心脑血管疾病家族史	1	
	(5)缺乏运动	1	
	(6)焦虑情绪	0.5	
	(7)未规律就诊、用药,依从性较差	0.5	
(回答5项即满分,缺1项扣1分。项目回答不完整的酌情扣分)			
三、目前的治疗及今后社区管理时非药物治疗原则(8分)			
1. 药物治疗	(1)硝苯地平控释片30 mg po qd	0.5	
	(2)琥珀酸美托洛尔缓释片47.5 mg po qd	0.5	
	(3)阿托伐他汀钙片20 mg po qd	0.5	
	(4)阿司匹林肠溶片100 mg po qd	0.5	
2. 非药物治疗	(1)戒烟	1	
	(2)低盐低脂饮食	1	
	(3)减轻体重	1	
	(4)规律运动	1	
	(5)保持心理平衡	1	
	(6)血压监测	0.5	
	(7)其他	0.5	
(回答5项即满分,缺1项扣1分。项目回答不完整的酌情扣分)			
合计		25	

(四)医患沟通——作业题(100分)

1. 向患者解释病情(高血压教育)。

2. 和患者共同决策(药物治疗方案)。

3. 了解患者生活方式,进行生活方式的指导[戒烟、饮食、运动、血压监测教育;"三高"共管,"三高"即高血压、高血糖、高血脂,是脑血管疾病(CVD)最主要危险因素,也是最主要的可控、可逆转的代谢性危险因素]。

4. 对患者担忧的问题进行解答(高血压与心脑血管病的关系,可防可控)。

5. 对患者的具体问题提出解决方案(血压波动该如何应对)。

6. 随访的时间及内容或者转诊的相关事项(每周监测血压 2~3 次,1 个月复查血脂、肝功能等检验,每半年复查并发症相关指标)。

7. 总结、保证沟通效果。

二、冠心病

【案例】

主诉:心前区不适 1 年,加重伴出汗 1 周。

现病史:宋××,65 岁,退休职工。1 年前爬 5 层楼后出现心前区疼痛不适,范围巴掌大小,伴肩背部放射性不适、咽喉部紧缩感及胸骨后烧灼感,休息后 5 min 左右即可缓解,无出汗乏力,无胸闷头晕,无腹痛腹泻,无反酸烧心,无咳嗽咳痰。上述不适间断发作,可耐受,可自行缓解,未重视,未诊治。近 1 周患者上述不适再发,快走或者爬 3 层楼即可发作,伴出汗,症状及持续时间基本同前,平素一般活动不发作,间断发作。现就诊。自发病以来,患者精神饮食可,睡眠正常,体重近期增减不详。

既往史:既往高血压病史 4 年,最高血压 180/110 mmHg,现应用"硝苯地平缓释片 30 mg qd、替米沙坦片 40 mg qd",血压控制可;无糖尿病病史,无胰腺炎、消化性溃疡、胆囊炎及胆石症病史。

个人史、婚育史及家族史:吸烟 30 年,每日 20 支。喜油炸食品,不嗜酒。不运动锻炼。家庭和睦,社会关系好,有些焦虑。24 岁结婚,配偶体健,育有 1 子。退休职工医保,经济状况可。父母已逝,死因不详。

查体:T 36.7 ℃,P 88 次/min,R 18 次/min,BP 146/90 mmHg,身高 178 cm,体重 80 kg,BMI 25.25 kg/m²。神志清楚,言语流利,双眼睑无水肿,皮肤黏膜无黄染,颈静脉无怒张,颈动脉未闻及明显血管杂音。双肺呼吸音清,未闻及干、湿啰音。心界不大,心率 88 次/min,律齐,心音可,未闻及明显杂音,无心包摩擦音。腹部查体无异常。双下肢无水肿。四肢肌力、肌张力正常。

辅助检查:血常规、尿常规、生化常规、大便常规均正常。心电图:窦性心律,下壁导联 ST 段压低。

(一)病史采集

作为全科医生,如果接诊该患者,应了解哪些病史信息(表 1-5)?

表1-5　病史采集评分

询问内容		考官提供信息	分值	扣分
一、主要症状描述、病情演变(15分)				
1.1年前心前区不适症状	诱因	爬5层楼	1	
	范围	巴掌大小	1	
	伴随症状	肩背部放射性不适、咽喉部紧缩感及胸骨后烧灼感	1	
	持续时间及缓解	休息后5 min左右即可缓解	1	
	有鉴别意义的症状	无心慌、胸闷、腹痛腹泻、反酸烧心、咳嗽咳痰	1	
	诊疗经过	未诊治	1	
2.1周来心前区疼痛情况	部位	心前区	1	
	范围	巴掌大小	1	
	诱发因素	快走或者爬3层楼即可发作	1	
	伴随症状	肩背部放射性不适,咽喉部紧缩感及胸骨后烧灼感	1	
	持续时间及缓解	休息后5 min左右	1	
	其他伴随症状	出汗	2	
	诊疗经过	无	1	
3.其他伴随症状		其他合理的伴随症状也可	1	
二、有无相关病史(4分)				
1.有无高血压病史		有	1	
2.有无冠心病病史		无	1	
3.有无脑血管病病史		无	1	
4.有无高脂血症病史		无	0.5	
5.合理补充项		无	0.5	
(回答3项即满分,缺1项扣1分。项目回答不完整的酌情扣分)				
三、家族史(1分)		父母已逝,死因不详	1	
四、生活方式、心理及社会因素(5分)				
1.是否吸烟		吸烟30年,每日20支	1	
2.饮食、饮酒情况		喜油炸食品,不嗜酒	1	
3.运动情况		不运动锻炼	0.5	
4.体重情况		体重无明显变化	0.5	
5.睡眠情况		夜间睡眠好	0.5	
6.二便情况		二便如常	0.5	

续表1-5

询问内容	考官提供信息	分值	扣分
7.是否有影响疾病的心理、社会因素	家庭和睦,社会关系好,担心因"冠心病"猝死	0.5	
8.合理补充项	无	0.5	
(回答5项即满分,缺1项扣1分。项目回答不完整的酌情扣分)			
合计		25	

(二)体格检查

1.针对患者目前病情,你应做哪些必要的体格检查(表1-6)?

表1-6　体格检查评分(口述)

询问内容	考官提供信息	分值	扣分
一、一般项目(5分)			
1.体温、脉搏、呼吸	T 36.7 ℃,P 88 次/min,R 18 次/min	1	
2.神志	清楚	1	
3.皮肤黏膜颜色	皮肤温度正常,无苍白、发绀	1	
4.神经系统检查	四肢肌力、肌张力正常	1	
5.有无眼睑水肿	无	0.5	
6.合理补充项	无	0.5	
(回答4项即满分,缺1项扣0.5分。项目回答不完整的酌情扣分)			
二、重点查体(10分)			
1.身高、体重	身高 178 cm,体重 80 kg,BMI 25.25 kg/m²	1	
2.血压	146/90 mmHg(应两侧对比,可口述,未强调双侧扣1分)	2	
3.颈部血管检查	颈静脉无怒张,颈动脉未闻及明显血管杂音	1	
4.双肺呼吸音	双肺呼吸音清,未闻及干、湿啰音	1	
5.心脏检查(心界、心率、心律、心音、杂音、心包摩擦音等,需描述具体项目至少6项)	心界不大,心率88次/min,律齐,第一心音不低钝,未闻及明显杂音,无心包摩擦音	3	
6.腹部查体	无异常	1	
7.有无双下肢水肿	无	1	
合计		15	

2. 请根据患者情况,给患者测量血压(表1-7)。

表1-7 血压测量评分

评分要点		分值	扣分
测量前沟通与注意事项(1分)	介绍血压测量的目的	0.5	
	注意事项,如排尿、禁烟酒咖啡、休息至少5 min等	0.5	
体位与血压计同一水平(1分)	坐位或仰卧位,暴露恰当,肘部、血压计"0"点与心脏在同一水平	0.5	
	检查血压计水银柱是否在"0"点、有无气泡	0.5	
气袖位置(1.5分)	触诊确定肱动脉位置,气袖中央在肱动脉表面,松紧合适	1	
	气袖下缘在肘窝上2~3 cm,听诊器体件置于肱动脉搏动处(不能塞于气袖下)	0.5	
测量方法(1.5分)	边充气边听诊至肱动脉搏动消失,水银柱再升高30 mmHg,缓慢放气(2~3 mmHg/s)	1	
	双眼平视观察水银柱,读数尾数应为0、2、4、6、8	0.5	
合计		5	

3. 根据患者病情,请对患者进行心脏查体(表1-8)。

表1-8 心脏查体评分

评分要点		分值	扣分
检查前准备(2分)	仪表端庄、服装整洁	0.5	
	和患者沟通检查必要性、物品准备	0.5	
	手卫生规范(操作前、后,缺1次扣0.5分)	1	
操作过程(8分)	患者体位舒适,注意保护患者隐私	1	
	在患者右侧进行查体,充分暴露	1	
	心脏视诊(侧视+俯视)	1	
	心脏触诊	1	
	心脏叩诊	1	
	心脏听诊	1	
	帮助患者整理衣物	1	
	记录并报告结果	1	
合计		10	

(三)病例分析

你认为患者需要完善的检查、初步诊断、存在的健康问题、目前的治疗及今后社区管理原则有哪些(表1-9)?

表1-9 病例分析评分

询问内容	考官提供信息	分值	扣分
一、需要完善的检查(包括需要转诊上级医院的必要检查)(6分)			
1.血常规	正常	1	
2.尿常规	正常	1	
3.心电图	窦性心律,下壁导联ST段压低	1	
4.心脏彩超	暂未做	0.5	
5.生化常规	正常	0.5	
6.冠状动脉CTA	暂未做	1	
7.胸部CT	暂未做	0.5	
8.合理补充项	无	0.5	
(回答6项即满分,缺1项扣1分。项目回答不完整的酌情扣分)			
二、初步诊断、存在的健康问题(11分)			
1.初步诊断	(1)冠状动脉粥样硬化性心脏病、稳定型心绞痛	4	
	(2)高血压3级(很高危)	2	
2.存在的健康问题	(1)65岁以上男性	0.5	
	(2)吸烟	0.5	
	(3)超重	2	
	(4)缺乏运动	1	
	(5)焦虑情绪	0.5	
	(6)未规律就诊、用药,依从性较差	0.5	
(回答5项即满分,缺1项扣1分。项目回答不完整的酌情扣分)			
三、目前的治疗及今后社区管理时非药物治疗原则(8分)			
1.药物治疗	(1)阿司匹林肠溶片100 mg po qd	0.5	
	(2)单硝酸异山梨酯缓释片40 mg po qd	0.5	
	(3)阿托伐他汀钙片20 mg po qd	0.5	
	(4)琥珀酸美托洛尔缓释片47.5 mg po qd、硝苯地平缓释片30 mg po qd	0.5	

续表 1-9

询问内容	考官提供信息	分值	扣分
2.非药物治疗	(1)戒烟	1	
	(2)低盐低脂饮食	1	
	(3)减轻体重	1	
	(4)规律运动	1	
	(5)保持心理平衡	1	
	(6)血压监测	0.5	
	(7)其他	0.5	
(回答5项即满分,缺1项扣1分。项目回答不完整的酌情扣分)			
合计		25	

(四)医患沟通——作业题(100 分)

1.向患者解释病情(冠心病教育)。

2.和患者共同决策(药物治疗方案)。

3.了解患者生活方式,进行生活方式的指导(戒烟、饮食、运动、血压、血糖监测教育)。

4.对患者担忧的问题进行解答(冠心病与急性心肌梗死的关系,可防可控)。

5.对患者的具体问题提出解决方案(如何进一步防止进展为急性心肌梗死)。

6.随访的时间及内容或者转诊的相关事项(每周复查血压 2~3 次,每月复查血糖、血脂、肝功能;注意症状控制;建议至上级医院行冠状动脉 CTA 或冠状动脉造影术进一步评估冠状动脉病变)。

7.总结、保证沟通效果。

三、心力衰竭

【案例】

主诉:间断胸闷、喘憋伴双下肢进行性水肿 5 年,加重伴咳嗽 7 d。

现病史:宋××,65 岁,退休职工。5 年前患者在"感冒"或剧烈运动后出现胸闷、憋喘,伴下肢间断进行性水肿,乏力,无心慌胸痛,无肩背部放射性不适,无颈部紧缩感,无反酸烧心,无尿频、尿急及尿痛,小便中未见泡沫,无颜面部水肿,"感冒"好转或休息后胸闷憋喘好转。严重时偶有夜间憋醒,坐起后逐渐好转。就诊于当地诊所,完善心脏彩超等相关检查(具体报告未见),诊断为心力衰竭,此后长期应用"螺内酯、琥珀酸美托洛尔、缬沙坦"等药物,平素活动尚可。7 d 前患者"感冒"后胸闷憋喘再发伴加重,持续胸闷,伴双下肢进行性水肿,稍活动即感胸闷不适,伴咳嗽,无咳痰,起初夜间可平卧,有夜间憋醒,坐起后可逐渐缓解。近 2 d 患者夜间不能平卧入睡,伴心慌,食欲减退,进食后腹胀不适,无厌油恶心呕吐,无腹痛腹泻,无反酸烧心,无其他伴随症状。现胸闷持续不缓解来诊。自发病以来,患者精神可,饮食睡眠欠佳,小便量少,大便正常,体重增加 5 kg。

既往史:既往高血压病史 4 年,最高血压 180/110 mmHg,现应用"硝苯地平缓释片 30 mg qd、替米沙坦片 40 mg qd",血压控制不详;无糖尿病病史,无胰腺炎、消化性溃疡、胆囊炎及胆石症病史。

个人史、家族史及婚育史:吸烟 30 年,每日 20 支。喜油炸食品,不嗜酒。不运动锻炼。家庭和睦,社会关系好,有些焦虑。24 岁结婚,配偶体健,育有 1 子。退休职工医保,经济状况可。父母已逝,死因不详。

查体:T 36.7 ℃,P 98 次/min,R 22 次/min,BP 146/90 mmHg,身高 178 cm,体重 80 kg,BMI 25.25 kg/m²。端坐位,憋喘貌,神志清楚,言语流利,双眼睑无水肿,皮肤黏膜无黄染,颈静脉无怒张,颈动脉未闻及明显血管杂音。双肺呼吸音粗,双肺底可闻及湿啰音,未闻及干啰音。心界向左下移位,心率 98 次/min,律齐,心音低钝,心尖部听诊区可闻及 3/6 级收缩期吹风样杂音,余瓣膜区未闻及明显杂音,无心包摩擦音。腹部查体无异常。双下肢中度水肿。四肢肌力、肌张力正常。

辅助检查:血常规、尿常规、大便常规均正常。生化常规:肝功能、肾功能、血脂、血糖均未见明显异常。电解质:血钾 3.1 mmol/L。心电图:窦性心律,ST-T 异常。

(一)病史采集

作为全科医生,如果接诊该患者,应了解哪些病史信息(表 1-10)?

表 1-10　病史采集评分

询问内容		考官提供信息	分值	扣分
一、主要症状描述、病情演变(15 分)				
1.5 年前胸闷情况	诱因	"感冒"或剧烈运动后	1	
	缓解因素	"感冒"好转或休息后	1	
	伴随症状	乏力,严重时偶有夜间憋醒,坐起后逐渐好转	1	
	其他伴随症状	间断下肢水肿	1	
	有鉴别意义的症状	无心慌、胸痛,无肩背部放射性不适,无颈部紧缩感,无反酸烧心,无尿频、尿急及尿痛,小便中未见泡沫,无颜面部水肿	1	
	诊疗经过	口服"螺内酯、琥珀酸美托洛尔、缬沙坦"	1	

续表 1-10

询问内容		考官提供信息	分值	扣分
2.7 d 来胸闷憋喘问诊	诱因	"感冒"	1	
	持续时间	持续不缓解	1	
	伴随症状	伴双下肢进行性水肿、咳嗽	1	
	进展情况	近 2 d 夜间不能平卧	1	
	其他伴随症状	伴心慌、食欲减退,进食后腹胀不适	1	
	加重因素	稍活动即感胸闷憋喘	2	
	诊疗经过	无	1	
3. 其他伴随症状		其他合理的伴随症状也可(小便量少)	1	
二、有无相关病史(4 分)				
1. 有无高血压病史		有	1	
2. 有无冠心病病史		无	1	
3. 有无脑血管病病史		无	1	
4. 有无糖尿病病史		无	0.5	
5. 合理补充项		无	0.5	
(回答 3 项即满分,缺 1 项扣 1 分。项目回答不完整的酌情扣分)				
三、家族史(1 分)		父母已逝,死因不详	1	
四、生活方式、心理及社会因素(5 分)				
1. 是否吸烟		吸烟 30 年,每日 20 支	1	
2. 饮食、饮酒情况		喜油炸食品,不嗜酒	1	
3. 运动情况		不运动锻炼	0.5	
4. 体重情况		体重增加 5 kg	0.5	
5. 睡眠情况		夜间睡眠欠佳,不能平卧	0.5	
6. 二便情况		小便量少,大便正常	0.5	
7. 是否有影响疾病的心理、社会因素		家庭和睦,社会关系好,担心会"猝死"	0.5	
8. 合理补充项		无	0.5	
(回答 5 项即满分,缺 1 项扣 1 分。项目回答不完整的酌情扣分)				
合计			25	

(二)体格检查

1. 针对患者目前病情,你应做哪些必要的体格检查(表 1-11)?

表 1-11　体格检查评分

询问内容	考官提供信息	分值	扣分
一、一般项目(5分)			
1. 体温、脉搏、呼吸	T 36.7 ℃,P 98 次/min,R 22 次/min	1	
2. 神志	清楚	1	
3. 皮肤黏膜颜色	皮肤温度正常,无苍白、发绀	1	
4. 神经系统检查	四肢肌力、肌张力正常	1	
5. 有无眼睑水肿	无	0.5	
6. 合理补充项	无(下肢水肿)	0.5	
(回答4项即满分,缺1项扣0.5分。项目回答不完整的酌情扣分)			
二、重点查体(10分)			
1. 身高、体重	身高 178 cm,体重 80 kg,BMI 25.25 kg/m²	1	
2. 血压	146/90 mmHg(应两侧对比,可口述,未强调双侧扣1分)	2	
3. 颈部血管检查	颈静脉无怒张,颈动脉未闻及明显血管杂音	1	
4. 双肺呼吸音	双肺呼吸音粗,双肺底可闻及湿啰音	1	
5. 心脏检查(心界、心率、心律、心音、杂音、心包摩擦音等,需描述具体项目至少6项)	心界向左下、移位,心率98 次/min,律齐,心音低钝,心尖部听诊区可闻及 3/6 级收缩期吹风样杂音,无心包摩擦音	3	
6. 腹部查体	无异常	1	
7. 有无双下肢水肿	中度水肿	1	
合计		15	

2. 请根据患者情况,给患者测量血压(表 1-12)。

表 1-12　血压测量评分

评分要点		分值	扣分
测量前沟通与注意事项(1分)	介绍血压测量的目的	0.5	
	注意事项,如排尿、禁烟酒咖啡、休息至少 5 min 等	0.5	
体位与血压计同一水平(1分)	坐位或仰卧位,暴露恰当,肘部、血压计"0"点与心脏在同一水平	0.5	
	检查血压计水银柱是否在"0"点、有无气泡	0.5	

续表 1–12

评分要点		分值	扣分
气袖位置(1.5 分)	触诊确定肱动脉位置,气袖中央在肱动脉表面,松紧合适	1	
	气袖下缘在肘窝上 2 ~ 3 cm,听诊器体件置于肱动脉搏动处(不能塞于气袖下)	0.5	
测量方法(1.5 分)	边充气边听诊至肱动脉搏动消失,水银柱再升高 30 mmHg,缓慢放气(2 ~ 3 mmHg/s)	1	
	双眼平视观察水银柱,读数尾数应为 0、2、4、6、8	0.5	
合计		5	

3. 根据患者病情,请对患者进行心脏查体(表 1–13)。

表 1–13　心脏查体评分

评分要点		分值	扣分
检查前准备(2 分)	仪表端庄、服装整洁	0.5	
	和患者沟通检查必要性、物品准备	0.5	
	手卫生规范(操作前、后,缺 1 次扣 0.5 分)	1	
操作过程(8 分)	患者体位舒适,注意保护患者隐私	1	
	充分暴露患者胸部	1	
	心脏视诊(侧视+俯视)	1	
	心脏触诊	1	
	心脏叩诊	1	
	心脏听诊	1	
	帮助患者整理衣物	1	
	记录并报告结果	1	
合计		10	

(三)病例分析

你认为患者需要完善的检查、初步诊断、存在的健康问题、目前的治疗及今后社区管理原则有哪些(表 1–14)?

表1-14 病例分析评分

询问内容	考官提供信息	分值	扣分
一、需要完善的检查(包括需要转诊上级医院的必要检查)(6分)			
1. 血常规	正常	1	
2. 心脏彩超	暂未做	0.5	
3. 下肢静脉彩超	暂未做	0.5	
4. 心电图	窦性心律,ST-T异常	1	
5. 下肢血管超声	暂未做	0.5	
6. 生化常规	肝肾功能、血脂均正常,血钾3.1 mmol/L	1	
7. 肺CT	暂未做	0.5	
8. 肌钙蛋白T(TnT)、脑钠肽(BNP)、凝血功能	暂未查	0.5	
9. 合理补充项	无	0.5	
(回答6项即满分,缺1项扣1分。项目回答不完整的酌情扣分)			
二、初步诊断、存在的健康问题(11分)			
1. 初步诊断	(1)充血性心力衰竭,心功能Ⅳ级(NYHA分级)	3	
	(2)高血压3级(很高危)	1	
	(3)低钾血症	1	
2. 存在的健康问题	(1)65岁以上男性	1	
	(2)吸烟	1	
	(3)肥胖	1	
	(4)高血压病史	1	
	(5)缺乏运动	1	
	(6)焦虑情绪	0.5	
	(7)慢性病程,急性加重	0.5	
(回答5项即满分,缺1项扣1分。项目回答不完整的酌情扣分)			
三、目前的治疗及今后社区管理时非药物治疗原则(8分)			
1. 药物治疗	(1)沙库巴曲缬沙坦钠片100 mg po bid	0.5	
	(2)螺内酯片20 mg po qd	0.5	
	(3)氯化钾缓释片1 g po bid	0.5	
	(4)琥珀酸美托洛尔缓释片47.5 mg po qd	0.5	

续表 1-14

询问内容	考官提供信息	分值	扣分
2.非药物治疗	(1)戒烟	1	
	(2)低盐低脂饮食	1	
	(3)减轻体重	1	
	(4)规律运动	1	
	(5)保持心理平衡	1	
	(6)注意复查电解质	0.5	
	(7)其他	0.5	
(回答5项即满分,缺1项扣1分。项目回答不完整的酌情扣分)			
合计		25	

(四)医患沟通——作业题(100分)

1.向患者解释病情(心力衰竭教育)。

2.和患者共同决策(药物治疗方案)。

3.了解患者生活方式,进行生活方式的指导(戒烟、饮食、运动、血压监测教育)。

4.对患者担忧的问题进行解答(猝死与心力衰竭有相关性,规范治疗,改善远期预后)。

5.对患者的具体问题提出解决方案(心力衰竭患者长期家中体重监测的重要性)。

6.随访的时间及内容或者转诊的相关事项(建议至上级医院就诊,明确心力衰竭原因,制订具体方案)。

7.总结、保证沟通效果。

第二节 呼吸系统疾病

一、上呼吸道感染

【案例】

主诉:发热伴咽痛1 d。

现病史:宋××,28岁,发热伴咽痛1 d,发热最高38 ℃,发热时伴头痛,无畏寒、四肢肌肉关节疼痛,伴咽痛,咽痒明显,伴鼻塞、流涕、打喷嚏,偶有咳嗽、咳黄痰,口服"布洛芬、阿莫西林"治疗,体温可下降至正常。自发病以来,患者精神、饮食欠佳,睡眠正常,二便正常,体重未见明显下降。

既往史:体健。

个人史、婚育史及家族史:吸烟 10 年,每日 20 支。平素饮食正常,偶有饮酒,未规律锻炼。24 岁结婚,配偶体健,育有 1 子。家族史不详。

查体:T 38.2 ℃,P 88 次/min,R 18 次/min,BP 123/79 mmHg,神志清楚,双肺呼吸音清,未闻及干、湿啰音。心界不大,心率 88 次/min,律齐,心音可,未闻及明显杂音,无心包摩擦音。腹部查体无异常。双下肢无水肿。

辅助检查:血常规、胸部 X 射线片均正常。

(一)病史采集

作为全科医生,如果接诊该患者,应了解哪些病史信息(表 1-15)?

表 1-15 病史采集评分

询问内容		考官提供信息	分值	扣分
一、主要症状描述、病情演变(15 分)				
1. 主要症状	诱因	无	2	
	其他伴随症状	发热有无畏寒、寒战、肌肉酸痛、鼻塞、咳嗽、咳痰	5	
	有鉴别意义的症状	无胸痛、呼吸困难、耳部症状	3	
	诊疗经过	应用"布洛芬、阿莫西林"	3	
2. 其他伴随症状		其他合理的伴随症状也可	2	
二、有无相关病史(4 分)				
1. 有无基础疾病史		无	2	
2. 合理补充项		周围接触人群有无类似症状	2	
(项目回答不完整的酌情扣分)				
三、家族史(1 分)		不详	1	
四、生活方式、心理及社会因素(5 分)				
1. 是否吸烟		吸烟 10 年,每日 20 支	1	
2. 饮食、饮酒情况		不嗜酒	1	
3. 运动情况		不运动	0.5	
4. 体重情况		体重无明显变化	0.5	
5. 睡眠情况		夜间睡眠好	0.5	
6. 二便情况		二便如常	0.5	
7. 是否有影响疾病的心理、社会因素		家庭和睦,社会关系好	0.5	
8. 合理补充项		无	0.5	
(回答 5 项即满分,缺 1 项扣 1 分。项目回答不完整的酌情扣分)				
合计			25	

（二）体格检查

针对患者目前病情，你应做哪些必要的体格检查（表 1-16）？

表 1-16　体格检查评分（口述）

询问内容	考官提供信息	分值	扣分
1.体温、脉搏、呼吸	T 38.2 ℃，P 88 次/min，R 18 次/min	2	
2.神志	清楚	1	
3.鼻腔黏膜颜色	皮肤温度正常，无苍白、发绀	2	
4.咽喉部查体	咽部充血，扁桃体不大	2	
5.呼吸系统检查	呼吸频率，双肺呼吸音清	2	
6.合理补充项	无	1	
（回答 4 项即满分，缺 1 项扣 0.5 分。项目回答不完整的酌情扣分）			
合计		10	

（三）病例分析

你认为患者需要完善的检查、初步诊断、存在的健康问题、目前的治疗及今后社区管理原则有哪些（表 1-17）？

表 1-17　病例分析评分

询问内容	考官提供信息	分值	扣分
一、需要完善的检查（包括需要转诊上级医院的必要检查）（3 分）			
1.血常规	正常	1	
2.胸部 X 射线	正常	1	
3.合理补充项	无	1	
（回答 2 项即满分，缺 1 项扣 1。项目回答不完整的酌情扣分）			
二、初步诊断、存在的健康问题（5 分）			
1.初步诊断	急性上呼吸道感染	2	
2.存在的健康问题	（1）吸烟	1	
	（2）缺乏运动	1	
	（3）未规律就诊、用药（不需要用抗生素），依从性较差	1	
（回答 4 项即满分，缺 1 项扣 1 分。项目回答不完整的酌情扣分）			
三、目前的治疗及今后社区管理时非药物治疗原则（7 分）			
1.药物治疗	（1）布洛芬 0.2 g po tid	1	
	（2）氯雷他定 10 mg po qd	1	

续表 1-17

询问内容	考官提供信息	分值	扣分
2.非药物治疗	(1)多休息、勤饮水、清淡饮食	1	
	(2)戒烟	1	
	(3)室内空气流通、防止受凉	1	
	(4)避免交叉感染	1	
	(5)注意劳逸结合	1	
(回答7项即满分,缺1项扣1分。项目回答不完整的酌情扣分)			
合计		15	

(四)医患沟通——作业题(100分)

1.向患者解释病情。

2.和患者共同决策(药物治疗方案)。

3.了解患者生活方式,进行生活方式的指导(戒烟、饮食、运动、室内通风等)。

4.对患者担忧的问题进行解答(有传染性等)。

5.对患者的具体问题提出解决方案(生活方式注意)。

6.随访的时间及内容或者转诊的相关事项(注意观察患者用药后反应,病情变化及时复诊)。

7.总结、保证沟通效果。

二、支气管哮喘

【案例】

主诉:阵发性喘息、气促、胸闷1年,加重1周。

现病史:宋××,23岁,办公室职员。1年前患者无明显诱因出现喘息、气促、胸闷,呈阵发性发作,进行性加重,伴咳嗽、咳痰、心悸、呼吸困难不适,经解除支气管平滑肌痉挛等治疗后症状可改善。病情反复,发作频率增加,程度加重,病程后期使用"沙美特罗替卡松"可完全缓解。1周前上述症状反复发作,今为系统诊治遂入院。门诊以"支气管哮喘"收入科。自发病来,患者精神、饮食、睡眠稍差,大小便如常,体重无明显增减,体力无明显下降。

既往史:既往体健,否认支气管肺炎、气喘病史,否认高血压、糖尿病等慢性疾病史,否认肝炎、伤寒、结核等传染病史。

个人史、婚育史及家族史:吸烟5年,每日10支。喜油炸食品,不嗜酒。不运动锻炼。家庭和睦,母亲鼻炎,社会关系好,有些焦虑。未婚未育。家族史不详。

查体:T 36.7 ℃,P 88 次/min,R 18 次/min,BP 110/75 mmHg,神志清楚,言语流利,

双眼睑无水肿,皮肤黏膜无黄染,颈静脉无怒张,颈动脉未闻及明显血管杂音。双肺呼吸音清,双肺可闻及呼气相哮鸣音。心界不大,心率88次/min,律齐,心音可,未闻及明显杂音,无心包摩擦音。腹部查体无异常。双下肢无水肿。

辅助检查:血常规、血气分析均正常。心电图:窦性心律,大致正常心电图。肺功能:FEV_1降低。

(一)病史采集

作为全科医生,如果接诊该患者,应了解哪些病史信息(表1-18)?

表1-18 病史采集评分

考核内容	操作程序及具体要求	分值	扣分
准备 (3分)	1. 着装:工作衣穿戴整洁,仪表端庄	1	
	2. 核对患者姓名、性别、年龄等身份信息	1	
	3. 告知目的意义	1	
现病史 (15分)	1. 根据主诉及相关鉴别诊断询问		
	(1)发病诱因,有无感染、过敏原吸入、空气污染、职业因素、运动、药物、心理因素等	2	
	(2)咳嗽的性质,是干性咳嗽还是有痰,咳嗽时间及规律,咳嗽音色,咳痰的性质、量	2	
	(3)既往及此次发病喘憋的严重程度,对活动耐力的影响,对工作、生活和睡眠的影响,有无明显缓解期,喘憋加重和缓解的因素、昼夜变化规律及与体位的关系	2	
	(4)过去一年急性发作次数	1	
	(5)有无发热、咳嗽、咳痰、胸痛、咳血,有无双下肢水肿	2	
	(6)二便、睡眠、饮食、体重变化情况	1	
	2. 诊疗经过		
	(1)此次发病前如何治疗,是否应用吸入药物	1	
	(2)此次喘憋加重是否到医院就诊,做过哪些检查	2	
	(3)治疗用药情况如何	2	
相关病史 (3分)	1. 有无药物过敏史,既往有无基础疾病、手术史、传染病史、外伤史等	1	
	2. 有无吸烟史,接触有害气体,燃烧秸秆,室内、室外污染等危险因素	1	
	3. 有无类似发作,家族史及遗传史,有无饮酒嗜好,婚育史等	1	
问诊技巧 (2分)	1. 条理性强、能抓住重点	1	
	2. 能够围绕病情询问	1	
职业素养 (2分)	1. 与患者沟通时态度和蔼,语言文明,通俗易懂	1	
	2. 在规定时间内完成操作,表现出良好的职业素质	1	
合计		25	

(二)体格检查

针对患者目前病情,你应做哪些必要的体格检查(表1-19)?

表1-19 体格检查评分(口述)

内容	操作标准	分值	扣分
视诊 (1分)	视诊前胸部皮肤、呼吸运动、肋间隙、胸壁静脉;蹲下观察胸廓外形;视诊两侧乳房、乳头的位置	1	
触诊 (5分)	1.触压胸廓,了解胸廓的弹性,检查皮下气肿、胸壁压痛、胸骨压痛	1	
	2.胸廓扩张度:两手掌及伸展的手指置于胸廓前下部的对称位置,左右拇指分别沿两侧肋缘指向剑突。然后嘱被检者做深呼吸动作	2	
	3.语音震颤:将双手手掌置于被检者胸部各部位的对称位置(从上到下,左右对比),嘱其以同等强度发"yi"长音,并双手做一次交换	1	
	4.胸膜摩擦感:双手手掌置于被检者胸廓下侧部,嘱其深吸气	1	
叩诊 (5分)	1.肺上界:在斜方肌前缘中点先向外侧叩诊,由清音变为浊音时为肺上界的外侧终点,再从中点向内侧叩诊,由清音变为浊音时为肺上界的内侧终点,内外终点的距离即为肺尖宽度	2	
	2.胸部叩诊音:由第1肋间至第4肋间,按由外向内、自上而下、两侧对照的原则叩诊。同样方法左右对比叩诊侧胸部(腋前线、腋中线)	2	
	3.肺下界:按右锁骨中线、左腋中线、右腋中线顺序叩3条线。被检者平静呼吸,自上而下,由清音叩到实音时翻转板指,取板指中部用标记笔作标记	1	
听诊 (5分)	1.肺部听诊:按锁骨中线、腋前线和腋中线3条线,上、中、下部左右对称部位听诊。必要时嘱被检者做深吸气动作	2	
	2.语音共振:嘱被检者以一致的声音强度重复发"yi"长音,同语音震颤检查上、中、下3个部位,做两侧对比	2	
	3.胸膜摩擦音:嘱被检者深吸气,在前下侧胸壁听诊	1	
综合素质评价 (2分)	1.物品准备齐全;结束后物品复原整理	0.5	
	2.体检顺序及手法正确,体征准确	0.5	
	3.仪表仪态大方;操作认真,观察细致熟练。在规定时间内完成	0.5	
	4.有爱伤观念;与患者沟通良好;注意保护患者隐私	0.5	
合计		18	

(三)病例分析

你认为患者需要完善的检查、初步诊断、存在的健康问题、目前的治疗及今后社区管理原则有哪些(表1-20)?

表1-20 病例分析评分

询问内容		考官提供信息	分值	扣分
一、需要完善的检查(包括需要转诊上级医院的必要检查)(4分)				
1. 血常规		正常	1	
2. 血气分析		正常	1	
3. 肺功能		FEV_1 降低	1	
4. 心电图		窦性心律,大致正常心电图	0.5	
5. 合理补充项		无	0.5	
(回答4项即满分,缺1项扣1分。项目回答不完整的酌情扣分)				
二、初步诊断、存在的健康问题(8分)				
1. 初步诊断		支气管哮喘急性发作期	2	
2. 存在的健康问题	(1)职业吸入		1	
	(2)吸烟		1	
	(3)过敏性疾病家族史		1	
	(4)缺乏运动		1	
	(5)焦虑情绪		1	
	(6)未规律就诊、用药,依从性较差		1	
(回答6项即满分,缺1项扣1分。项目回答不完整的酌情扣分)				
三、目前的治疗及今后社区管理时非药物治疗原则(8分)				
1. 药物治疗	(1)糖皮质激素(ICS)/长效 β_2 受体激动剂(LABA)雾化吸入 bid		0.5	
	(2)孟鲁司特 10 mg po qn		0.5	
	(3)必要时口服 ICS		0.5	
	(4)必要时生物制剂		0.5	
2. 非药物治疗	(1)氧疗,必要时无创呼吸机		1	
	(2)戒烟		1	
	(3)避免吸入过敏原		1	
	(4)规律运动		1	
	(5)保持心理平衡		0.5	
	(6)肺功能定期检测		1	
	(7)其他		0.5	
(回答5项即满分,缺1项扣1分。项目回答不完整的酌情扣分)				
合计			20	

(四)医患沟通——作业题(100分)

1. 向患者解释病情。

2. 和患者共同决策(药物治疗方案)。

3. 了解患者生活方式,进行生活方式的指导(戒烟、饮食、运动、肺功能、峰流速监测教育)。

4. 对患者担忧的问题进行解答(哮喘知识,可防可控)。

5. 对患者的具体问题提出解决方案(预防哮喘的生活方式)。

6. 随访的时间及内容或者转诊的相关事项(定期监测峰流速、每3个月评估肺功能评价治疗效果)。

7. 总结、保证沟通效果。

三、慢性阻塞性肺疾病

【案例】

主诉:反复咳嗽、咳痰、喘息15年,加重2周。

现病史:王××,65岁,退休职工。患者15年前受凉后出现咳嗽、咳痰、喘息,痰量中等,较黏稠,无发热、咽痛、流涕,当时就诊于单位医务室,诊断为"气管炎",予抗感染、止咳、化痰治疗后症状缓解。此后间断出现上述症状,常于秋冬气候交替季节出现,晨起及夜间入睡时为重,咳嗽时伴有白色黏痰,有时为泡沫样或痰液变浓稠,呈黄色,无胸痛、咯血等不适,病程常迁延1个月或更长时间,经治疗后症状可缓解。1年前患者上述症状再次加重,伴活动后气促,于某三级医院呼吸科门诊就诊,完善检查后明确诊断"慢性阻塞性肺疾病",经治疗后好转。2周前患者受凉后出现咽痛、流涕、低热,伴有咳嗽、咳痰、喘息加重,痰量较多,黏稠不易咳出,夜间症状明显,自服止咳化痰等中成药效果不佳,于社区卫生中心就诊。近期患者精神差,情绪焦虑、紧张,食欲减退,二便正常,心情欠佳,睡眠差。

既往史:既往无传染病史;无明确药物、食物过敏史;无手术、外伤、输血史;否认冠心病、脑血管病、高脂血症、慢性肾脏疾病、骨关节病病史;无吸入性粉尘接触史。

个人史、婚育史及家族史:有吸烟、饮酒史30余年,每日吸烟15～20支,饮白酒50g左右,每日食盐量6～8g,主食250～300g,油脂约40g,肉蛋类约100g。平日运动少。家庭经济收入稳定,夫妻关系和睦。否认其直系亲属中有慢性支气管炎、慢性阻塞性肺疾病患者。父亲因"肺癌"去世。

体格检查:T 36.8 ℃,P 98次/min,R 26次/min,BP 120/60 mmHg,身高170 cm,体重70 kg,BMI 24.2 kg/m²。神志清楚,慢性病容,端坐呼吸、喘息状,口唇轻度发绀,浅表淋巴结未触及肿大。双侧鼻唇沟对称,伸舌无偏斜,颈软,气管居中。桶状胸,未见吸气三凹征,双侧语颤减弱,双肺叩诊过清音,肺下界和肝浊音界下移,双肺呼吸音低,呼气延长,可闻及哮鸣音,右下肺可闻及少量湿啰音,未闻及胸膜摩擦音。心前区无隆起,心间搏动位于左侧第 5 肋间锁骨中线内 0.5 cm,范围 2 cm,无震颤及心包摩擦感;叩诊心界大小正常;心率 98 次/min,律齐,$A_2 > P_2$,未闻及杂音及额外心音,未闻及心包摩擦音。腹软,无压痛、反跳痛,肝脾肋缘下均未触及,未闻及腹部血管杂音。双下肢轻度可凹性水肿。无杵状指,四肢肌力、肌张力正常,病理征未引出。

辅助检查: 血常规示红细胞(RBC)5.07×10^{12}/L,血红蛋白(Hb)150 g/L,白细胞(WBC)10.2×10^9/L,中性粒细胞百分比(N%)75%,淋巴细胞百分比(L%)27%;尿常规(−)。心电图:窦性心律,肺型 P 波,右心室肥大。肺功能检查(吸入沙丁胺醇后):第 1 秒用力呼气容积(FEV_1)/用力肺活量(FVC)为 62%;FEV_1 占预计值 79%;末梢血氧饱和度(SO_2)88%。胸片:双肺透亮度增加,肺下肺纹理增粗、紊乱,符合"肺气肿"表现。

(一)病史采集

作为全科医生,如果接诊该患者,应了解哪些病史信息(表 1–21)?

表 1–21 病史采集评分

询问内容		考官提供信息	分值	扣分
一、主要症状描述、病情演变(15 分)				
1. 15 年前症状	诱因	受凉	1	
	咳嗽、咳痰	痰量、颜色,是否易咳出	1	
	喘憋	活动耐力	1	
	其他伴随症状	发热、胸痛、心悸、夜间呼吸困难、下肢水肿	1	
	有鉴别意义的症状	无心慌、颈部紧缩感、出大汗等	1	
	诊疗经过	口服"甲泼尼龙、茶碱缓释片、乙酰半胱氨酸"等药物	1	
2. 近 2 周问诊	诱因	受凉、感冒	1	
	发热	体温	1	
	伴随的症状	流涕、咽痛、低热、咳嗽、咳痰	2	
	持续时间	夜间明显	1	
	缓解因素	无	1	
	诊疗经过	是否服药、效果如何	2	
3. 其他伴随症状		其他合理的伴随症状也可	1	
二、有无相关病史(4 分)				
1. 有无支气管哮喘病史		无	2	
2. 有无肺癌病史		无	0.5	
3. 有无冠心病病史		无	0.5	

续表1-21

询问内容	考官提供信息	分值	扣分
4.有无心力衰竭病史	无	0.5	
5.合理补充项	无	0.5	
（回答3项即满分，缺1项扣1分。项目回答不完整的酌情扣分）			
三、家族史（1分）	父亲因"肺癌"去世	1	
四、生活方式、心理及社会因素（5分）			
1.是否吸烟	吸烟30年，每日15～20支	1	
2.饮食、饮酒情况	饮酒、油腻	1	
3.运动情况	缺乏运动	0.5	
4.体重情况	体重无明显变化	0.5	
5.睡眠情况	夜间差	0.5	
6.二便情况	二便如常	0.5	
7.是否有影响疾病的心理、社会因素	家庭和睦，社会关系好，担心会患"肺癌"	0.5	
8.合理补充项	无	0.5	
（回答5项即满分，缺1项扣1分。项目回答不完整的酌情扣分）			
合计		25	

（二）体格检查

1.针对患者目前病情，你应做哪些必要的体格检查（表1-22）？

表1-22　体格检查评分（口述）

询问内容	考官提供信息	分值	扣分
一、一般项目（5分）			
1.体温、脉搏、呼吸	T 36.8 ℃，P 98 次/min，R 26 次/min	1	
2.神志	清楚	1	
3.皮肤黏膜颜色	皮肤温度正常，口唇轻度发绀	1	
4.神经系统检查	四肢肌力、肌张力正常	1	
5.有无眼睑水肿	无	0.5	
6.合理补充项	无	0.5	
（回答4项即满分，缺1项扣0.5分。项目回答不完整的酌情扣分）			
二、重点查体（20分）			
1.身高、体重	身高170 cm，体重70 kg，BMI 24.2 kg/m²	2	

续表 1-22

询问内容	考官提供信息	分值	扣分
2.血压	120/60 mmHg(应两侧对比,可口述,未强调双侧扣1分)	2	
3.颈部血管检查	颈静脉无怒张,颈动脉未闻及明显血管杂音	1	
4.胸部查体(胸廓、语音震颤、肺界、呼吸音、啰音、胸膜摩擦音等,需描述具体项目至少6项)	桶状胸,未见吸气三凹征,双侧语音震颤减弱,双肺叩诊过清音,肺下界和肝浊音界下移,双肺呼吸音低,呼气延长,可闻及哮鸣音,右下肺可闻及少量湿啰音,未闻及胸膜摩擦音	8	
5.心脏查体	心率98次/min,律齐,各瓣膜听诊区未闻及明显杂音,无心包摩擦音	2	
6.腹部查体	全腹无压痛、反跳痛及肌紧张	3	
7.有无双下肢水肿	双下肢凹陷性水肿	2	
合计		25	

2.请根据患者情况,给患者测量血压(表1-23)。

表 1-23　血压测量评分

评分要点		分值	扣分
测量前沟通与注意事项(1分)	介绍血压测量的目的	0.5	
	注意事项,如排尿、禁烟酒咖啡、休息至少5 min等	0.5	
体位与血压计同一水平(1分)	坐位或仰卧位,暴露恰当,肘部、血压计"0"点与心脏在同一水平	0.5	
	检查血压计水银柱是否在"0"点、有无气泡	0.5	
气袖位置(1.5分)	触诊确定肱动脉位置,气袖中央在肱动脉表面,松紧合适	1	
	气袖下缘在肘窝上2~3 cm,听诊器体件置于肱动脉搏动处(不能塞于气袖下)	0.5	
测量方法(1.5分)	边充气边听诊至肱动脉搏动消失,水银柱再升高30 mmHg,缓慢放气(2~3 mmHg/s)	1	
	双眼平视观察水银柱,读数尾数应为0、2、4、6、8	0.5	
合计		5	

(三)病例分析

你认为患者需要完善的检查、初步诊断、存在的健康问题、目前的治疗及今后社区管理原则有哪些(表1-24)?

表 1-24　病例分析评分

询问内容	考官提供信息	分值	扣分
一、需要完善的检查(包括需要转诊上级医院的必要检查)(6分)			
1. 血常规	RBC $5.07×10^{12}$/L,Hb 150 g/L,WBC $10.2×10^9$/L,N% 75%,L% 27%	1	
2. 尿常规	正常	0.5	
3. 末梢血氧饱和度	88%	1	
4. 心电图	窦性心律,肺型 P 波,右心室肥大	1	
5. 胸片	双肺透亮度增加,肺下肺纹理增粗、紊乱,符合"肺气肿"表现	1	
6. 肺功能检查	(吸入沙丁胺醇后):FEV_1/FVC 为 62%;FEV_1 占预计值 79%	1	
7. 合理补充项	无	0.5	
(回答 6 项即满分,缺 1 项扣 1 分。项目回答不完整的酌情扣分)			
二、初步诊断、存在的健康问题(11分)			
1. 初步诊断	(1)慢性阻塞性肺疾病急性加重	3	
	(2)社区获得性肺炎?	2	
	(3)高血压?	1	
2. 存在的健康问题	(1)65 岁男性	1	
	(2)吸烟	1	
	(3)饮酒史	0.5	
	(4)肺癌家族史	1	
	(5)缺乏运动	0.5	
	(6)焦虑情绪	0.5	
	(7)依从性较差	0.5	
(回答 5 项即满分,缺 1 项扣 1 分。项目回答不完整的酌情扣分)			
三、目前的治疗及今后社区管理时非药物治疗原则(8分)			
1. 药物治疗	(1)支气管扩张剂:首选短效吸入 β_2 受体激动剂,联合或不联合短效抗胆碱能受体拮抗剂	0.5	
	(2)糖皮质激素:泼尼松 40 mg/d,疗程 5 d	0.5	
	(3)抗生素:患者呼吸困难加重、咳嗽伴痰量增加、有脓痰时,为应用抗生素的适应证	0.5	
	(4)辅助治疗:维持水、电解质平衡,使用抗凝剂,治疗并发症,注意营养支持等	0.5	
	(5)稳定期使用长效抗胆碱药(LAMA)或长效 β_2 受体激动剂(LABA),或 LAMA 联合 LABA	1	

续表1-24

询问内容	考官提供信息	分值	扣分
2.非药物治疗	(1)戒烟、保暖	1	
	(2)氧疗:低流量,血氧浓度的目标值为88%~92%	1	
	(3)急性期卧床休息,稳定期适当活动	1	
	(4)低脂饮食	0.5	
	(5)保持心理平衡	0.5	
	(6)血压监测	0.5	
	(7)其他	0.5	
(回答5项即满分,缺1项扣1分。项目回答不完整的酌情扣分)			
合计		25	

(四)医患沟通——作业题(100分)

1. 向患者解释病情(慢性阻塞性肺疾病教育)。

2. 和患者共同决策(药物治疗方案)。

3. 了解患者生活方式,进行生活方式的指导(戒烟、饮食、运动、家庭氧疗教育)。

4. 对患者担忧的问题进行解答(慢性阻塞性肺疾病并发症情况,可防可控)。

5. 对患者的具体问题提出解决方案(预防生活方式注意)。

6. 随访的时间及内容或者转诊的相关事项[每月复查血常规、红细胞沉降率(简称血沉)、超敏C反应蛋白、降钙素原、血糖、血脂、肝功能,每半年复查并发症相关指标如肺功能等]。

7. 总结、保证沟通效果。

四、肺炎

【案例】

主诉:间断发热、咳嗽、咳痰15 d,加重1 d。

现病史:王××,65岁,退休职工。患者15 d前饮水呛咳后出现发热,体温最高39.5 ℃,间断咳嗽、少痰,无畏寒、寒战、头痛、肌肉酸痛,无鼻塞、流涕,无咯血,无胸闷、憋气,无腹痛、腹泻,无尿频、尿急、尿痛,就诊于三级医院急诊。血常规提示白细胞18.3×10^9/L,胸片提示双肺多发片状渗出性改变,考虑肺部感染收入住院。入院后结合病原学等相关检查结果,诊断为"吸入性肺炎(细菌、真菌混合感染)",给予盐酸莫西沙星注射液、厄他培南、氟康唑抗感染,以及化痰、改善循环等对症治疗。体温降至正常后,家属要求出院。出院后继续给予头孢地尼抗感染,沐舒坦化痰2 d,患者症状较前明显好转,并自行停药。1 d前(出院第4天)患者出现发热,体温最高37.8 ℃,咳嗽,有痰不能咳出,家中自行服用沐舒坦,症状无缓解,今日来社区卫生服务中心进一步诊治。

既往史:既往高血压病史30年,血压最高150/90 mmHg,现口服苯磺酸左旋氨氯地平片2.5 mg,每日1次,血压控制可;患者2年前患脑梗死,并遗留左侧肢体肌力减低,饮水过快时容易引起呛咳;否认糖尿病、冠心病等病史。否认药物、食物过敏史;否认输血史。

个人史、婚育史及家族史:不吸烟,不嗜酒。婚育史及家族史不详。

体格检查:T 36.5 ℃,P 80次/min,R 20次/min,BP 120/65 mmHg。被动体位,正常面容,神志清楚,查体尚可合作。口唇颜色正常,浅表淋巴结未触及肿大,巩膜无黄染。胸廓无畸形,双侧呼吸运动对称,各肋间隙正常,双肺叩诊呈清音,双肺呼吸音粗,左肺可闻及湿啰音,未闻及胸膜摩擦音。心界不大,心率80次/min,律齐,各瓣膜区未闻及病理性杂音及心包摩擦音。腹软,全腹无压痛、反跳痛,肝脾肋下未触及,肝肾区叩痛阴性,肠鸣音减弱(2次/min),无气过水音。双下肢无水肿。四肢肌力、肌张力正常。

辅助检查:血常规示 WBC $10.5×10^{12}$/L,N% 72.8%,Hb 114 g/L,血小板(PLT)$367×10^9$/L。心电图:窦性心律,ST-T改变。

(一)病史采集

作为全科医生,如果接诊该患者,应了解哪些病史信息(表1-25)?

表1-25　病史采集评分

询问内容		考官提供信息	分值	扣分
一、主要症状描述、病情演变(15分)				
1. 近15 d问诊	诱因	饮水呛咳	1	
	发热	体温39.5 ℃	1	
	主要症状	咳嗽、咳痰,痰量、颜色、是否易咳出	2	
	伴随症状	无	6	
	持续时间	15 d	1	
	加重或缓解因素	无	1	
	诊疗经过	抗感染、化痰、改善循环	2	
2. 其他伴随症状		其他合理的伴随症状也可	1	
二、有无相关病史(4分)				
1. 有无支气管扩张病史		无	2	
2. 有无肺癌病史		无	0.5	
3. 有无冠心病病史		无	0.5	
4. 有无脑梗死病史		有	0.5	
5. 合理补充项		无	0.5	
(回答3项即满分,缺1项扣1分。项目回答不完整的酌情扣分)				

续表 1-25

询问内容	考官提供信息	分值	扣分
三、家族史(1分)	不详	1	
四、生活方式、心理及社会因素(5分)			
1. 是否吸烟	否	1	
2. 是否饮酒	否	1	
3. 运动情况	适当	0.5	
4. 体重情况	体重无明显变化	0.5	
5. 睡眠情况	可	0.5	
6. 二便情况	二便如常	0.5	
7. 是否有影响疾病的心理、社会因素	无	0.5	
8. 合理补充项	无	0.5	
(回答5项即满分,缺1项扣1分。项目回答不完整的酌情扣分)			
合计		25	

(二)体格检查

1. 针对患者目前病情,你应做哪些必要的体格检查(表1-26)?

表 1-26　体格检查评分(口述)

询问内容	考官提供信息	分值	扣分
一、一般项目(5分)			
1. 体温、脉搏、呼吸	T 36.5 ℃,P 80 次/min,R 20 次/min	1	
2. 神志	清楚	0.5	
3. 皮肤黏膜颜色	皮肤温度正常,口唇颜色正常	2	
4. 神经系统检查	四肢肌力、肌张力正常	0.5	
5. 有无眼睑水肿	无	0.5	
6. 合理补充项	无	0.5	
(回答4项即满分,缺1项扣0.5分。项目回答不完整的酌情扣分)			
二、重点查体(20分)			
1. 身高、体重	未测量	2	
2. 血压	120/65 mmHg(应两侧对比,可口述,未强调双侧扣1分)	2	
3. 颈部血管检查	颈静脉无怒张,颈动脉未闻及明显血管杂音	1	

续表 1-26

询问内容	考官提供信息	分值	扣分
4. 胸部查体(胸廓、语音震颤、肺界、呼吸音、啰音、胸膜摩擦音等,需描述具体项目至少6项)	胸廓无畸形。双肺呼吸音粗,左肺可闻及湿啰音,未闻及胸膜摩擦音	8	
5. 心脏查体	心率 80 次/min,律齐,各瓣膜听诊区未闻及明显杂音,无心包摩擦音	2	
6. 腹部查体	全腹无压痛、反跳痛及肌紧张,肠鸣音减弱(2 次/min)	3	
7. 有无双下肢水肿	无	2	
合计		25	

2. 请根据患者情况,给患者测量血压(表 1-27)。

表 1-27 血压测量评分

评分要点		分值	扣分
测量前沟通与注意事项(1 分)	介绍血压测量的目的	0.5	
	注意事项,如排尿、禁烟酒咖啡、休息至少 5 min 等	0.5	
体位与血压计同一水平(1 分)	坐位或仰卧位,暴露恰当,肘部、血压计"0"点与心脏在同一水平	0.5	
	检查血压计水银柱是否在"0"点、有无气泡	0.5	
气袖位置(1.5 分)	触诊确定肱动脉位置,气袖中央在肱动脉表面,松紧合适	1	
	气袖下缘在肘窝上 2~3 cm,听诊器体件置于肱动脉搏动处(不能塞于气袖下)	0.5	
测量方法(1.5 分)	边充气边听诊至肱动脉搏动消失,水银柱再升高 30 mmHg,缓慢放气(2~3 mmHg/s)	1	
	双眼平视观察水银柱,读数尾数应为 0、2、4、6、8	0.5	
合计		5	

(三)病例分析

你认为患者需要完善的检查、初步诊断、存在的健康问题、目前的治疗及今后社区管理原则有哪些(表 1-28)?

表 1-28　病例分析评分

询问内容	考官提供信息	分值	扣分
一、需要完善的检查(包括需要转诊上级医院的必要检查)(6 分)			
1.血常规	WBC 10.5×10^{12}/L,N% 72.8%,Hb 114 g/L,PLT 367×10^9/L	2	
2.尿常规	暂未做	0.5	
3.心电图	窦性心律,ST-T 改变	1	
4.胸片/肺部 CT	暂未做	1	
5.血气分析	暂未做	1	
6.合理补充项	无	0.5	
(回答 6 项即满分,缺 1 项扣 1 分。项目回答不完整的酌情扣分)			
二、初步诊断、存在的健康问题(11 分)			
1.初步诊断	(1)吸入性肺炎	3	
	(2)高血压 1 级(高危)	2	
	(3)陈旧性脑梗死	1	
2.存在的健康问题	(1)老年男性	1	
	(2)高血压	1	
	(3)既往脑梗死病史,存在吸入性肺炎的危险因素	2	
	(4)依从性差	0.5	
	(5)合理补充项	0.5	
(回答 4 项即满分,缺 1 项扣 1 分。项目回答不完整的酌情扣分)			
三、目前的治疗及今后社区管理时非药物治疗原则(8 分)			
1.药物治疗	1.抗感染:头孢地尼 0.1 g,每日 3 次	1	
	2.止咳化痰:盐酸氨溴索片 30 mg,每日 3 次	0.5	
	3.降压:苯磺酸左旋氨氯地平片 2.5 mg,每日 1 次	0.5	
	4.调脂:瑞舒伐他汀钙片 10 mg,每晚 1 片	0.5	
	5.抗血小板聚集:阿司匹林肠溶片 100 mg,每日 1 次	0.5	
2.非药物治疗	1.吸氧:鼻导管吸氧,鼓励翻身扣背排痰	2	
	2.营养支持:注重营养,控制盐的摄入量,保证热量、蛋白质的供给	1	
	3.心理疏导:保持患者及家属心理平衡	1	
	4.健康教育:避免吞咽时呛咳	0.5	
	5.其他	0.5	
(回答 5 项即满分,缺 1 项扣 1 分。项目回答不完整的酌情扣分)			
合计		25	

(四)医患沟通——作业题(100分)

1. 向患者解释病情(吸入性肺炎)。

2. 和患者共同决策(药物治疗方案)。

3. 了解患者生活方式,进行生活方式的指导(饮食、适当运动、健康教育)。

4. 对患者担忧的问题进行解答(肺炎并发症情况,可防可控)。

5. 对患者的具体问题提出解决方案(预防生活方式注意)。

6. 随访的时间及内容或者转诊的相关事项(每月复查血常规、血沉、超敏 C 反应蛋白、降钙素原、血糖、血脂、肝功能,每半年复查并发症相关指标等)。

7. 总结、保证沟通效果。

第三节　消化系统疾病

一、消化性溃疡

【案例】

主诉:反复上腹部胀痛 2 年,加重 2 周。

现病史:王××,62 岁,已婚,退休。患者 2 年前开始反复出现上腹胀痛,以空腹及夜间痛为主,伴嗳气、反酸、烧心,进食后疼痛稍有缓解,每遇夏秋及冬春交际或情绪不良、受凉、饮食不当容易发病,经常服用"气滞胃痛冲剂""铝碳酸镁片"等药物,服药后症状可以暂时控制。2 周前因与家人发生争执,再次出现上述症状,无恶心、呕吐,无腹泻、黑便,无胸闷、胸痛、心悸症状,自服"胃苏颗粒"症状无明显缓解,故来就诊。发病以来,患者情绪容易激惹,食欲减退,体重无明显减轻,经常担忧疾病发作,睡眠较差,二便正常,无黑便。

既往史:既往高血压病史 5 年,血压最高达 179/100 mmHg,长期服药后血压控制平稳;血脂异常病史 5 年,一直未服用调脂药;否认糖尿病、冠心病、脑卒中、肝炎病史;间断服用"阿司匹林肠溶片 100 mg,每日 1 次"。

个人史、月经史、婚育史及家族史:平日饮食偏咸,因看护外孙女饮食有时不规律,进食较快,日常缺乏运动;无烟、酒嗜好;家庭经济收入稳定,家庭关系尚紧密,因育儿理念差异,近 1 年来经常和丈夫有家庭争执。月经史、生育史及家族史不详。

查体:T 36.5 ℃,P 81 次/min,R 19 次/min,BP 130/70 mmHg。发育正常,营养中等,体形适中,自主体位,神志清楚,表情自然,查体合作。浅表淋巴结未及肿大,皮肤、巩膜无黄染,无面色苍白,睑结膜正常,未见肝掌及蜘蛛痣。双肺呼吸音清,未闻及干、湿啰音。叩诊心界不大,心率 81 次/分,律齐,未闻及杂音。腹软,剑突下压痛阳性,无反跳痛,腹部未触及包块,无移动性浊音,肠鸣音正常,4～5 次/min。双下肢无水肿。

辅助检查:血常规示 WBC 5.98×10^9/L,Hb 121 g/L,RBC 4.12×10^{12}/L,PLT 277×10^9/L。尿常规无异常。大便常规无异常,大便潜血阴性。肝肾功能正常。心电图检查:大致正常心电图。腹部彩超:肝胆胰脾肾未见异常。

(一)病史采集

作为全科医生,如果接诊该患者,应了解哪些病史信息(表 1-29)?

表 1-29　病史采集评分

考核内容	操作程序及具体要求	分值	扣分
准备 (6分)	1.着装:工作衣穿戴整洁,仪表端庄	2	
	2.核对患者姓名、性别、年龄等身份信息	2	
	3.告知目的意义	2	
现病史 (50分)	1.发病诱因:有无饮酒、饮食不当、服用药物、季节及精神因素	7	
	2.排便情况:大便次数、量、颜色,有无特殊气味,脓血是否与粪便相混	7.5	
	3.有无肛门疼痛及肛周肿物,有无里急后重,有无恶心、呕吐,有无腹痛	7.5	
	4.腹痛发作频度及持续时间,加重或缓解因素,腹痛部位	7	
	5.伴随症状:有无发热、盗汗、乏力、心悸,有无关节痛、皮疹及眼部症状	7	
	6.是否到医院就诊,做过哪些检查,治疗情况(是否用过抗菌药物治疗),效果如何	7	
	7.发病以来饮食、睡眠、小便及体重变化情况	7	
相关病史 (20分)	1.与该病有关的其他病史:有无药物应用、饮酒病史	6	
	2.有无与传染病患者接触史,有无疫区居住史	6	
	3.有无肿瘤家族史	3	
	4.药物过敏、手术史等	3	
	5.月经史、婚育史	2	
问诊技巧 (20分)	1.条理性强、能抓住重点	10	
	2.能够围绕病情询问	10	
职业素养 (4分)	1.与患者沟通时态度和蔼,语言文明,通俗易懂	2	
	2.在规定时间内完成操作,表现出良好的职业素质	2	
合计		100	

(二)体格检查

针对患者目前病情,你应做哪些必要的体格检查(表 1-30)?

表 1-30　体格检查评分(口述)

询问内容	考官提供信息	分值	扣分
一、一般项目(5分)			
1.体温、脉搏、呼吸	T 36.5 ℃,P 81 次/min,R 19 次/min	1	
2.神志	清楚	1	
3.皮肤黏膜颜色	皮肤温度正常,无苍白、发绀	1	
4.神经系统检查	四肢肌力、肌张力正常	1	
5.有无眼睑水肿	无	0.5	
6.合理补充项	无	0.5	
(回答4项即满分,缺1项扣0.5分。项目回答不完整的酌情扣分)			
二、重点查体(10分)			
1.身高、体重	未测量	1	
2.血压	BP 130/70 mmHg(应两侧对比,可口述,未强调双侧扣1分)	1	
3.双肺呼吸音	双肺呼吸音清,未闻及干、湿啰音	1	
4.心脏检查(心率、心律、心音,需描述具体项目至少6项)	心界不大,心率81 次/min,律齐,未闻及明显杂音	3	
5.腹部查体	腹软,剑突下压痛阳性,无反跳痛,腹部未触及包块,无移动性浊音,肠鸣音正常,4 ~ 5 次/min	3	
6.有无双下肢水肿	无	1	
合计		15	

(三)病例分析

你认为患者需要完善的检查、初步诊断、存在的健康问题、目前的治疗及今后社区管理原则有哪些(表1-31)?

表 1-31　病例分析评分

询问内容	考官提供信息	分值	扣分
一、需要完善的检查(包括需要转诊上级医院的必要检查)(6分)			
1.血常规	WBC 5.98×10⁹/L,Hb 121 g/L,RBC 4.12×10¹²/L,PLT 277×10⁹/L	1	
2.尿常规	正常	1	
3.大便常规	正常	1	

续表1-31

询问内容	考官提供信息	分值	扣分
4. 心电图	窦性心律，大致正常心电图	0.5	
5. 胃镜	暂未做	0.5	
6. 肝肾功能	正常	0.5	
7. 心肌酶谱、心肌梗死三项	暂未做	0.5	
8. 肝胆胰脾彩超	正常	0.5	
9. 合理补充项	无	0.5	
（回答6项即满分，缺1项扣1分。项目回答不完整的酌情扣分）			
二、初步诊断、存在的健康问题（11分）			
1. 初步诊断	（1）腹痛原因待查：十二指肠溃疡？	4	
	（2）高血压2级（高危）	2	
2. 存在的健康问题	（1）老年女性	1	
	（2）经常生气	1	
	（3）饮食不规律、进食较快、高脂饮食	1	
	（4）间断服用阿司匹林肠溶片	1	
	（5）腹痛未规律诊疗	1	
（回答5项即满分，缺1项扣1分。项目回答不完整的酌情扣分）			
三、目前的治疗及今后社区管理时非药物治疗原则（8分）			
1. 药物治疗	（1）艾司奥美拉唑20 mg po bid等质子泵抑制剂（PPI）	1	
	（2）铝碳酸镁1.0 g po tid或果胶铋等药物	1	
2. 非药物治疗	（1）放松心情，保持心情舒畅	2	
	（2）规律饮食，避免刺激性食物	2	
	（3）选富含B族维生素、维生素A和维生素C的食品；主食以面食为主	2	
（回答5项即满分，缺1项扣1分。项目回答不完整的酌情扣分）			
合计		25	

（四）医患沟通——作业题（100分）

1. 向患者解释病情（溃疡的饮食、生活教育）。

2. 和患者共同决策（药物治疗方案）。

3. 了解患者生活方式，进行生活方式的指导（戒烟、避免刺激性食物及饮酒）。

4. 对患者担忧的问题进行解答（是否存在癌变）。

5.对患者的具体问题提出解决方案[根除幽门螺杆菌(HP)治疗及其他药物治疗]。

6.随访的时间及内容或者转诊的相关事项(每月复查血糖、血脂、肝功能,每半年复查并发症相关指标)。

7.总结、保证沟通效果。

二、慢性腹泻

【案例】

主诉:大便次数增多、排稀便10个月。

现病史:老年男性,患者10个月前出现大便次数增多,每天4~5次,便稀,不成形,有时伴黏液、脂肪球,伴腹部不适,多位于脐周,并于餐后或便前加剧,大便量多、色浅,偶有便秘、腹泻交替,无里急后重,无脓血便,无恶心、呕吐,无发热、消瘦、乏力,腹部无包块,无头晕、头痛,无黑矇、眩晕等不适,无体重下降,食欲正常。上述症状于受凉、生冷或刺激饮食及精神紧张后加重。间断服用双歧杆菌、地衣芽孢杆菌,未见好转。多次检查大便常规阴性。自发病以来,患者心态平和,无情绪紧张、焦虑,小便正常,睡眠可。

既往史:2型糖尿病病史16年,目前规律服用"阿卡波糖50 mg tid,二甲双胍0.5 g tid",自测空腹血糖8~10 mmol/L,餐后2 h血糖10~12 mmol/L,无视物模糊,无肢体麻木、疼痛,无肢体发凉。

个人史、婚育史及家族史:不详。

查体:T 36.0 ℃,P 68次/min,R 14次/min,BP 128/70 mmHg。发育正常,营养中等,体形适中,自主体位,神清语利,查体合作。浅表淋巴结未及肿大,巩膜无黄染。双肺呼吸音清,未闻及干、湿啰音。叩诊心界不大,心音有力,心率68次/min,律齐,未闻及杂音。腹壁膨隆,腹软,无压痛及反跳痛。肝脾肋缘下未触及。双侧足背动脉搏动可触及,两侧对称,双下肢无水肿。四肢皮温正常。直肠指诊未扪及包块,指诊后指套未见黏液、脓血。

辅助检查:空腹血糖(FPG) 8.2 mmol/L,胆固醇(TC) 4.9 mmol/L,低密度脂蛋白(LDL) 2.3 mmol/L,甘油三酯(TG) 1.2 mmol/L,高密度脂蛋白(HDL) 1.16 mmol/L,尿素氮(BUN) 5.4 mmol/L,肌酐(Cr) 70 pmol/L,谷丙转氨酶(ALT) 15 U/L,血红蛋白(Hb) 124 g/L,糖化血红蛋白(HbA1c) 8%。

(一)病史采集

作为全科医生,如果接诊该患者,应了解哪些病史信息(表1-32)?

表 1-32　病史采集评分

考核内容	操作程序及具体要求	分值	扣分
准备 (6分)	1.着装:工作衣穿戴整洁,仪表端庄	2	
	2.核对患者姓名、性别、年龄等身份信息	2	
	3.告知目的意义	2	
现病史 (50分)	1.发病诱因:有无饮酒、饮食不当、服用药物、季节及精神因素	7	
	2.排便情况:大便次数、量、颜色,有无特殊气味,便中是否有脓血,脓血是否与粪便相混	7.5	
	3.有无肛门疼痛及肛周肿物,有无里急后重,有无恶心、呕吐,有无腹痛	7.5	
	4.腹痛发作频度及持续时间,加重或缓解因素,腹痛部位	7	
	5.伴随症状:有无发热、盗汗、乏力、心悸,有无关节痛、皮疹及眼部症状	7	
	6.是否到医院就诊,做过哪些检查,治疗情况(是否用过抗菌药物治疗),效果如何	7	
	7.发病以来饮食、睡眠、小便及体重变化情况	7	
相关病史 (20分)	1.与该病有关的其他病史:有无药物应用、饮酒病史	6	
	2.有无与传染病患者接触史,有无疫区居住史	6	
	3.有无肿瘤家族史	3	
	4.药物过敏、手术史等	3	
	5.月经史、婚育史	2	
问诊技巧 (20分)	1.条理性强、能抓住重点	10	
	2.能够围绕病情询问	10	
职业素养 (4分)	1.与患者沟通时态度和蔼,语言文明,通俗易懂	2	
	2.在规定时间内完成操作,表现出良好的职业素质	2	
合计		100	

(二)体格检查

针对患者目前病情,你应做哪些必要的体格检查(表1-33)?

表 1-33　体格检查评分(口述)

询问内容	考官提供信息	分值	扣分
一、一般项目(5分)			
1.体温、脉搏、呼吸	T 36.0 ℃,P 68 次/min,R 14 次/min	2	
2.神志	清楚	1	
3.皮肤黏膜颜色	皮肤温度正常,无苍白、发绀	0.5	

续表 1-33

询问内容	考官提供信息	分值	扣分
4. 神经系统检查	四肢肌力、肌张力正常	0.5	
5. 有无眼睑水肿	无	0.5	
6. 合理补充项	无	0.5	
(回答 4 项即满分,缺 1 项扣 0.5 分。项目回答不完整的酌情扣分)			
二、重点查体(10 分)			
1. 身高、体重	未测量	1	
2. 血压	BP 128/70 mmHg(应两侧对比,可口述,未强调双侧扣 1 分)	1	
3. 双肺呼吸音	双肺呼吸音清,未闻及干、湿啰音	1	
4. 心脏检查(心率、心律、心音,需描述具体项目至少 6 项)	心界不大,心音有力,心率 68 次/min,律齐,未闻及明显杂音	2	
5. 腹部查体	按视听叩触进行。进行腹部浅触诊或者腹部深触诊、肝脏触诊	3	
6. 有无双下肢水肿	无	1	
7. 双足	皮温正常、足背动脉搏动可	1	
合计		15	

(三)病例分析

你认为患者需要完善的检查、初步诊断、存在的健康问题、目前的治疗及今后社区管理原则有哪些(表 1-34)?

表 1-34 病例分析评分

询问内容	考官提供信息	分值	扣分
一、需要完善的检查(包括需要转诊上级医院的必要检查)(6 分)			
1. 血常规	Hb 124 g/L	1	
2. 尿常规	正常	0.5	
3. 大便常规	暂未做	0.5	
4. 大便培养	暂未做	0.5	
5. 腹部 CT 检查	暂未做	0.5	
6. 生化常规	FPG 8.2 mmol/L,TC 4.9 mmol/L,LDL 2.3 mmol/L,TG 1.2 mmol/L,HDL 1.16 mmol/L,BUN 5.4 mmol/L,Cr 70 mmol/L,ALT 15 U/L,HbA1c 8%	2	

续表 1-34

询问内容	考官提供信息	分值	扣分
7. 结肠镜检查	暂未做	0.5	
8. 合理补充项	无	0.5	
(回答 6 项即满分，缺 1 项扣 1 分。项目回答不完整的酌情扣分)			
二、初步诊断、存在的健康问题(11 分)			
1. 初步诊断	慢性腹泻	6	
2. 存在的健康问题	(1) 老年男性	1	
	(2) 慢性病程	1	
	(3) 糖尿病病史	1	
	(4) 长期口服阿卡波糖、二甲双胍	1	
	(5) 血糖控制不佳	1	
(回答 5 项即满分，缺 1 项扣 1 分。项目回答不完整的酌情扣分)			
三、目前的治疗及今后社区管理时非药物治疗原则(8 分)			
1. 药物治疗	(1) 纠正电解质紊乱、酸碱平衡	0.5	
	(2) 静脉输液补液治疗	0.5	
	(3) 必要时应用抗生素	0.5	
	(4) 口服益生菌，必要时口服蒙脱石散	0.5	
2. 非药物治疗	(1) 少吃多餐	1	
	(2) 低脂、半流质饮食	1	
	(3) 避免进食罐装果汁等高渗性液体，以防腹泻加重	1	
	(4) 休息	1	
	(5) 避免刺激性食物	1	
	(6) 其他	1	
(回答 5 项即满分，缺 1 项扣 1 分。项目回答不完整的酌情扣分)			
合计		25	

(四)医患沟通——作业题(100 分)

1. 向患者解释病情(腹泻的饮食、生活教育)。

2. 和患者共同决策(药物治疗方案)。

3. 了解患者生活方式，进行生活方式的指导(根据电解质情况，适当补充电解质，嘱附患者及家属观察患者尿量变化)。

4. 对患者担忧的问题进行解答。

5. 对患者的具体问题提出解决方案。

6. 随访的时间及内容或者转诊的相关事项(3 d后复查血常规、电解质等异常指标)。

7. 总结、保证沟通效果。

三、反流性食管炎

【案例】

主诉:间断胸骨后痛、胃灼热2年余,加重1周。

现病史:王××,52岁,已婚,退休。患者2年前间断出现胸骨后痛、胃灼热症状,多在进食后1 h左右发生,弯腰或卧位时可诱发,胸痛有时向背部和左上肢放射,持续几分钟至1 h不等,疼痛与呼吸无关,有时可自行缓解。1年前上述症状再次发作,就诊于三级医院,行"冠状动脉造影"未见明显狭窄及血流异常,除外"冠心病"诊断。后行胃镜检查见食管黏膜破损,明确诊断为"反流性食管炎",予奥美拉唑肠溶片20 mg口服,一天2次,胸痛症状缓解,出院后未规律用药。近半年患者自行停药改为中药治疗(具体不详)。1周前饮酒后上述症状加重,发作持续,无恶心、呕吐,无腹泻、黑便,自服中药症状无明显缓解,故来就诊。发病以来,患者情绪焦虑,食欲减退,体重无明显减轻,睡眠较差,二便正常。

既往史:无高血压、糖尿病、冠心病、脑卒中等慢性疾病史,否认肝炎、结核等传染病病史。

个人史、婚育史及家族史:食喜油炸食品及热食,生活尚规律,日常缺乏运动。吸烟10余年,每日10~15支。无饮酒嗜好。家庭经济收入稳定,家庭关系紧密。生育史及家族史不详。

查体:T 36.4 ℃,P 80次/min,R 18次/min,BP 120/70 mmHg。发育正常,营养中等,体形适中,自主体位,神志清楚,表情自然,查体合作。浅表淋巴结未触及肿大,皮肤、巩膜无黄染,未见肝掌及蜘蛛痣。双肺呼吸音清,未闻及干、湿啰音。叩诊心界不大,心率80次/min,律齐,未闻及杂音。腹软,剑突下无压痛及反跳痛,腹部未触及包块,无移动性浊音,肠鸣音正常,4~5次/min。双下肢无水肿。

辅助检查:血常规示WBC $6.3×10^9$/L,Hb 140 g/L,RBC $4.3×10^{12}$/L,PLT $320×10^9$/L。尿常规无异常。大便常规无异常,大便潜血阴性。肝肾功能正常。心电图检查:大致正常心电图。腹部彩超:肝胆胰脾肾未见异常。

(一)病史采集

作为全科医生,如果接诊该患者,应了解哪些病史信息(表1-35)?

表 1-35 病史采集评分

考核内容	操作程序及具体要求	分值	扣分
准备 (6分)	1. 着装:工作衣穿戴整洁,仪表端庄	2	
	2. 核对患者姓名、性别、年龄等身份信息	2	
	3. 告知目的意义	2	
现病史 (50分)	1. 发病诱因:有无饮酒、饮食不当、服用药物、季节及精神因素	7	
	2. 胸痛的情况:疼痛的规律,缓解及加重的因素,有无反酸、烧心	7.5	
	3. 有无肛门疼痛及肛周肿物,有无里急后重,有无恶心、呕吐,有无腹痛	7.5	
	4. 腹痛发作频度及持续时间,加重或缓解因素,腹痛部位	7	
	5. 伴随症状:有无发热、盗汗、乏力、心悸,有无关节痛、皮疹及眼部症状	7	
	6. 是否到医院就诊,做过哪些检查,治疗情况(是否用过抗菌药物治疗),效果如何	7	
	7. 发病以来饮食、睡眠、小便及体重变化情况	7	
相关病史 (20分)	1. 与该病有关的其他病史:有无药物应用、饮酒病史	6	
	2. 有无与传染病患者接触史,有无疫区居住史	6	
	3. 有无肿瘤家族史	4	
	4. 药物过敏、手术史等	4	
问诊技巧 (20分)	1. 条理性强、能抓住重点	10	
	2. 能够围绕病情询问	10	
职业素养 (4分)	1. 与患者沟通时态度和蔼,语言文明,通俗易懂	2	
	2. 在规定时间内完成操作,表现出良好的职业素质	2	
合计		100	

(二)体格检查

针对患者目前病情,你应做哪些必要的体格检查(表 1-36)?

表 1-36 体格检查评分(口述)

询问内容	考官提供信息	分值	扣分
一、一般项目(5分)			
1. 体温、脉搏、呼吸	T 36.4 ℃,P 80 次/min,R 18 次/min	1	
2. 神志	清楚	1	
3. 皮肤黏膜颜色	皮肤温度正常,无苍白、发绀	1	
4. 神经系统检查	四肢肌力、肌张力正常	1	
5. 有无眼睑水肿	无	0.5	

续表 1-36

询问内容	考官提供信息	分值	扣分
6.合理补充项	无	0.5	
(回答 4 项即满分,缺 1 项扣 0.5 分。项目回答不完整的酌情扣分)			
二、重点查体(10 分)			
身高、体重	未测量	1	
血压	BP 120/70 mmHg	1	
双肺呼吸音	双肺呼吸音清,未闻及干、湿啰音	1	
心脏检查(心率、心律、心音,需描述具体项目至少 6 项)	心界不大,心率 80 次/min,律齐,未闻及明显杂音	2	
腹部查体	腹软,剑突下无压痛及反跳痛,腹部未触及包块,无移动性浊音,肠鸣音正常,4~5 次/min	4	
有无双下肢水肿	无	1	
合计		15	

(三)病例分析

你认为患者需要完善的检查、初步诊断、存在的健康问题、目前的治疗及今后社区管理原则有哪些(表 1-37)?

表 1-37 病例分析评分

询问内容	考官提供信息	分值	扣分
一、需要完善的检查(包括需要转诊上级医院的必要检查)(6 分)			
1.血常规	WBC $6.3×10^9$/L,Hb 140 g/L,RBC $4.3×10^{12}$/L,PLT $320×10^9$/L	1	
2.尿常规	正常	1	
3.大便常规	正常	1	
4.心电图	窦性心律,大致正常心电图	0.5	
5.胃镜	暂未做	0.5	
6.肝肾功能	正常	0.5	
7.心肌酶谱、心肌梗死三项	暂未做	0.5	
8.胸部 CT	暂未做	0.5	
9.合理补充项	无	0.5	
(回答 6 项即满分,缺 1 项扣 1 分。项目回答不完整的酌情扣分)			

续表1-37

询问内容	考官提供信息	分值	扣分
二、初步诊断、存在的健康问题(11分)			
1.初步诊断	反流性食管炎	6	
2.存在的健康问题	(1)中年男性	1	
	(2)吸烟	1	
	(3)食喜油炸食品及热食	1	
	(4)缺乏运动	1	
	(5)未规律治疗	1	
(回答5项即满分,缺1项扣1分。项目回答不完整的酌情扣分)			
三、目前的治疗及今后社区管理时非药物治疗原则(8分)			
1.药物治疗	(1)艾司奥美拉唑 20 mg po bid	0.5	
	(2)铝碳酸镁 1.0 g po tid	0.5	
	(3)莫沙必利 5 mg po tid	0.5	
2.非药物治疗	(1)戒烟	2	
	(2)低脂饮食	1	
	(3)减轻体重	0.5	
	(4)规律运动	0.5	
	(5)避免刺激性食物	2	
	(6)其他	0.5	
(回答5项即满分,缺1项扣1分。项目回答不完整的酌情扣分)			
合计		25	

(四)医患沟通——作业题(100分)

1.向患者解释病情(反流性食管炎的饮食、生活教育)。

2.和患者共同决策(药物治疗方案)。

3.了解患者生活方式,进行生活方式的指导(戒烟、避免刺激性食物及饮酒)。

4.对患者担忧的问题进行解答(是否存在癌变)。

5.对患者的具体问题提出解决方案(药物治疗及必要时内镜下或手术治疗)。

6.随访的时间及内容或者转诊的相关事项。

7.总结、保证沟通效果。

四、便秘

【案例】

主诉:间断便秘20年,加重1个月。

现病史:袁××,男性,76岁,已婚,初中学历,退休。患者20年前出现间断便秘,每周排便1~2次,排便困难,需要口服麻仁软胶囊、用开塞露等药才能通便,便秘情况严重时需要用2~3个开塞露才能通便,已严重影响生活质量。患者自诉工作时因工作忙、压力大,没有养成定时排便的习惯。退休后虽然生活规律,但没把便秘当成疾病对待,最近1个月感觉排便费力时血压增高,不得不重视而来社区卫生服务中心就诊。

既往史:高血压病史20年,血压最高160/90 mmHg,服用苯磺酸氨氯地平5 mg,每日1次,血压可控制在(120~130)/(70~80)mmHg,病情平稳。每日食盐量9 g,主食300 g,油脂20 g,肉蛋类约100 g。

个人史、婚育史及家族史:平日缺乏运动。无吸烟、饮酒史。家庭经济收入稳定,已婚,夫妻关系和睦。生育史及家族史不详。

查体:T 36.3 ℃,P 70次/min,R 18次/min,BP 140/80 mmHg,BMI 23 kg/m²。发育正常,营养中等,体形适中,自主体位,神清语利,查体合作。浅表淋巴结未及肿大,巩膜无黄染。双肺呼吸音清,未闻及干、湿啰音。叩诊心界不大,心音有力,心率70次/min,律齐,未闻及杂音。腹壁膨隆,腹软,无压痛及反跳痛。肝脾肋下未触及。双下肢无水肿。直肠指诊未扪及包块,指诊后指套未见黏液、脓血。

辅助检查:TC 5.2 mmol/L,LDL 1.92 mmol/L,TG 1.05 mmol/L,HDL 1.16 mmol/L,BUN 5.4 mmol/L,Cr 72 μmol/L,ALT 15 U/L,FPG 5.5 mmol/L。

(一)病史采集

作为全科医生,如果接诊该患者,应了解哪些病史信息(表1-38)?

表1-38　病史采集评分

询问内容		考官提供信息	分值	扣分
一、主要症状描述、病情演变(15分)				
1. 20年前便秘症状	诱因或病因	工作忙、压力大,没有养成定时排便的习惯	2	
	主要症状	排便困难	2	
	排便频率	每周1~2次	2	
	缓解因素	使用通便药物	1	
	伴随症状	有无腹痛、腹泻、停止排气等	1	
	治疗经过	自用麻仁软胶囊或开塞露	1	

续表 1-38

询问内容		考官提供信息	分值	扣分
2. 此次便秘症状	诱因或病因	退休后不重视	1	
	主要症状	便秘、排便困难	1	
	伴随症状	阳性或阴性症状	1	
	进展演变	排便费力时血压升高	1	
	诊疗经过	无	1	
3. 其他伴随症状		无恶心，无呕吐，无腹痛、腹泻，无发热	1	
二、既往就诊情况（1分）		口服麻仁软胶囊、用开塞露等药才能通便	1	
三、有无相关病史（3分）				
1. 有无消化道肿瘤病史		无	1	
2. 有无痔疮病史		无	1	
3. 有无阑尾炎病史		无	0.5	
4. 合理补充项		无	0.5	
（回答 3 项即满分，缺 1 项扣 1 分。项目回答不完整的酌情扣分）				
四、家族史（1分）		不详	1	
五、生活方式、心理及社会因素（5分）				
1. 是否吸烟、饮酒		否	0.5	
2. 饮食情况		服用膳食纤维少	1	
3. 运动情况		缺乏运动	1	
4. 体重情况		体重无明显变化	0.5	
5. 睡眠情况		一般	0.5	
6. 小便情况		小便如常	0.5	
7. 是否有影响疾病的心理、社会因素		家庭和睦，社会关系好，存在焦虑	0.5	
8. 合理补充项		无	0.5	
（回答 5 项即满分，缺 1 项扣 1 分。项目回答不完整的酌情扣分）				
合计			25	

（二）体格检查

针对患者目前病情，你应做哪些必要的体格检查（表1-39）？

表 1-39　体格检查评分（口述）

询问内容	考官提供信息	分值	扣分
一、一般项目（5分）			
1. 体温、脉搏、呼吸、血压	T 36.3 ℃，P 70 次/min，R 18 次/min，BP 140/80 mmHg（两侧对比）	1	
2. 神志	清楚	1	
3. 皮肤黏膜颜色	无黄染	1	
4. 神经系统检查	四肢肌力、肌张力正常	1	
5. 有无眼睑水肿	无	0.5	
6. 合理补充项	无	0.5	
（回答3项即满分，缺1项扣0.5分。项目回答不完整的酌情扣分）			
二、重点查体（10分）			
查体顺序	（视—听—叩—触）	0.5	
视诊	腹部外形、胸式呼吸	0.5	
	未见胃肠型及蠕动波	0.5	
触诊	腹壁紧张度	0.5	
	压痛、反跳痛	1	
	肝、胆囊	1	
	脾	1	
叩诊	腹部叩诊	1	
	肝叩诊	1	
	移动性浊音	1	
	肋脊角叩击痛	1	
听诊	肠鸣音	0.5	
	血管杂音	0.5	
合计		15	

（三）病例分析

结合患者目前病情，患者需要完善的检查、初步诊断、存在的健康问题、目前的治疗及今后社区管理原则有哪些（表1-40）？

表 1-40　病例分析评分

询问内容	考官提供信息	分值	扣分
一、需要完善哪些必要的检查（包括需要转诊上级医院的必要检查）（6分）			
1. 血常规、生化	正常	2	

续表1-40

询问内容	考官提供信息	分值	扣分
2.尿常规	正常	1	
3.大便常规	正常	1	
4.心电图	暂未做	0.5	
5.腹部超声	暂未做	0.5	
6.胃镜	暂未做	0.5	
7.合理补充项目	腹部CT、肠镜等	0.5	
(回答4项即满分,缺1项扣1分。项目回答不完整的酌情扣分)			
二、初步诊断、存在的健康问题(9分)			
1.初步诊断	(1)便秘	3	
	(2)高血压2级(中危)	2	
2.存在的健康问题	(1)缺乏运动、膳食纤维服用少	2	
	(2)老年男性,消化吸收功能差,肠蠕动减弱	1	
	(3)焦虑	1	
三、下一步诊治措施及社区管理的非药物性原则(10分)			
1.下一步诊治措施	及时上级医院就诊(完善胃镜)、明确用药、尽早治疗	4	
2.非药物治疗	(1)饮食规律,三餐定时定量	1	
	(2)清淡饮食,多食用富含膳食纤维药物	1	
	(3)适当运动	1	
	(4)保持心理平衡	1	
	(5)参加健康教育活动	1	
	(6)合理补充项	1	
(回答5项即满分,缺1项扣1分。项目回答不完整的酌情扣分)			
合计		25	

(四)医患沟通——作业题(100分)

1.向患者解释病情(便秘的饮食、生活教育)。

2.和患者共同决策(药物治疗方案)。

3.了解患者生活方式,进行生活方式的指导。

4.对患者担忧的问题进行解答。

5.对患者的具体问题提出解决方案。

6.随访的时间及内容或者转诊的相关事项(3d后复查血常规、电解质等异常指标)。

7.总结、保证沟通效果。

五、感染性腹泻

 【案例】

主诉:腹痛、腹泻、发热 2 d。

现病史:王××,男性,20 岁。2 d 前(7 月 28 日)进食"烧烤"后出现腹痛、腹泻,大便约每日十余次至数十次,为少量脓血便,以脓为主,无恶臭味,伴明显里急后重,腹痛为阵发性绞痛,发热,体温最高 38.9 ℃,伴畏寒,无明显寒战,无恶心、呕吐。自服"小檗碱片"和"退热药"无好转,担心病情加重出现并发症来诊。发病以来,患者进食少,睡眠稍差,小便量少,体重略有下降(具体未测)。

既往史:既往无慢性腹痛、腹泻病史,无手术史,无药物过敏史,无疫区、疫水接触史。

个人史、婚育史及家族史:无吸烟、饮酒史,常在外就餐,手卫生习惯差。有些焦虑。不经常运动锻炼。家庭和睦,社会关系好。未婚育。家族史不详。

查体:T 38.7 ℃,P 92 次/min,R18 次/min,BP 116/76 mmHg。急性病容,无面色苍白、四肢厥冷,皮肤弹性可,无皮疹、出血点,浅表淋巴结未触及肿大,巩膜无黄染。双肺未闻及干、湿啰音。心界不大,心率 92 次/min,律齐,各瓣膜听诊区未闻及杂音。腹平坦,无胃肠型、蠕动波,无腹壁静脉曲张,腹软,左下腹有压痛,无肌紧张及反跳痛,未触及包块,肝脾肋下未触及,肝肾区无叩痛,移动性浊音(−),肠鸣音活跃。双下肢无水肿。四肢肌力、肌张力正常。

辅助检查:血常规:WBC 14.5×10⁹/L,Hb 126 g/L,N% 85%,L% 15%,PLT 200×10⁹/L。生化常规:肝肾功能、电解质均正常。大便常规:脓血便,WBC 满视野/HP,RBC 3～5 个/HP。便培养:痢疾杆菌。

(一)病史采集

作为全科医生,如果接诊该患者,应了解哪些病史信息(表 1–41)?

表 1–41 病史采集评分

询问内容		考官提供信息	分值	扣分
一、主要症状描述、病情演变(14 分)				
现病史	诱因	是否不洁饮食,有无接触过肠道病症状患者	2	
	腹泻	大便次数、量、性状	2	
	腹痛	腹痛部位、性质、持续时间	2	
	伴随症状	有无恶心、呕吐、脱水、发热、里急后重	2	
	有鉴别意义的阴性症状	有无头晕、心慌、乏力及烦躁不安、嗜睡等	2	
	诊疗经过	是否到医院就诊,做过哪些检查,治疗情况	2	
	一般情况	发病以来饮食、睡眠、小便及体重变化情况	2	

续表 1-41

询问内容	考官提供信息	分值	扣分
二、有无相关病史(5分)			
1. 流行病学史	流行季节、流行地区、不洁饮食史、细菌性痢疾患者接触史和同食患者发病史	2	
2. 基础病史	有无慢性腹痛、腹泻病史,糖尿病等病史	2	
3. 手术、过敏史	无腹部手术史,无过敏史	1	
三、家族史(1分)	无腹部肿瘤、炎性肠病家族史	1	
四、生活方式、心理及社会因素(5分)			
1. 是否吸烟	否	1	
2. 饮食、饮酒情况	经常在外就餐,无饮酒史	1	
3. 运动情况	不经常运动锻炼	1	
4. 体重情况	体重略有下降	0.5	
5. 睡眠情况	夜间睡眠稍差	0.5	
6. 二便情况	发病以来小便量少	0.5	
7. 是否有影响疾病的心理、社会因素	担心病情加重,有些焦虑	0.5	
(回答5项即满分,缺1项扣1分。项目回答不完整的酌情扣分)			
合计		25	

(二)体格检查

针对患者目前病情,你应做哪些必要的体格检查(表1-42)?

表 1-42 体格检查评分(口述)

询问内容		考官提供信息	分值	扣分
一、一般项目(5分)				
1. 生命体征		T 38.7 ℃,P 92 次/min,R 18 次/min,BP 116/76 mmHg	1	
2. 面容		急性病容	1	
3. 神志		清楚	1	
4. 皮肤		无面色苍白、四肢厥冷,皮肤弹性可,无皮疹、出血点	1	
5. 合理补充项		无	1	
(回答4项即满分,缺1项扣1分。项目回答不完整的酌情扣分)				
二、重点查体(20分)				
心肺查体	心肺听诊	无异常	2	

续表 1-42

询问内容		考官提供信息	分值	扣分
腹部查体	有无胃肠型、腹壁静脉曲张	无	2	
	腹部有无压痛、反跳痛、肌紧张	左下腹部压痛,无肌紧张、反跳痛	2	
	有无包块	未触及包块	2	
	Murphy 征	无	2	
	肝脾有无肿大	肝脾肋下未触及	2	
	肝肾区有无叩痛	无	2	
	移动性浊音	无	2	
	肠鸣音有无活跃、亢进	肠鸣音活跃	2	
神经系统查体	四肢肌力、肌张力	四肢肌力、肌张力正常	2	
		合计	25	

(三)病例分析

你认为患者需要完善的检查、初步诊断、存在的健康问题、目前的治疗及今后社区管理原则有哪些(表 1-43)?

表 1-43 病例分析评分

询问内容	考官提供信息	分值	扣分
一、需要完善的检查(包括需要转诊上级医院的必要检查)(8分)			
1. 血常规	WBC 14.5×10^9/L, Hb 126 g/L, N 85%, L 15%, PLT 200×10^9/L	2	
2. 大便常规	脓血便,WBC 满视野/HP, RBC 3~5 个/HP	2	
3. 生化常规	肝肾功能、电解质均正常	2	
4. 大便培养	痢疾杆菌	2	
二、初步诊断、存在的健康问题(9分)			
1. 初步诊断	急性细菌性痢疾(普通型)	3	
2. 存在的健康问题	(1)生活习惯:常在外就餐,手卫生习惯差	2	
	(2)焦虑情绪:担心病情加重出现并发症	2	
	(3)依从性:患者依从性好,配合治疗	2	

续表1-43

询问内容	考官提供信息		分值	扣分
三、治疗原则(8分)				
1. 药物治疗	(1)抗感染治疗:首选喹诺酮类,并根据药物敏感试验调整		2	
	(2)对症治疗	补液治疗	0.5	
		降温治疗	0.5	
		毒血症状严重者可小剂量应用肾上腺皮质激素	0.5	
		腹痛剧烈者可用颠茄片或阿托品	0.5	
2. 非药物治疗	(1)消化道隔离		1	
	(2)传染病知识健康教育		1	
	(3)饮食以流质饮食为主,忌食生冷、油腻、刺激性食物		1	
	(4)心理护理:避免烦躁、紧张等不良情绪		1	
合计			25	

(四)医患沟通——作业题(100分)

1. 向患者解释病情(健康教育)。

2. 和患者共同决策(药物治疗方案)。

3. 了解患者生活方式,进行生活方式的指导(注意生活规律,饮食卫生,进食易消化吸收的食物,忌食生冷、油腻、刺激性食物)。

4. 指导患者和家属做好隔离、消毒工作。

5. 随访的时间及内容或者转诊的相关事项(若腹泻严重、脱水、酸中毒、休克、多器官功能衰竭需转诊)。

6. 总结、保证沟通效果。

六、病毒性肝炎

【案例】

主诉:发现乙肝表面抗原阳性9年,食欲减退、皮肤黄染7 d。

现病史:张××,男性,45岁,农民。9年前体检发现乙肝表面抗原(HBsAg)阳性,当时肝功能正常,无不适,未定期复查及治疗。2年前在院外检查HBV-DNA阳性(具体不详),无不适症状,建议其抗病毒治疗,患者拒绝。7 d前因劳累后出现食欲减退、厌油、恶心,饭量约为平日一半,伴轻度腹胀、乏力、肝区不适,家人发现其皮肤黄染,无发热、咽痛,无咳嗽、咳痰,无腹痛、腹泻及呕吐,无皮肤瘙痒,未做治疗。现因症状加重,担心发展成肝硬化,传染家人朋友,来社区卫生服务中心就诊。自发病以来,患者精神和体力较差,睡眠情况一般,体重无明显变化,大便颜色正常,小便呈浓茶色。

既往史:无高血压、冠心病病史,无胆囊炎及胆石症病史。无特殊用药史,否认手术、外伤、输血史,无药物及食物过敏史。有乙肝接触史,否认乙肝疫苗接种史,无疫区旅居史。

个人史、婚育史及家族史:无吸烟、饮酒史,家庭和睦,社会关系好,有些焦虑。24 岁结婚,配偶体健,育有 1 子。农民,体力劳动者,近期比较劳累。母亲患有乙肝肝硬化,否认其他传染病及遗传病家族史。

查体:T 36.5 ℃,P 78 次/min,R 18 次/min,BP 125/75 mmHg。神志清楚,计算力、定向力正常,面色晦暗,全身皮肤及巩膜黄染,无皮疹及出血点,前胸可见 2 枚蜘蛛痣,无肝掌。心肺听诊未闻及异常。腹平软,无腹壁静脉曲张,无压痛及反跳痛,肝脾肋下未触及,Murphy 征阴性,肝区叩痛(+),移动性浊音(-)。双下肢无水肿。

辅助检查:血常规未见异常。大便常规未见异常。尿常规:尿胆红素+,尿胆原++。肝功能:ALT 506 U/L,天冬氨酸转氨酶(AST) 416 U/L,γ-谷氨酰转移酶(GGT) 90 U/L,碱性磷酚酶(ALP) 96 U/L,总胆红素(TBIL) 80.90 μmol/L,结合胆红素(DBIL) 38.26 μmol/L,白蛋白(ALB) 45 g/L。肾功能、血糖、血脂、电解质均正常。肝炎病原学:HBsAg(+)、HBsAb(-)、HBeAg(+)、HBeAb(-)、HBcAb(+);抗-HAV IgM(-)、抗-HCV(-)、抗-HEV IgM(-)、抗-HDV IgM(-);EBV-DNA 阴性;CMV-DNA 阴性。HBV-DNA:4.42E+06 IU/mL。自身免疫性抗体、铜蓝蛋白均未见异常。凝血功能:凝血酶原时间(PT) 16 s,凝血酶原活动度(PTA) 63%,国际标准化比值(INR) 1.0。甲胎蛋白(AFP) 2.11 ng/L。腹部彩超示:肝内回声粗糙,胆囊壁稍毛糙,胰、脾、肾未见异常图像。胸片、心电图未见异常。

(一)病史采集

作为全科医生,如果接诊该患者,应了解哪些病史信息(表1-44)?

表1-44 病史采集评分

询问内容		考官提供信息	分值	扣分
一、主要症状描述、病情演变(16 分)				
现病史	诱因	有无劳累、熬夜、生气、不洁饮食等	2	
	消化道症状	有无食欲减退、恶心、厌油、腹胀	2	
	黄疸症状	起病缓急,黄疸持续时间、程度	2	
	伴随症状	有无乏力、肝区不适、皮肤瘙痒	2	
	有鉴别意义的症状	有无发热、寒战、咽痛、咳嗽、腹痛、腹泻	2	
	诊疗经过	是否到医院就诊,做过哪些检查,治疗情况	2	
	一般情况	发病以来精神、睡眠、大小便颜色、体重变化等	2	
	乙型肝炎感染史	初次感染乙型肝炎病毒时间、症状、病情变化、最近检查结果、治疗等	2	

续表1-44

询问内容	考官提供信息	分值	扣分
二、有无相关病史(3分)			
1.流行病学史	有无不洁饮食或饮水、输血、注射史、乙肝疫苗接种史、肝炎接触史及当地有无肝炎流行	1	
2.既往有无胆道疾病史	无	0.5	
3 有无使用肝损伤药物史	无	0.5	
4.有无饮酒史	无	1	
(回答3项即满分,缺1项扣1分。项目回答不完整的酌情扣分)			
三、家族史(1分)	母亲有乙肝肝硬化病史	1	
四、生活方式、心理及社会因素(5分)			
1.是否熬夜	否	1	
2.是否饮酒	否	1	
3.是否劳累	体力劳动者,近期比较劳累	0.5	
4.是否服用肝损伤药物	否	1	
5.是否有影响疾病的心理、社会因素	家庭和睦,社会关系好,担心发展成肝硬化,传染家人朋友	0.5	
6.是否定期监测:血常规、肝功能、乙肝五项、HBV-DNA、AFP、腹部超声等	否	1	
(回答5项即满分,缺1项扣1分。项目回答不完整的酌情扣分)			
合计		25	

(二)体格检查

针对患者目前病情,你应做哪些必要的体格检查(表1-45)?

表1-45 体格检查评分(口述)

询问内容	考官提供信息	分值	扣分
一、一般项目(4分)			
1.体温、脉搏、呼吸、血压	T 36.5 ℃,P 78 次/min,R 18 次/min,BP 125/75 mmHg	0.5	
2.神经系统查体:有无意识变化、计算力下降、定向力减退等早期肝性脑病表现	神志清楚,计算力、定向力均正常	1	

续表1-45

询问内容	考官提供信息		分值	扣分
3.面容	面色晦暗		0.5	
4.皮肤黏膜黄染	巩膜及全身皮肤黄染		0.5	
5.肝掌、蜘蛛痣	前胸可见2枚蜘蛛痣,无肝掌		1	
6.下肢水肿	无		0.5	
(回答4项即满分,缺1项扣1分。项目回答不完整的酌情扣分)				
二、重点查体(16分)				
心肺查体	心肺听诊	无异常	2	
腹部查体	有无腹壁静脉曲张	无	2	
	腹部有无压痛、反跳痛	无	2	
	肝脾有无肿大	肝脾肋下未触及	2	
	Murphy征	阴性	2	
	肝区有无叩痛	有	2	
	有无移动性浊音	无	2	
	肠鸣音有无活跃	无	2	
合计			20	

(三)病例分析

你认为患者需要完善的检查、初步诊断、存在的健康问题、目前的治疗及今后社区管理原则有哪些(表1-46)?

表1-46 病例分析评分

询问内容	考官提供信息	分值	扣分
一、需要完善的检查(包括需要转诊上级医院的必要检查)(10分)			
1.血尿便三大常规	血常规、便常规正常;尿胆红素+,尿胆原++	1	
2.生化常规	ALT 506 U/L, AST 416 U/L, GGT 90 U/L, ALP 96 U/L, TBIL 80.90 μmol/L, DBIL 38.26 μmol/L, ALB 45 g/L;肾功能、血糖、血脂、电解质均正常	1	
3.肝炎病原学	HBsAg(+)、HBsAb(−)、HBeAg(+)、HBeAb(−)、HBcAb(+);抗-HAV IgM(−)、抗-HCV(−)、抗-HEV IgM(−)、抗-HDV IgM(−);EBV-DNA 阴性;CMV-DNA 阴性	1	
4.HBV-DNA	4.42E+06 IU/mL	1	
5.凝血功能	PT 16 s,PTA 63%,INR 1.0	1	

续表 1-46

询问内容	考官提供信息	分值	扣分
6. 肝纤维化检测	暂未做	1	
7. 自身免疫性抗体、铜蓝蛋白检测	未见异常	1	
8. 甲胎蛋白(AFP)	2.11 ng/L	1	
9. 腹部超声	肝内回声粗糙,胆囊壁稍毛糙,胰、脾、肾未见异常图像	1	
10. 胸片、心电图	未见异常	1	
(回答 8 项即满分,缺 1 项扣 1 分。项目回答不完整的酌情扣分)			
二、初步诊断、存在的健康问题(7 分)			
1. 初步诊断	慢性乙型病毒性肝炎	3	
2. 存在的健康问题	(1)劳累	1	
	(2)乙肝家族史	1	
	(3)焦虑情绪	1	
	(4)未规律就诊、用药,依从性较差	1	
(回答 3 项即满分,缺 1 项扣 1 分。项目回答不完整的酌情扣分)			
三、目前的治疗及今后社区管理时非药物治疗原则(8 分)			
1. 药物治疗	(1)抗病毒治疗:首选恩替卡韦或替诺福韦	1	
	(2)保肝、降酶、退黄治疗	1	
	(3)抗肝纤维化治疗	1	
2. 非药物治疗	(1)血液-体液隔离:避免与他人共用牙具、剃须刀、注射器、取血针等,禁止献血,家人尽早接种乙肝疫苗	1	
	(2)清淡饮食	0.5	
	(3)休息,避免饮酒、使用肝损伤药物	1	
	(4)保持心理平衡,有战胜疾病的信心	0.5	
	(5)定期监测乙肝相关指标	1	
	(6)告知停药风险,提高治疗依从性	1	
(回答 5 项即满分,缺 1 项扣 1 分。项目回答不完整的酌情扣分)			
合计		25	

(四)医患沟通——作业题(100 分)

1. 向患者解释病情(健康教育)。

2. 和患者共同决策(药物治疗方案)。

3.了解患者生活方式,进行生活方式的指导(避免劳累、熬夜、饮酒、使用损伤肝的药物)。

4.对患者担忧的问题进行解答(肝炎与肝硬化、肝癌的关系,可防可控)。

5.对患者的具体问题提出解决方案(抗病毒药物耐药后处理)。

6.随访的时间及内容或者转诊的相关事项(肝功恢复正常后每3个月监测血常规、生化、乙肝五项、HBV-DNA、AFP、肝纤维化检测、腹部超声,必要时行增强 CT 检查)。

7.总结、保证沟通效果。

第四节　泌尿系统疾病

一、尿路感染

【案例】

主诉:尿频、尿急、尿痛 5 d,发热 1 d。

现病史:刘××,女性,35 岁。5 d 前劳累后出现尿频、尿急、尿痛,无肉眼血尿,无腰痛,无腹痛、腹泻,无恶心、呕吐,无头疼、头晕,自服"三金片",症状无明显好转。1 d 前开始发热,最高体温 39 ℃,伴畏寒、寒战,伴左侧腰痛,无咳嗽、咳痰等。自行口服药物治疗(具体不详),体温可下降至正常。自发病以来,患者精神饮食欠佳,睡眠正常,二便正常,体重未见明显下降。

既往史:既往体健,无手术及药物过敏史。

个人史、月经史、婚育史及家族史:均无特殊。

查体:T 38.5 ℃,P 98 次/min,R 22 次/min,BP 125/86 mmHg,急性面容,双肺呼吸音清,未闻及干、湿啰音。心律齐,心音可,未闻及明显杂音,无心包摩擦音。腹软,下腹部压痛,无反跳痛,双肾区无叩击痛。双下肢无水肿。

辅助检查:血常规示白细胞 10.5×10⁹/L、中性粒细胞百分比89%。血沉 86 mm/h、C 反应蛋白(CRP) 78.48 mg/L。尿常规:白细胞 2+、隐血 1+、尿蛋白弱阳性、细菌 87 个/HP、比重 1.01、亚硝酸盐阳性。生化常规及大便常规均正常。泌尿系统彩超未见明显异常。

(一)病史采集

作为全科医生,如果接诊该患者,应了解哪些病史信息(表 1-47)?

表1-47 病史采集评分

询问内容		考官提供信息	分值	扣分
一、主要症状描述、病情演变(16分)				
1. 尿频、尿急、尿痛1周	诱因	劳累后	1	
	排尿情况	尿频、尿急、尿痛	1	
	诊疗经过	自服"三金片"	2	
	其他伴随症状	无	1	
2. 发热的问诊	体温	最高体温39 ℃	1	
	伴随症状	畏寒、寒战、左侧腰痛	1	
	发热特点	发热时间、热型等	2	
	持续时间	持续性	1	
	缓解因素	无	1	
	有鉴别意义的症状	无腹痛、腹泻,无恶心、呕吐等	3	
	诊疗经过	无	1	
3. 其他伴随症状		其他合理的伴随症状也可	1	
二、有无相关病史(3分)				
1. 有无糖尿病病史		无	2	
2. 有无肾病病史		无	1	
(回答2项即满分。项目回答不完整的酌情扣分)				
三、家族史(1分)		无特殊	1	
四、生活方式、心理及社会因素(5分)				
1. 是否吸烟、饮酒		否	2	
2. 外伤、手术史,药物过敏史		无	2	
3. 睡眠、二便情况		良好	1	
(回答3项即满分,缺1项扣1分。项目回答不完整的酌情扣分)				
合计			25	

(二)体格检查

针对患者目前病情,你应做哪些必要的体格检查(表1-48)?

表1-48 体格检查评分(口述)

询问内容	考官提供信息	分值	扣分
一、一般项目(5分)			
1. T、P、R、BP	T 38.5 ℃,P 98 次/min,R 22 次/min,BP 125/86 mmHg	1	

续表 1-48

询问内容	考官提供信息	分值	扣分
2. 神志	清楚	1	
3. 面容	急性面容	1	
4. 心脏查体	心律齐,心音可,未闻及明显杂音,无心包摩擦音	1	
5. 肺部查体	双肺呼吸音清,未闻及干、湿啰音	0.5	
6. 合理补充项	无	0.5	
(回答 4 项即满分,缺 1 项扣 0.5 分。项目回答不完整的酌情扣分)			
二、重点查体(10 分)			
腹部查体	腹软,下腹部压痛,无反跳痛,双肾区无叩击痛	10	
合计		15	

(三)病例分析

你认为该患者需要完善哪些检查? 初步诊断及诊断依据分别是什么? 目前的治疗原则有哪些(表 1-49)?

表 1-49 病例分析评分

询问内容	考官提供信息		分值	扣分
1. 完善的辅助检查 (8 分)	血常规、CRP		1	
	生化常规		1	
	尿常规		1	
	尿培养		1	
	降钙素原(PCT)		2	
	泌尿系彩超		2	
2. 初步诊断(3 分)	初步诊断:尿路感染		3	
3. 诊断依据(4 分)	青年女性,急性起病		1	
	临床表现		1	
	阳性查体结果		1	
	阳性化验检验检查		1	
4. 主要治疗原则 (12 分)	一般治疗	卧床休息、多饮水、勤排尿	2	
		饮食治疗(蛋白质、盐摄入、热量等)	4	
	对症治疗	抗感染	6	

续表 1-49

询问内容	考官提供信息	分值	扣分
5.是否需调整抗生素用药(8分)	不需要,则说原因	4	
	需调整,则表明依据	4	
表达简单、明了(2分)		2	
临床思维清晰(3)		3	
合计		40	

(四)医患沟通——作业题(100分)

1.向患者解释病情(尿路感染教育)。

2.和患者共同决策(一般治疗和药物治疗方案)。

3.了解患者生活方式,进行生活方式的指导(避免劳累、注意会阴部卫生等急性加重因素)。

4.对患者担忧的问题进行解答(大多数患者经过合理、规范的治疗后痊愈,极少患者病情逐渐进展至慢性炎症)。

5.对患者的具体问题提出解决方案(治疗过程中,抗生素可能引起肠道菌群失调等,特别对孕妇腹中胎儿可能造成不可预知的影响,需医生权衡利弊并争得患者及其家属同意后使用)。

6.随访的时间及内容或者转诊的相关事项(出院后若病情稳定,1~2周复查血常规、尿常规及生化常规等异常指标)。

7.总结、保证沟通效果。

二、急性肾小球肾炎

【案例】

主诉:咽痛1周,双眼睑水肿3d,血尿1d。

现病史:王×,男性,16岁,学生。1周前感冒后出现咽痛,伴发热,最高体温38.5℃,诊断"急性扁桃体炎",输注"阿莫西林克拉维酸钾"3d,症状缓解。3d前无明显诱因出现双眼睑水肿,晨起时明显,伴泡沫尿,未就诊。1d前出现全程肉眼血尿,呈洗肉水样,无血凝块,无尿频、尿急、尿痛,无关节痛、皮疹、脱发,无口腔溃疡。遂就诊于医院门诊。自发病以来,患者饮食、睡眠可,大便正常,体重增加3kg。

既往史:既往体健,无高血压、糖尿病及肾病病史。否认肝炎、结核等传染病病史,无外伤及手术史,否认食物及药物过敏史,无外地居住史。

个人史、婚育史及家族史:未婚未育。父母均体健,无家族史。个人史不详。

查体:T 36.5 ℃,P 82 次/min,R 18 次/min,BP 156/98 mmHg。一般情况可,无皮疹,浅表淋巴结无肿大,眼睑水肿,咽部充血,双侧扁桃体Ⅱ度肿大,心肺(−),腹平软,肝脾肋下未触及,移动性浊音(−),双肾区无叩击痛,双下肢凹陷性水肿。

辅助检查:血常规:WBC 8.34×10⁹/L,N% 80.5%,Hb 142 g/L,PLT 220×10⁹/L。尿常规:尿蛋白(++),红细胞(+++),红细胞异形率90%。生化常规:ALB 37.8 g/L,BUN 6.5 mmol/L,Cr 76 μmol/L。24 小时尿蛋白定量 1.2 g/24 h。抗"O" 620 IU/mL,C3 0.06 g/L。泌尿系统彩超提示双肾形态大小正常,左肾 103 mm×48 mm,右肾 102 mm× 42 mm,肾实质回声正常,皮髓质分界清晰,输尿管未见扩张,膀胱充盈可,未见明显异常。

(一)病史采集

作为全科医生,如果接诊该患者,应了解哪些病史信息(表1-50)?

表1-50　病史采集评分

询问内容		考官提供信息	分值	扣分
一、主要症状描述、病情演变(16 分)				
1. 咽痛1周	诱因	感冒	1	
	发热情况	最高体温38.5 ℃	1	
	诊疗经过	急性扁桃体炎、抗生素	2	
	其他伴随症状	无	1	
2. 水肿、血尿的问诊	水肿部位	眼睑明显	1	
	对称性	双侧对称	1	
	血尿特点	全程肉眼血尿,呈洗肉水样	2	
	持续时间	持续性	1	
	缓解因素	无	1	
	有鉴别意义的症状	无尿频、尿急、尿痛,无关节痛、皮疹、脱发,无口腔溃疡	3	
	诊疗经过	无	1	
3. 其他伴随症状		其他合理的伴随症状也可	1	
二、有无相关病史(3 分)				
1. 有无高血压病史		无	1	
2. 有无糖尿病病史		无	1	
3. 有肾脏疾病史		无	1	
(回答3项即满分,缺1项扣1分。项目回答不完整的酌情扣分)				
三、家族史(1 分)		无	1	

续表 1-50

询问内容	考官提供信息	分值	扣分
四、生活方式、心理及社会因素(5分)			
1.是否吸烟、饮酒	否	2	
2.外伤、手术史,药物过敏史	无	1	
3.体重情况	体重增加 3 kg	1	
4.睡眠、二便情况	良好	1	
(回答4项即满分,缺1项扣0.5分。项目回答不完整的酌情扣分)			
合计		25	

(二)体格检查

针对患者目前病情,你应做哪些必要的体格检查(表1-51)?

表 1-51 体格检查评分(口述)

询问内容	考官提供信息	分值	扣分
一、一般项目(5分)			
1.T、P、R、BP	T 36.5 ℃,P 82 次/min,R 18 次/min,BP 156/98 mmHg	1	
2.神志	清楚	1	
3.眼睑	眼睑水肿	1	
4.咽喉部	咽部充血,双侧扁桃体Ⅱ度肿大	1	
5.心肺查体	无异常	0.5	
6.合理补充项	无	0.5	
(回答4项即满分,缺1项扣0.5分。项目回答不完整的酌情扣分)			
二、重点查体(10分)			
腹部查体	腹平软,肝脾肋下未触及,移动性浊音(-),双肾区无叩击痛	5	
双下肢	双下肢凹陷性水肿	5	
合计		15	

(三)病例分析

你认为该患者需要完善哪些检查?初步诊断及诊断依据分别是什么?是否需行肾活检?目前的治疗原则有哪些(表1-52)?

表1-52 病例分析评分

项目			分值	扣分
1.完善的辅助检查 (8分)	血常规		1	
	生化常规		1	
	尿常规		1	
	尿蛋白定量		1	
	抗"O"及特定蛋白		2	
	泌尿系统彩超		2	
2.初步诊断(3分)	急性肾小球肾炎		3	
3.诊断依据(4分)	青年男性,急性起病		1	
	临床表现		1	
	阳性查体结果		1	
	阳性辅助检查结果		1	
4.主要治疗原则 (12分)	一般治疗	卧床休息	2	
		饮食治疗(蛋白质、盐摄入、热量等)	2	
	对症治疗	利尿消肿	2	
		降压治疗	2	
		维持电解质、酸碱平衡	2	
		抗感染治疗	2	
5.是否需进行肾活检穿刺?如需穿刺,肾穿刺指征是什么?如不需穿刺,请说明理由?(8分)	不需行肾穿刺(病史1周,无少尿,肾功正常,不伴肾病综合征)		4	
	肾穿刺指征(①少尿1周以上或进行性尿量减少伴肾功能恶化者;②病程超过2个月无好转;③急性肾炎综合征伴肾病综合征者)		4	
表达简单、明了(2分)			2	
临床思维清晰(3分)			3	
合计			40	

(四)医患沟通——作业题(100分)

1.向患者解释病情(急性肾小球肾炎教育)。

2.和患者共同决策(一般治疗和药物治疗方案)。

3.了解患者生活方式,进行生活方式的指导(避免受凉、感冒等感染因素)。

4.对患者担忧的问题进行解答(绝大多数患者预后较好)。

5. 对患者的具体问题提出解决方案(一般不会转变为慢性肾小球肾炎)。

6. 随访的时间及内容或者转诊的相关事项(出院后 2 ~ 4 周复查血常规、尿常规及生化常规等异常指标)。

7. 总结、保证沟通效果。

三、慢性肾小球肾炎

【案例】

主诉:反复眼睑及下肢水肿伴泡沫尿 2 年,加重 1 周。

现病史:刘××,女性,30 岁,职员。2 年前无诱因出现眼睑水肿,晨起明显,伴双下肢轻度水肿、尿中有泡沫。曾于当地诊所就诊发现血压高(150/95 mmHg),化验尿蛋白(+) ~ (++),尿 RBC 和 WBC 情况不明,未在意。近 1 周劳累后再次出现下肢水肿,伴尿中泡沫增多,无皮疹、脱发、发热,无关节痛,无尿频、尿急、尿痛,遂就诊于医院门诊。发病以来,患者饮食睡眠可,大便正常,体重增加 4 kg。

既往史:既往体健,无其他慢性疾病史,无药物过敏史。

个人史、月经史、婚育史及家族史:均无特殊。

体格检查:T 36.8 ℃,P 80 次/min,R 18 次/min,BP 160/100 mmHg。一般状况可,无皮疹,浅表淋巴结无肿大,双眼睑水肿,心肺(-),腹平软,肝脾肋下未触及,移动性浊音(-),双肾区无叩痛,下肢凹陷性水肿。

辅助检查:血常规示 Hb 122 g/L,WBC 8.8×10^9 g/L,N 72%,L 28%,PLT 240×10^9 g/L。尿常规:尿蛋白(++),WBC 0 ~ 1/HP,RBC 10 ~ 20/HP,颗粒管型 0 ~ 1/HP。24 h 尿蛋白定量 2.1 g/24 h。血生化:BUN 6.3 mmol/L,Cr 76 μmol/L,ALB 39 g/L。

(一)病史采集

作为全科医生,如果接诊该患者,应了解哪些病史信息(表 1-53)?

表 1-53　病史采集评分

考核内容	操作程序及具体要求	分值	扣分
准备 (2分)	1. 着装:工作衣穿戴整洁,仪表端庄	0.5	
	2. 核对患者姓名、性别、年龄等身份信息	1	
	3. 告知目的、意义	0.5	

续表 1-53

询问内容		考官提供信息	分值	扣分
问诊内容 (18分)	一般项目	姓名、性别、年龄、民族、婚姻、出生地、职业等	1	
	现病史	起病情况:患病时间,发病缓急,可能病因或诱因	2	
		主要症状或体征特点:部位,性质,持续时间,程度,缓解或加重因素	2	
		病情的发展与演变	2	
		伴随症状:有无皮疹、光过敏、口腔溃疡、关节疼痛,有无发热、尿频、尿急、尿痛,有无腹痛、腹泻,有无咳嗽、咳痰、憋喘等	2	
		鉴别诊断:是否存在继发因素	2	
		诊疗过程:是否到医院就诊? 做过哪些检查? 治疗用药情况及效果	2	
		二便、睡眠、饮食、精神等一般状况	1	
	相关病史	既往史:慢性疾病史,手术、外伤史,输血史,食物、药物过敏史	1	
		个人史:疫区接触史,吸烟、饮酒嗜好,冶游史,预防接种史	1	
		婚育史、月经史	1	
		家族史	1	
问诊技巧 (4分)		1. 条理性强、能抓住重点	1	
		2. 能够围绕病情询问,语言通俗易懂	1	
		3. 无暗示性、诱导性、责难性提问	1	
		4. 在规定时间内完成病史采集	1	
职业素养 (1分)		1. 与患者沟通时态度和蔼,人文关怀	0.5	
		2. 沟通能力强,巧妙引导,不生硬打断患者叙述	0.5	
合计			25	

(二)体格检查

针对患者目前病情,你应做哪些必要的体格检查(表1-54)?

表 1-54 体格检查评分(口述)

询问内容	考官提供信息	分值	扣分
一、一般项目(5分)			
1. T、P、R、BP	T 36.8 ℃,P 80 次/min,R 18 次/min,BP 160/100 mmHg	1	
2. 神志	清楚	1	
3. 双侧眼睑	双眼睑水肿	1	
4. 心脏查体	无异常	1	
5. 肺部查体	无异常	0.5	

续表1-54

询问内容	考官提供信息	分值	扣分
6.合理补充项	无	0.5	
（回答4项即满分，缺1项扣0.5分。项目回答不完整的酌情扣分）			
二、重点查体(10分)			
腹部查体	腹平软,肝脾肋下未触及,移动性浊音(-),双肾区无叩痛	5	
双下肢	下肢凹陷性水肿	5	
合计		15	

(三)病例分析

你认为该患者初步诊断是什么？诊断依据？需要完善哪些检查？下一步的治疗方案？（表1-55）。

表1-55　病例分析评分

项目			分值	扣分
1.需要完善的检查 (8分)	血常规		1	
	生化常规		1	
	尿常规		1	
	尿蛋白定量		1	
	抗"O"及特定蛋白		1	
	自身抗体谱+抗核抗体(ANA)、抗中性粒细胞胞质抗体(ANCA)		1	
	泌尿系统彩超		2	
2.初步诊断(4分)	初步诊断:慢性肾小球肾炎		4	
3.诊断依据(8分)	青年女性,慢性病程,既往体健		2	
	反复眼睑及下肢水肿伴泡沫尿2年,劳累后加重1周		2	
	查体 BP 160/100 mmHg,双眼睑水肿,下肢凹陷性水肿		2	
	实验室检查发现蛋白尿、血尿、颗粒管型,肾功能正常,无低蛋白血症		2	
4.治疗原则(14分)	一般治疗	卧床休息,避免劳累和感染	2	
		饮食治疗(蛋白质、盐摄入、热量等)	3	
	对症治疗	利尿消肿	3	
		降压治疗	2	
		免疫抑制治疗	3	
		中药治疗	1	

续表 1-55

询问内容	考官提供信息	分值	扣分
5.是否进行肾活检穿刺？如需穿刺，肾穿刺指征是什么？如不需穿刺，请说明理由？(6分)	不需行肾穿刺(病史较长,病情不稳定)	3	
	肾穿刺指征(①病史2年,眼睑水肿,双下肢水肿;②大量蛋白尿;③慢性肾炎综合征伴肾病综合征者)	3	
合计		40	

(四)医患沟通——作业题(100分)

1.向患者解释病情(慢性肾小球肾炎教育)。

2.和患者共同决策(一般治疗和药物治疗方案)。

3.了解患者生活方式,进行生活方式的指导(避免受凉、感冒等感染及肾毒性药物应用等急性加重因素)。

4.对患者担忧的问题进行解答(大多数患者经过合理、规范的治疗后临床痊愈,小部分患者病情逐渐进展至终末期肾病)。

5.对患者的具体问题提出解决方案(治疗过程中,激素可能会导致激素面容、血糖升高、消化性溃疡或出血及股骨头坏死等并发症,免疫抑制剂的应用需医生权衡利弊并争得患者及其家属同意后应用)。

6.随访的时间及内容或者转诊的相关事项(出院后若病情稳定,可每月复查血常规、尿常规及生化常规等异常指标,必要时复诊时间随病情变化调整)。

7.总结、保证沟通效果。

第五节　内分泌及代谢系统疾病

一、糖尿病

 【案例】

主诉:发现血糖高5年,双下肢麻木、发凉1年。

现病史:宋××,65岁,退休职工。5年前开始出现口干、多饮、多尿,自测空腹末梢血糖12.0 mmol/L,在当地门诊医师的指导下口服二甲双胍0.5 g bid治疗,偶尔测量血糖,空腹血糖控制在8.0 mmol/L左右,未测过餐后血糖。1年前开始出现双下肢末端麻木、发凉,足底明显,双侧对称,有踩棉花感,肢体活动无障碍,近1年来空腹血糖控制在

10.0 mmol/L,治疗方案未调整,无视物模糊,无泡沫尿,无心慌、手抖。现因下肢麻木沉重加重,担心瘫痪来社区卫生服务中心就诊。自发病以来,患者精神、饮食可,睡眠正常,5 年体重下降约 5 kg。

既往史:既往 4 年前曾体检发现血脂异常(具体不详),未重视。无高血压、冠心病史,无胰腺炎、消化性溃疡、胆囊炎及胆石症病史。

个人史、婚育史及家族史:吸烟 30 年,每日 30 支。喜油炸食品,不嗜酒。不运动锻炼。家庭和睦,社会关系好,有些焦虑。24 岁结婚,配偶体健,育有 1 子。退休职工医保,经济状况可。父亲因脑出血去世。

查体:T 36.7 ℃,P 88 次/min,R 18 次/min,BP 146/90 mmHg,身高 178 cm,体重 90 kg,BMI 28.4 kg/m²。神志清楚,言语流利,双眼睑无水肿,皮肤黏膜无黄染,颈静脉无怒张,颈动脉未闻及明显血管杂音。双肺呼吸音清,未闻及干、湿啰音。心界不大,心率 88 次/min,律齐,心音可,未闻及明显杂音,无心包摩擦音。腹部查体无异常。双下肢无水肿。四肢肌力、肌张力正常。双侧 10 g 尼龙丝试验异常。

辅助检查:血常规、尿常规、大便常规均正常。心电图:窦性心律,大致正常心电图。肝肾功能正常,空腹血糖 16.0 mmol/L,血总胆固醇 6.7 mmol/L,甘油三酯 3.5 mmol/L,低密度胆固醇 4.2 mmol/L,糖化血红蛋白 12.0%。神经肌电图:多发周围神经损伤。

(一)病史采集

作为全科医生,如果接诊该患者,应了解哪些病史信息(表 1-56)?

表 1-56　病史采集评分

询问内容		考官提供信息	分值	扣分
一、主要症状描述、病情演变(15 分)				
1.5 年前糖尿病症状	诱因	无	1	
	多尿	尿量、次数	1	
	多饮	饮水量	1	
	其他伴随症状	无视物模糊、肢体麻木及泡沫尿	1	
	有鉴别意义的症状	无心慌、胸闷,无厌食,无怕热、多汗	1	
	诊疗经过	口服"二甲双胍 0.5 g bid"	1	
2.近 1 年肢体麻木的问诊	部位	下肢,以足底明显	1	
	对称性	双侧对称	1	
	伴随的异常感觉	自觉双足发凉,有踏棉花感	1	
	持续时间	持续性	1	
	缓解因素	无	1	
	其他伴随症状	口干多饮较前加重,无肢体活动障碍	2	
	诊疗经过	无	1	

续表 1-56

询问内容	考官提供信息	分值	扣分
3.其他伴随症状	其他合理的伴随症状也可	1	
二、有无相关病史（4分）			
1.有无高血压病史	无	1	
2.有无冠心病病史	无	1	
3.有无脑血管病病史	无	1	
4.有无高脂血症病史	4年前曾体检发现血脂异常（具体不详），未重视	0.5	
5.合理补充项	无	0.5	
（回答3项即满分，缺1项扣1分。项目回答不完整的酌情扣分）			
三、家族史（1分）	父亲因脑出血去世	1	
四、生活方式、心理及社会因素（5分）			
1.是否吸烟	吸烟30年，每日30支	1	
2.饮食、饮酒情况	喜油炸食品，不嗜酒	1	
3.运动情况	不运动	0.5	
4.体重情况	体重无明显变化	0.5	
5.睡眠情况	夜间睡眠好	0.5	
6.二便情况	二便如常	0.5	
7.是否有影响疾病的心理、社会因素	家庭和睦，社会关系好，担心会患"脑血管病"导致瘫痪	0.5	
8.合理补充项	无	0.5	
（回答5项即满分，缺1项扣1分。项目回答不完整的酌情扣分）			
合计		25	

（二）体格检查

1. 针对患者目前病情，你应做哪些必要的体格检查（表1-57）？

表 1-57 体格检查评分（口述）

询问内容	考官提供信息	分值	扣分
一、一般项目（5分）			
1.体温、脉搏、呼吸	T 36.7 ℃，P 88 次/min，R 18 次/min	1	
2.神志	清楚	1	
3.皮肤黏膜颜色	皮肤温度正常，无苍白、发绀	1	
4.神经系统检查	四肢肌力、肌张力正常	1	

续表 1-57

询问内容	考官提供信息	分值	扣分
5. 有无眼睑水肿	无	0.5	
6. 合理补充项	无	0.5	
（回答 4 项即满分，缺 1 项扣 0.5 分。项目回答不完整的酌情扣分）			
二、重点查体（10 分）			
1. 身高、体重	身高 178 cm，体重 90 kg，BMI 28.4 kg/m²	1	
2. 血压	146/90 mmHg（应两侧对比，可口述，未强调双侧扣 1 分）	2	
3. 颈部血管检查	颈静脉无怒张，颈动脉未闻及明显血管杂音	1	
4. 双肺呼吸音	双肺呼吸音清，未闻及干、湿啰音	1	
5. 心脏检查（心界、心率、心律、心音、杂音、心包摩擦音等，需描述具体项目至少 6 项）	心界不大，心率 88 次/min，律齐，心音可，未闻及明显杂音，无心包摩擦音	2	
6. 腹部查体	无异常	1	
7. 有无双下肢水肿	无	1	
8. 10 g 尼龙丝试验	异常	1	
合计		15	

2. 请根据患者情况，给患者测量血压（表 1-58）。

表 1-58 血压测量评分

评分要点		分值	扣分
测量前沟通与注意事项（1 分）	介绍血压测量的目的	0.5	
	注意事项，如排尿、禁烟酒咖啡、休息至少 5 min 等	0.5	
体位与血压计同一水平（1 分）	坐位或仰卧位，暴露恰当，肘部、血压计"0"点与心脏在同一水平	0.5	
	检查血压计水银柱是否在"0"点、有无气泡	0.5	
气袖位置（1.5 分）	触诊确定肱动脉位置，气袖中央在肱动脉表面，松紧合适	1	
	气袖下缘在肘窝上 2～3 cm，听诊器体件置于肱动脉搏动处（不能塞于气袖下）	0.5	
测量方法（1.5 分）	边充气边听诊至肱动脉搏动消失，水银柱再升高 30 mmHg，缓慢放气（2～3 mmHg/s）	1	
	双眼平视观察水银柱，读数尾数应为 0、2、4、6、8	0.5	
合计		5	

3.根据患者病情,请对患者进行 10 g 尼龙丝试验(表 1-59)。

表 1-59　10 g 尼龙丝试验评分

评分要点		分值	扣分
检查前准备(2分)	仪表端庄、服装整洁	0.5	
	和患者沟通检查必要性、物品准备	0.5	
	手卫生规范(操作前、后,缺1次扣0.5分)	1	
操作过程(8分)	患者体位舒适,注意保护患者隐私	1	
	在患者足底进行测试	1	
	尼龙丝弯曲适度	1	
	测量方法正确	1	
	至少测量的5个点	1	
	测量时患者不可视	1	
	帮助患者整理鞋袜	1	
	记录并报告结果	1	
合计		10	

(三)病例分析

你认为患者需要完善的检查、初步诊断、存在的健康问题、目前的治疗及今后社区管理原则有哪些(表 1-60)?

表 1-60　病例分析评分

询问内容	考官提供信息	分值	扣分
一、需要完善的检查(包括需要转诊上级医院的必要检查)(6分)			
1.血常规	正常	0.5	
2.尿常规	正常	0.5	
3.神经肌电图	多发周围神经损伤	1	
4.心电图	窦性心律,大致正常心电图	1	
5.下肢血管超声	暂未做	0.5	
6.生化常规	空腹血糖 16.0 mmol/L,血总胆固醇 6.7 mmol/L,甘油三酯 3.5 mmol/L,低密度胆固醇 4.2 mmol/L	1	
7.糖化血红蛋白	12.0%	0.5	
8.眼底检查	暂未做	0.5	
9.合理补充项	无	0.5	
(回答6项即满分,缺1项扣1分。项目回答不完整的酌情扣分)			

续表 1-60

询问内容	考官提供信息	分值	扣分
二、初步诊断、存在的健康问题(11分)			
1. 初步诊断	(1)2型糖尿病,糖尿病神经病变	3	
	(2)血脂异常	1	
	(3)高血压?	1	
2. 存在的健康问题	(1)65岁以上男性	1	
	(2)吸烟	1	
	(3)肥胖	1	
	(4)心脑血管疾病家族史	1	
	(5)缺乏运动	1	
	(6)焦虑情绪	0.5	
	(7)未规律就诊、用药,依从性较差	0.5	
(回答5项即满分,缺1项扣1分。项目回答不完整的酌情扣分)			
三、目前的治疗及今后社区管理时非药物治疗原则(8分)			
1. 药物治疗	(1)二甲双胍 0.5 g po bid	0.5	
	(2)达格列净 10 mg po qd	0.5	
	(3)阿托伐他汀钙片 20 mg po qd	0.5	
	(4)甲钴胺 5 mg po qd	0.5	
2. 非药物治疗	(1)戒烟	1	
	(2)糖尿病饮食	1	
	(3)减轻体重	1	
	(4)规律运动	1	
	(5)保持心理健康	0.5	
	(6)血糖监测	1	
	(7)其他	0.5	
(回答5项即满分,缺1项扣1分。项目回答不完整的酌情扣分)			
合计		25	

(四)医患沟通——作业题(100 分)

1. 向患者解释病情(糖尿病教育)。

2. 和患者共同决策(药物治疗方案)。

3. 了解患者生活方式,进行生活方式的指导(戒烟、饮食、运动、血糖监测教育)。

4. 对患者担忧的问题进行解答(糖尿病与脑血管病的关系,可防可控)。

5. 对患者的具体问题提出解决方案(预防糖尿病足的生活方式)。

6. 随访的时间及内容或者转诊的相关事项(每月复查血糖、血脂、肝功能,每季度复查糖化血红蛋白,每半年复查并发症相关指标)。

7. 总结、保证沟通效果。

二、低血糖症

 【案例】

主诉:突发出冷汗、心悸 1 周。

现病史:张××,女性,53 岁,已婚,大专文化水平,工人。近 1 周来无明显诱因两次在夜间(22 时左右)突发心悸、出冷汗,伴乏力、饥饿感等症状,进食后症状缓解,未重视。今日午餐前类似症状再次出现,出冷汗、心悸、手抖,伴短暂性黑矇,遂就诊于社区卫生服务中心。追问病史,患者有 2 型糖尿病 8 年,规律服用"阿卡波糖 50 mg tid"降糖治疗,平时空腹血糖控制在 5.0 ~ 6.0 mmol/L,餐后 2 h 血糖 6.0 ~ 7.5 mmol/L,自我对血糖控制较为严格,1 周前自测餐后 2 h 血糖 9.0 mmol/L,自行加用"瑞格列奈 1 mg tid"。

既往史:否认高血压、冠心病、血脂异常病史。

个人史、婚育史及家族史:母亲患有糖尿病,父亲患有高血压。每日食盐量 6 g,主食 200 g,油脂 20 g,不食用肉类,平日缺乏运动。无烟酒嗜好。家庭经济水平稳定,已婚,夫妻关系和睦。生育史不详。

体格检查:T 36.2 ℃,P 102 次/min,R 18 次/min,BP 100/70 mmHg。身高 162 cm,体重 52 kg,BMI 19.8 kg/m²。发育正常,营养中等,自主体位,神清语利,查体合作。面色苍白,浅表淋巴结未触及肿大,巩膜无黄染。双肺呼吸音清,未闻及干、湿啰音。叩诊心界不大,心音有力,心率 102 次/min,律齐,未闻及病理性杂音。腹软,无压痛、反跳痛。肝脾肋下未触及。双下肢无水肿。

辅助检查:随机血糖 3.2 mmol/L。既往化验单:TC 3.9 mmol/L,LDL 2.62 mmol/L,TG 1.64 mmol/L,HDL 0.95 mmol/L,BUN 7.0 mmol/L,Cr 63 μmol/l,ALT 14 U/L。血常规、尿常规,均正确。

(一)病史采集

作为全科医生,如果接诊该患者,应了解哪些病史信息(表 1-61)?

表1-61 病史采集评分

询问内容		考官提供信息	分值	扣分
一、主要症状描述、病情演变(15分)				
1.低血糖	诱因	无	1	
	发病时间	1周	2	
	症状特点	心悸、出汗	3	
	发展演变	共发作2次	2	
	伴随症状	乏力、黑矇、饥饿	2	
	诊疗经过	进食后可缓解	2	
	一般情况	饮食、睡眠、二便	2	
2.其他伴随症状		其他合理的伴随症状也可	1	
二、有无相关病史(3分)				
1.有无糖尿病史		有,规律服用"阿卡波糖50 mg"降糖治疗,自我对血糖控制较为严格,自行加用瑞格列奈	1	
2.有无冠心病病史		无	0.5	
3.有无高血压病史		无	0.5	
4.有无肿瘤病史		无	0.5	
5.合理补充项		无	0.5	
(回答3项即满分,缺1项扣1分。项目回答不完整的酌情扣分)				
三、家族史(2分)		母亲患有糖尿病,父亲患有高血压	2	
四、生活方式、心理及社会因素(5分)				
1.是否吸烟、饮酒		否	1	
2.饮食情况		饮食过于清淡	1	
3.运动情况		缺乏运动	0.5	
4.体重情况		体重无明显变化	0.5	
5.睡眠情况		夜间睡眠好	0.5	
6.二便情况		二便如常	0.5	
7.是否有影响疾病的心理、社会因素		家庭和睦,社会关系好	0.5	
8.合理补充项		无	0.5	
(回答5项即满分,缺1项扣1分。项目回答不完整的酌情扣分)				
合计			25	

(二)体格检查

1.针对患者目前病情,你应做哪些必要的体格检查(表1-62)?

表 1-62　体格检查评分(口述)

询问内容	考官提供信息	分值	扣分
一、一般项目(5 分)			
1. 体温、脉搏、呼吸	T 36.2 ℃,P 102 次/min,R 18 次/min	1	
2. 神志	清楚	1	
3. 皮肤黏膜颜色	皮肤温度正常,无苍白、发绀	1	
4. 神经系统检查	四肢肌力、肌张力正常	1	
5. 有无眼睑水肿	无	0.5	
6. 合理补充项	无	0.5	
(回答 4 项即满分,缺 1 项扣 0.5 分。项目回答不完整的酌情扣分)			
二、重点查体(10 分)			
身高、体重	身高 162 cm,体重 52 kg,BMI 19.8 kg/m²	1	
血压	100/70 mmHg(应两侧对比,可口述,未强调双侧扣 1 分)	2	
颈部血管检查	颈静脉无怒张,颈动脉未闻及明显血管杂音	1	
双肺呼吸音	双肺呼吸音清,未闻及干、湿啰音	1	
心脏检查(心界、心率、心律、心音、杂音、心包摩擦音等,需描述具体项目至少 6 项)	心界不大,心率 102 次/min,律齐,第一心音不低钝,未闻及明显杂音,无心包摩擦音	2	
腹部查体	无异常	1	
有无双下肢水肿	无	1	
10 g 尼龙丝试验	正常	1	
合计		15	

2. 请根据患者情况,给患者测量血压(表 1-63)。

表 1-63　血压测量评分

评分要点		分值	扣分
测量前沟通与注意事项(1 分)	介绍血压测量的目的	0.5	
	注意事项,如排尿、禁烟酒咖啡、休息至少 5 min 等	0.5	
体位与血压计同一水平(1 分)	坐位或仰卧位,暴露恰当,肘部、血压计"0"点与心脏在同一水平	0.5	
	检查血压计水银柱是否在"0"点、有无气泡	0.5	

续表 1-63

评分要点		分值	扣分
气袖位置(1.5分)	触诊确定肱动脉位置,气袖中央在肱动脉表面,松紧合适	1	
	气袖下缘在肘窝上2~3 cm,听诊器体件置于肱动脉搏动处(不能塞于气袖下)	0.5	
测量方法(1.5分)	边充气边听诊至肱动脉搏动消失,水银柱再升高30 mmHg,缓慢放气(2~3 mmHg/s)	1	
	双眼平视观察水银柱,读数尾数应为0、2、4、6、8	0.5	
合计		5	

3. 根据患者病情,请对患者进行10 g尼龙丝试验(表1-64)。

表 1-64　10 g尼龙丝试验评分

评分要点		分值	扣分
检查前准备(2分)	仪表端庄、服装整洁	0.5	
	和患者沟通检查必要性、物品准备	0.5	
	手卫生规范(操作前、后,缺1次扣0.5分)	1	
操作过程(8分)	患者体位舒适,注意保护患者隐私	1	
	在患者足底进行测试	1	
	尼龙丝弯曲适度	1	
	测量方法正确	1	
	至少测量的5个点	1	
	测量时患者不可视	1	
	帮助患者整理鞋袜	1	
	记录并报告结果	1	
合计		10	

（三）病例分析

你认为患者需要完善的检查、初步诊断、存在的健康问题、目前的治疗及今后社区管理原则有哪些(表1-65)?

表 1-65　病例分析评分

询问内容	考官提供信息	分值	扣分
一、需要完善的检查(包括需要转诊上级医院的必要检查)(6分)			
1. 血常规	正常	1	

续表1-65

询问内容	考官提供信息	分值	扣分
2. 尿常规	正常	0.5	
3. 神经肌电图	暂未做	0.5	
4. 心电图	暂未做	1	
5. 下肢血管超声	暂未做	0.5	
6. 生化常规	TC 3.9 mmol/L,LDL 2.62 mmol/L,TG 1.64 mmol/L,HDL 0.95 mmol/L,BUN 7.0 mmol/L,Cr 63 μmol/l,ALT 14 U/L,血糖 3.2 mmol/L	1	
7. 糖化血红蛋白	暂未做	0.5	
8. 眼底检查	暂未做	0.5	
9. 合理补充项	无	0.5	

(回答6项即满分,缺1项扣1分。项目回答不完整的酌情扣分)

二、初步诊断、存在的健康问题(11分)

1. 初步诊断	(1)低血糖症	3	
	(2)2型糖尿病	3	
2. 存在的健康问题	(1)53岁女性	1	
	(2)糖尿病病史	1	
	(3)依从性差,自行加用降糖药物	1	
	(4)发现糖尿病后不食用肉类,饮食过于清淡	1	
	(5)其他合理补充项	1	

(回答5项即满分,缺1项扣1分。项目回答不完整的酌情扣分)

三、目前的治疗及今后社区管理时非药物治疗原则(8分)

1. 药物治疗	(1)50%葡萄糖注射液20 mL	1	
	(2)盐酸二甲双胍缓释片0.5 g po bid	0.5	
	(3)阿托伐他汀钙片20 mg po qn	0.5	
2. 非药物治疗	(1)低血糖症预防宣教	1	
	(2)糖尿病饮食	1	
	(3)规律运动	1	
	(4)血糖监测	1	
	(5)保持心理健康	1	
	(6)其他	1	

(回答5项即满分,缺1项扣1分。项目回答不完整的酌情扣分)

合计	25	

(四)医患沟通——作业题(100分)

1. 向患者解释病情(糖尿病、低血糖症健康教育)。

2. 和患者共同决策(药物治疗方案)。

3. 了解患者生活方式,进行生活方式的指导(饮食、运动、血糖监测教育)。

4. 对患者担忧的问题进行解答(低血糖症的鉴别,可防可控)。

5. 对患者的具体问题提出解决方案(预防糖尿病的生活方式)。

6. 随访的时间及内容或者转诊的相关事项(每月复查血糖、血脂、肝功能,每季度复查糖化血红蛋白,每半年复查并发症相关指标)。

7. 总结、保证沟通效果。

三、甲状腺功能亢进症

【案例】

主诉:烦躁不安、畏热、消瘦2月余。

现病史:王××,女性,39岁。2月余前因工作紧张,烦躁性急,常因小事与人争吵,难以自控。着衣不多,仍感燥热多汗,在外就诊服用安神药物,收效不十分明显。发病以来,患者饭量有所增加,体重却较前下降5 kg。睡眠不好,常需服用安眠药。成形大便,每日2次,小便无改变,近2个月来月经较前量少。

既往史:既往体健,无结核或肝炎病史。

个人史、月经史、婚育史及家族史:母亲患有甲状腺功能亢进症(简称甲亢),家族中无精神病或高血压患者。个人史、月经史、婚育史不详。

查体:T 37.2 ℃,P 102次/min,R 20次/min,BP 130/60 mmHg。发育营养可,神情稍激动,眼球略突出,眼裂增宽,瞬目减少。两叶甲状腺可触及轻度均匀肿大,未扪及结节,无震颤和杂音,浅表淋巴结不大,心肺(-),腹软,肝脾未触及。

辅助检查:血常规、尿常规、大便常规均正常。心电图:窦性心动过速。肝肾功能正常。甲功五项:FT_3 24.6 pmol/L,FT_4>100.00 pmol/L,TSH <0.01 μIU/mL,TRAb 28 IU/L,TPO-Ab 238 IU/mL。甲状腺超声:甲状腺弥漫性病变。

(一)病史采集

作为全科医生,如果接诊该患者,应了解哪些病史信息(表1-66)?

表 1-66　病史采集评分

询问内容		考官提供信息	分值	扣分
一、主要症状描述、病情演变(15 分)				
1.2 个月前症状	(1)诱因	无	2	
	(2)烦躁发作次数	频繁,与他人争吵	2	
	(3)怕热	穿衣不多仍感烦热	2	
	(4)进食	较前明显增加	2	
	(5)消瘦程度	体重下降 5 kg	2	
	(6)其他伴随症状	睡眠不好。大便次数增多,近 2 个月来月经较前量少	2	
	(7)诊疗经过	在外就诊服用安神药物,收效不十分明显	2	
2.其他伴随症状		其他合理的伴随症状也可	1	
二、有无相关病史(4 分)				
1.有无高血压病史		无	1	
2.有无冠心病病史		无	1	
3.有无脑血管病病史		无	1	
4.有无高脂血症病史		无	0.5	
5.合理补充项		无	0.5	
(回答 4 项即满分,缺 1 项扣 1 分。项目回答不完整的酌情扣分)				
三、家族史(1 分)		母亲患有甲亢	1	
四、生活方式、心理及社会因素(5 分)				
1.是否吸烟		否	1	
2.饮食、饮酒情况		喜油炸食品,不嗜酒	1	
3.运动情况		运动少	0.5	
4.体重情况		体重较前下降 5 kg	0.5	
5.睡眠情况		夜间睡眠差	0.5	
6.二便情况		小便如常,大便次数增多	0.5	
7.是否有影响疾病的心理、社会因素		家庭和睦,社会关系一般,与同事关系紧张	0.5	
8.合理补充项		无	0.5	
(回答 5 项即满分,缺 1 项扣 1 分。项目回答不完整的酌情扣分)				
		合计	25	

(二)体格检查

1. 针对患者目前病情,你应做哪些必要的体格检查(表 1-67)?

表 1-67 体格检查评分（口述）

询问内容	考官提供信息	分值	扣分
一、一般项目（5分）			
1.体温、脉搏、呼吸	T 37.2 ℃，P 102 次/min，R 20 次/min	1	
2.神志	清楚	1	
3.皮肤黏膜颜色	皮肤温度正常，无苍白、发绀	1	
4.神经系统检查	四肢肌力、肌张力正常	1	
5.有无眼睑水肿	无	0.5	
6.合理补充项	无	0.5	
（回答 4 项即满分，缺 1 项扣 0.5 分。项目回答不完整的酌情扣分）			
二、重点查体（10分）			
1.身高、体重	未测量	1	
2.血压	130/60 mmHg（应两侧对比，可口述，未强调双侧扣 1 分）	2	
3.颈部血管检查	颈静脉无怒张，颈动脉未闻及明显血管杂音	1	
4.双肺呼吸音	双肺呼吸音清	1	
5.甲状腺查体	视诊：甲状腺大小和对称性 触诊：甲状腺轻度肿大、质软、双侧对称，无压痛，无震颤，颈淋巴结未触及 听诊：未闻及血管杂音	3	
6.心脏查体	心率 102 次/min，未闻及病理性杂音	1	
7.有无双下肢水肿	无	1	
合计		15	

2.请根据患者情况，给患者测量血压（表 1-68）。

表 1-68 血压测量评分

评分要点		分值	扣分
测量前沟通与注意事项（1分）	介绍血压测量的目的	0.5	
	注意事项，如排尿、禁烟酒咖啡、休息至少 5 min 等	0.5	
体位与血压计同一水平（1分）	坐位或仰卧位，暴露恰当，肘部、血压计"0"点与心脏在同一水平	0.5	
	检查血压计水银柱是否在"0"点、有无气泡	0.5	
气袖位置（1.5分）	触诊确定肱动脉位置，气袖中央在肱动脉表面，松紧合适	1	
	气袖下缘在肘窝上 2～3 cm，听诊器体件置于肱动脉搏动处（不能塞于气袖下）	0.5	

续表1-68

	评分要点	分值	扣分
测量方法(1.5分)	边充气边听诊至肱动脉搏动消失,水银柱再升高30 mmHg,缓慢放气(2~3 mmHg/s)	1	
	双眼平视观察水银柱,读数尾数应为0、2、4、6、8	0.5	
合计		5	

3. 根据患者病情,请对患者进行甲状腺查体(表1-69)。

表1-69　甲状腺查体

	评分要点	分值	扣分
检查前准备(2分)	仪表端庄、服装整洁	0.5	
	和患者沟通检查必要性、物品准备	0.5	
	手卫生规范(操作前、后,缺1次扣0.5分)	1	
操作过程(8分)	采用坐位检查,充分暴露颈部	1	
	视诊:检查甲状腺的大小和对称性,检查时嘱患者做吞咽动作	1	
	触诊:包括甲状腺峡部和甲状腺侧叶检查,方法分为前面触诊、后面触诊,强调前后触诊标准手法及前后触诊手法区别,先触峡部,再触侧叶,触诊时嘱患者做吞咽动作,并询问有无疼痛	2	
	听诊:用钟形听诊器直接放在肿大的甲状腺上,可听到持续性静脉"嗡鸣"音	2	
	检查完毕,询问患者有无不适,对患者的配合表示感谢,整理物品,洗手	1	
	记录并报告结果	1	
合计		10	

(三)病例分析

你认为患者需要完善的检查、初步诊断、存在的健康问题、目前的治疗及今后社区管理原则有哪些(表1-70)?

表1-70　病例分析评分

询问内容	考官提供信息	分值	扣分
一、需要完善的检查(包括需要转诊上级医院的必要检查)(6分)			
1.血常规	正常	1	

续表 1-70

询问内容	考官提供信息	分值	扣分
2. 甲功五项	FT$_3$ 24.6 pmol/L，FT$_4$>100.00 pmol/L，TSH<0.01 μIU/mL，TRAb 28 IU/L，TPO-Ab 238 IU/mL	2	
3. 摄碘试验	暂未做	0.5	
4. 心电图	窦性心动过速	1	
5. 甲状腺超声	甲状腺弥漫性病变	0.5	
6. 肝功能、肾功能	均正常	0.5	
7. 其他合理的检查	无	0.5	
（回答 6 项即满分，缺 1 项扣 1 分。项目回答不完整的酌情扣分）			
二、初步诊断、存在的健康问题（12 分）			
1. 初步诊断	甲状腺功能亢进症（Graves 病）	6	
2. 存在的健康问题	（1）39 岁女性	1	
	（2）体形较瘦	1	
	（3）喜油腻食物	1	
	（4）缺乏运动	1	
	（5）母亲患有甲亢	1	
	（6）工作紧张	1	
（回答 5 项即满分，缺 1 项扣 1 分。项目回答不完整的酌情扣分）			
三、目前的治疗及今后社区管理时非药物治疗原则（7 分）			
1. 药物治疗	（1）甲巯咪唑片 30 mg po qd	1	
	（2）普萘洛尔片 10 mg po tid	1	
2. 非药物治疗	（1）注意休息	1	
	（2）保持情绪稳定	1	
	（3）低碘饮食	1	
	（4）保证充足的热量和维生素，多吃新鲜蔬菜和水果，增加钙质的摄入	1	
	（5）避免摄入浓茶、咖啡等兴奋神经的饮料	0.5	
	（6）其他	0.5	
（回答 5 项即满分，缺 1 项扣 1 分。项目回答不完整的酌情扣分）			
合计		25	

（四）医患沟通——作业题（100分）

1. 向患者解释病情（甲亢相关疾病健康教育）。

2. 和患者共同决策（药物治疗方案）。

3. 了解患者生活方式，进行生活方式的指导（心理、饮食、运动监测教育）。

4. 对患者担忧的问题进行解答（甲亢与心血管病的关系，可防可控）。

5. 对患者的具体问题提出解决方案（预防甲亢危象、甲亢性心脏病的生活方式）。

6. 随访的时间及内容或者转诊的相关事项（复查甲状腺功能、血常规、肝功能、血脂等相关指标）。

7. 总结、保证沟通效果。

四、血脂异常

 【案例】

主诉：体检发现血脂异常3个月，间断胸闷1月余。

现病史：王××，42岁，已婚，汉族，本科学历，公司职员。3个月前单位体检时发现血脂升高，血糖、肝肾功能均正常，无不适症状，故未予重视。近1个月来偶有胸闷发生，于情绪激动或睡眠差时发作，每次持续1~2 h，伴心悸，无心前区疼痛，无大汗，经休息后可缓解，静息心电图及运动平板试验心电图正常。因近期有熟悉的同龄人突发心肌梗死死亡，患者对自身病情也开始疑虑担忧，睡眠差。

既往史：否认高血压、糖尿病病史，否认家族中早发冠心病、猝死史。

个人史、婚育史及家族史：吸烟史5年，每日3~5支，因工作的关系经常在外就餐；饮酒每周3~4次，每次250~300 g；作息时间不规律，平时很少运动。已婚，生育史不详。家族史不详。

查体：T 36.4 ℃，P 70次/min，R 18次/min，BP 120/70 mmHg，BMI 28.7 kg/m²。发育正常，营养中等，体形肥胖，自主体位，神清语利，查体合作。浅表淋巴结未触及肿大，巩膜无黄染。双肺呼吸音清，未闻及干、湿啰音。心界不大，心音有力，心率70次/min，律齐，各瓣膜听诊区未闻及病理性杂音。腹壁膨隆，腹软，无压痛及反跳痛。肝脾肋下未触及。双下肢无水肿。

辅助检查：TC 6.48 mmol/L，LDL 3.76 mmol/L，TG 1.36 mmol/L，HDL 1.10 mmol/L，BUN 3.77 mmol/L，Cr 57 μmol/L，UA 316 μmol/L，ALT 18 U/L，FPG 4.84 mmol/L。B超：轻度脂肪肝。心电图：窦性心律，大致正常心电图。动态心电图：未见明显异常。

（一）病史采集

作为全科医生，如果接诊该患者，应了解哪些病史信息（表1-71）？

表 1-71 病史采集评分

询问内容		考官提供信息	分值	扣分
一、主要症状描述、病情演变（15 分）				
1.胸闷情况	诱因	情绪激动或睡眠差	2	
	主要症状	胸闷	2	
	伴随症状	伴心悸	2	
	持续时间	1~2 h	2	
	缓解因素	休息可缓解	2	
	演变	未加重	1	
	其他伴随症状	无胸痛，无出大汗，无颈部紧缩感，无夜间呼吸困难及端坐呼吸，无肢体抽搐，无二便失禁	2	
	诊疗经过	无	1	
2.其他伴随症状		其他合理的伴随症状也可	1	
二、有无相关病史（4 分）				
1.有无高血压病史		无	1	
2.有无血脂异常病史		体检发现血脂异常 3 个月	1	
3.有无脑血管病病史		无	1	
4.合理补充项		无	1	
（回答 3 项即满分，缺 1 项扣 1 分。项目回答不完整的酌情扣分）				
三、家族史（1 分）		家族中无早发猝死、脑血管病史	1	
四、生活方式、心理及社会因素（5 分）				
1.是否吸烟、饮酒		吸烟 5 年,每日 3~5 支;每周饮酒 3~4 次,每次 250~300 g	1	
2.饮食情况		饮食不规律	1	
3.运动情况		缺乏运动	0.5	
4.体重情况		体重无明显变化	0.5	
5.睡眠情况		差	0.5	
6.二便情况		二便如常	0.5	
7.是否有影响疾病的心理、社会因素		近期有熟悉的同龄人突发心肌梗死死亡,患者对自身病情也开始疑虑担忧	0.5	
8.合理补充项		无	0.5	
（回答 5 项即满分，缺 1 项扣 1 分。项目回答不完整的酌情扣分）				
合计			25	

(二)体格检查

1.针对患者目前病情,你应做哪些必要的体格检查(表1-72)?

表1-72 体格检查评分(口述)

询问内容	考官提供信息	分值	扣分
一、一般项目(5分)			
1.体温、脉搏、呼吸	T 36.4 ℃,P 70 次/min,R 18 次/min	1	
2.神志	清楚	1	
3.皮肤黏膜颜色	皮肤温度正常,无苍白、发绀	1	
4.神经系统检查	四肢肌力、肌张力正常	1	
5.有无眼睑水肿	无	0.5	
6.合理补充项	无	0.5	
(回答4项即满分,缺1项扣0.5分。项目回答不完整的酌情扣分)			
二、重点查体(10分)			
1.体重指数	BMI 28.7 kg/m²	1	
2.血压	120/70 mmHg(应两侧对比,可口述,未强调双侧扣1分)	2	
3.颈部血管检查	颈静脉无怒张,颈动脉未闻及明显血管杂音	1	
4.双肺呼吸音	双肺呼吸音清,未闻及干、湿啰音	1	
5.心脏检查(心界、心率、心律、心音、杂音、心包摩擦音等,需描述具体项目至少6项)	心界不大,心音有力,心率70次/min,律齐,各瓣膜听诊区未闻病理性杂音	3	
6.腹部查体	无异常	1	
7.有无双下肢水肿	无	1	
合计		15	

2.请根据患者情况,给患者测量血压(表1-73)。

表1-73 血压测量评分

评分要点		分值	扣分
测量前沟通与注意事项(1分)	介绍血压测量的目的	0.5	
	注意事项,如排尿、禁烟酒咖啡、休息至少5 min等	0.5	

续表1-73

	评分要点	分值	扣分
体位与血压计同一水平(1分)	坐位或仰卧位,暴露恰当,肘部、血压计"0"点与心脏在同一水平	0.5	
	检查血压计水银柱是否在"0"点、有无气泡	0.5	
气袖位置(1.5分)	触诊确定肱动脉位置,气袖中央在肱动脉表面,松紧合适	1	
	气袖下缘在肘窝上2~3 cm,听诊器体件置于肱动脉搏动处(不能塞于气袖下)	0.5	
测量方法(1.5分)	边充气边听诊至肱动脉搏动消失,水银柱再升高30 mmHg,缓慢放气(2~3 mmHg/s)	1	
	双眼平视观察水银柱,读数尾数应为0、2、4、6、8	0.5	
合计		5	

3. 根据患者病情,请对患者进行心脏查体(表1-74)。

表1-74 心脏查体评分

	评分要点	分值	扣分
检查前准备(2分)	仪表端庄、服装整洁	0.5	
	和患者沟通检查必要性、物品准备	0.5	
	手卫生规范(操作前、后,缺1次扣0.5分)	1	
操作过程(8分)	患者体位舒适,注意保护患者隐私	1	
	在患者右侧进行查体,充分暴露	1	
	心脏视诊(侧视+俯视)	1	
	心脏触诊	1	
	心脏叩诊	1	
	心脏听诊	1	
	帮助患者整理衣物	1	
	记录并报告结果	1	
合计		10	

(三)病例分析

你认为患者需要完善的检查、初步诊断、存在的健康问题、目前的治疗及今后社区管理原则有哪些(表1-75)?

表 1-75 病例分析评分

询问内容	考官提供信息	分值	扣分
一、需要完善的检查（包括需要转诊上级医院的必要检查）(6分)			
1. 血常规	正常	1	
2. 尿常规	正常	1	
3. 心电图	窦性心律，大致正常	1	
4. 心脏彩超、冠脉CTA	暂未做	0.5	
5. 腹部超声	轻度脂肪肝	0.5	
6. 生化常规	TC 6.48 mmol/L，LDL 3.76 mmol/L，TG 1.36 mmol/L，HDL 1.10 mmol/L，BUN 3.77 mmol/L，Cr 57 μmol/L，UA 316 μmol/L，ALT 18 U/L，FPG 4.84 mmol/L	1	
7. 动态心电图	未见明显异常	0.5	
8. 合理补充项	无	0.5	
（回答6项即满分，缺1项扣1分。项目回答不完整的酌情扣分）			
二、初步诊断、存在的健康问题(11分)			
1. 初步诊断	(1)血脂异常	2	
	(2)不稳定型心绞痛？	2	
2. 存在的健康问题	(1)42岁男性	1	
	(2)吸烟、饮酒、饮食不规律	1	
	(3)血脂异常病史	2	
	(4)缺乏运动	1	
	(5)焦虑情绪	1	
	(6)未及时就诊，依从性差	1	
（回答5项即满分，缺1项1分。项目回答不完整的酌情扣分）			
三、目前的治疗及今后社区管理时非药物治疗原则(8分)			
1. 药物治疗	(1)阿司匹林肠溶片 100 mg po qd	0.5	
	(2)瑞舒伐他汀钙片 10 mg po qn	0.5	
	(3)琥珀酸美托洛尔 23.75 mg po qd	0.5	
	(4)单硝酸异山梨酯 20 mg po bid	0.5	
2. 非药物治疗	(1)戒烟、限酒	1	
	(2)低盐低脂饮食	1	
	(3)规律运动	1	
	(4)保持心理健康	1	
	(5)血压监测	1	
	(6)其他	1	

续表 1-75

询问内容	考官提供信息	分值	扣分
(回答 5 项即满分,缺 1 项扣 1 分。项目回答不完整的酌情扣分)			
合计		25	

(四)医患沟通——作业题(100 分)

1. 向患者解释病情(心源性晕厥教育)。

2. 和患者共同决策(血脂异常治疗方案)。

3. 了解患者生活方式,进行生活方式的指导(戒烟、饮食、运动、血压监测教育、晕厥的紧急处理)。

4. 对患者担忧的问题进行解答[血脂异常与动脉粥样硬化性心血管疾病(ASCVD)的关系,可防可控]。

5. 对患者的具体问题提出解决方案(ASCVD 风险分层)。

6. 随访的时间及内容或者转诊的相关事项(6~8 周后复查血脂,制订下一步治疗计划)。

7. 总结、保证沟通效果。

五、痛风

【案例】

主诉:发作性右足第 1 跖趾关节肿痛 5 年,再发 2 d。

现病史:张××,男性,38 岁,某公司职员。5 年前饮酒受凉后出现右足第 1 跖趾关节疼痛,伴皮肤红肿、发热。5 年来多于夜间发病,每年发作 1~2 次,疼痛程度较轻,自行冷敷处理,持续数天后可缓解,故未予重视。2 d 前患者进食海鲜及饮酒后再次出现右足第 1 跖趾关节红肿疼痛,程度较重,影响睡眠及活动,立即前往社区卫生服务中心,测血尿酸 520 μmol/L,考虑"痛风",给予秋水仙碱抗炎控制关节肿痛治疗,症状有所缓解。患者此次发病关节肿痛明显,影响睡眠和日常生活,因担心疾病进展而烦躁焦虑,食欲减退。

既往史:1 年前体检发现血脂异常,未进行饮食控制、未服用降脂药物。否认高血压、糖尿病病史。

个人史及婚育史:平时每日摄入主食 350 g,水果 200 g,豆类 50 g,食盐量 7 g,油脂 30 g,酒类 50 g,肉蛋类约 250 g,蔬菜摄入量少。平日缺乏运动。从事销售工作,工作压力较大,饮食和作息不规律。否认吸烟史。饮酒史 20 余年,平素偏好饮啤酒、白酒,偶饮黄酒。个人经济收入稳定,夫妻关系和睦。生育史不详。

家族史:其哥哥患高脂血症,未服用降脂药物。

查体:T 36.7 ℃,P 88 次/min,R 18 次/min,BP 128/78 mmHg,身高 169 cm,体重 80 kg,BMI 28.01 kg/m²。神志清楚,言语流利,发育正常,体型肥胖,双眼睑无水肿,皮肤黏膜无黄染,颈静脉无怒张,颈动脉未闻及明显血管杂音。胸廓正常,双肺呼吸音清,未闻及干、湿啰音。心界不大,心率 88 次/min,律齐,心音可,未闻及明显杂音,无心包摩擦音。腹部膨隆,无压痛反跳痛,肝脾肋下未触及。双下肢无水肿。右足第 1 跖趾关节红肿压痛,局部皮温升高。

辅助检查:血脂示 TC 6.49 mmol/L,TG 1.65 mmol/L,HDL 1.51 mmol/L,LDL 3.13 mmol/L。肾功能:BUN 5.3 mmol/L,Cr 54 μmol/L,UA 520 μmol/L。肝功能:ALT 12 U/L,AST 15 U/L。血糖:5.6 mmol/L。血沉 99 mm/h,CRP 28 mg/L。尿 pH 5.5。足部双能 CT:局部可见尿酸盐沉积,符合痛风性关节炎改变。泌尿系统彩超:肾结石。

(一)病史采集

作为全科医生,如果接诊该患者,应了解哪些病史信息(表1-76)?

表1-76　病史采集评分

询问内容		考官提供信息	分值	扣分
一、主要症状描述、病情演变(14 分)				
1. 发作性右足第 1 跖趾关节肿痛 5 年	诱因	饮酒、受凉	1	
	关节肿痛部位	右足第 1 跖趾关节	1	
	伴随症状	皮肤红肿、发热	1	
	发作频率	每年发作 1~2 次	1	
	发作时间	多于夜间发作	1	
	有鉴别意义的症状	无其他关节肿痛等	1	
	诊疗经过	院外冷敷,持续数天后可缓解	1	
2. 再发 2 d	有无诱因	饮酒、进食海鲜	1	
	部位	右足第 1 跖趾关节	1	
	程度	程度较重,影响活动及睡眠	1	
	是否诊治	社区卫生服务中心,测血尿酸 520 μmol/L,给予秋水仙碱抗炎控制关节肿痛治疗,症状有所缓解	2	
3. 其他伴随症状		其他合理的伴随症状也可	2	
二、有无相关病史(3 分)				
1. 有无高脂血症病史		有	1	
2. 有无高血压病史		无	1	
3. 有无糖尿病病史		无	0.5	

续表 1-76

询问内容	考官提供信息	分值	扣分
4. 合理补充项	无	0.5	
（回答 3 项即满分，缺 1 项扣 1 分。项目回答不完整的酌情扣分）			
三、家族史（2 分）	哥哥有高脂血症，未治疗	2	
四、生活方式、心理及社会因素（6 分）			
1. 是否吸烟	否	1	
2. 是否饮酒	饮酒史 20 余年，平素偏好饮啤酒、白酒，偶饮黄酒	1	
3. 运动情况	不运动锻炼	1	
4. 体重情况	体重无明显变化	1	
5. 睡眠情况	作息不规律	0.5	
6. 饮食	饮食不规律，蔬菜摄入少	0.5	
7. 是否有影响疾病的心理、社会因素	从事销售工作，工作压力较大，个人经济收入稳定，夫妻关系和睦	0.5	
8. 合理补充项	无	0.5	
（回答 6 项即满分，缺 1 项扣 1 分。项目回答不完整的酌情扣分）			
合计		25	

（二）体格检查

1. 针对患者目前病情，你应做哪些必要的体格检查（表 1-77）？

表 1-77　体格检查评分（口述）

询问内容	考官提供信息	分值	扣分
一、一般项目（3 分）			
1. 体温、脉搏、呼吸	T 36.7 ℃，P 88 次/min，R 18 次/min	1	
2. 神志	清楚	0.5	
3. 皮肤黏膜颜色	无黄染	0.5	
4. 体形	肥胖	0.5	
5. 合理补充项	无	0.5	
（回答 3 项即满分，缺 1 项扣 0.5 分。项目回答不完整的酌情扣分）			
二、重点查体（12 分）			
1. 身高、体重	身高 169 cm，体重 80 kg，BMI 28.01 kg/m²	1	

续表1-77

询问内容	考官提供信息	分值	扣分
2. 血压	128/78 mmHg(应两侧对比,可口述,未强调双侧扣1分)	1	
3. 颈部血管检查	颈静脉无怒张,颈动脉未闻及明显血管杂音	1	
4. 呼吸系统查体	胸廓正常,双肺呼吸音清,未闻及干、湿啰音	2	
5. 心脏检查(心界、心率、心律、心音、杂音、心包摩擦音等,需描述具体项目至少6项)	心界不大,心率88次/min,律齐,心音可,未闻及明显杂音,无心包摩擦音	4	
6. 腹部查体	腹部膨隆,无压痛反跳痛,肝脾肋下未触及	2	
7. 有无双下肢水肿	无	1	
合计		15	

2. 请根据患者情况,给患者进行关节查体(表1-78)。

表1-78　关节查体评分

评分要点		分值	扣分
关节视诊(4分)	关节有无肿胀畸形变	2	
	关节局部有无皮肤发红	2	
关节触诊(6分)	右足第1跖趾关节肿胀	2	
	右足第1跖趾关节压痛	2	
	右足第1跖趾关节局部皮温升高	2	
合计		10	

(三)病例分析

你认为患者需要完善的检查、初步诊断、存在的健康问题、目前的治疗及今后社区管理原则有哪些(表1-79)?

表1-79　病例分析评分

询问内容	考官提供信息	分值	扣分
一、需要完善的检查(包括需要转诊上级医院的必要检查)(8分)			
1. 肾功能	BUN 5.3 mmol/L,Cr 54 μmol/L,UA 520 μmol/L	1	
2. 肝功能	ALT 12 U/L,AST 15 U/L	1	
3. 血沉、CRP	血沉99 mm/h,CRP 28 mmol/L	1	

续表 1-79

询问内容	考官提供信息	分值	扣分
4.血脂	TC 6.49 mmol/L,TG 1.65 mmol/L,HDL 1.51 mmol/L,LDL 3.13 mmol/L	1	
5.血糖	5.6 mmol/L	1	
6.尿常规	尿 pH 5.5	1	
7.足部双能 CT	局部可见尿酸盐沉积,符合痛风性关节炎改变	1	
8.泌尿系彩超	肾结石	0.5	
9.合理补充项	无	0.5	
(回答 8 项即满分,缺 1 项扣 1 分。项目回答不完整的酌情扣分)			
二、初步诊断、存在的健康问题(11 分)			
1.初步诊断	(1)痛风	2	
	(2)高尿酸血症	1	
	(3)肾结石	1	
	(4)血脂异常	1	
2.存在的健康问题	(1)危险因素:40 岁以上男性,肥胖,饮酒,高压力工作,缺乏运动,血脂异常	1	
	(2)血脂异常家族史	1	
	(3)缺乏运动	1	
	(4)焦虑情绪	1	
	(5)生活方式、饮食习惯不合理	1	
	(6)依从性差	0.5	
	(7)其他	0.5	
(回答 6 项即满分,缺 1 项扣 1 分。项目回答不完整的酌情扣分)			
三、目前的治疗及今后社区管理时非药物治疗原则(11 分)			
1.药物治疗	(1)依托考昔 60 mg qd(急性期)	1	
	(2)秋水仙碱 1 片 bid	1	
	(3)必要时糖皮质激素	1	
	(4)枸橼酸氢钾钠颗粒 2.5 g tid	1	
	(5)别嘌醇 50 mg qd	1	
	(6)阿托伐他汀钙片 20 mg qn	1	

询问内容	考官提供信息	分值	扣分
2.非药物治疗	(1)急性发作期应卧床休息,抬高患肢,关节制动,病情稳定后才可以进行锻炼	1	
	(2)适当运动,控制体重,防止剧烈运动诱发痛风发作	1	
	(3)规律饮食:戒酒、减少富含果糖饮料的摄入、大量饮水(每日2 000 mL以上)、增加新鲜蔬菜的摄入	1	
	(4)规律作息	0.5	
	(5)避免受凉、劳累等诱发痛风发作	0.5	
	(6)给予心理疏导,减轻患者心理压力,鼓励患者主动配合治疗,并动员患者接受专科规范诊治	0.5	
	(7)其他	0.5	
(回答5项即满分,缺1项扣1分。项目回答不完整的酌情扣分)			
合计		30	

(四)医患沟通——作业题(100分)

1.向患者解释病情(痛风教育)。

2.和患者共同决策(药物治疗方案)。

3.了解患者生活方式,进行生活方式的指导(戒酒、饮食、运动、规律作息)。

4.对患者担忧的问题进行解答(痛风是否会反复发作、是否影响肾功能)。

5.对患者的具体问题提出解决方案(痛风患者应如何饮食及运动)。

6.随访的时间及内容或者转诊的相关事项(用药初期每月监测肝肾功能、尿常规,评估用药效果及有无不良反应以协助调整治疗方案,病情稳定后每3~6个月复查上述指标,每年复查泌尿系统彩超及足部双能CT观察肾结石及关节局部尿酸盐沉积情况)。

7.总结、保证沟通效果。

第六节 风湿免疫系统疾病

一、类风湿关节炎

【案例】

主诉:多关节肿痛1年,加重10 d。

现病史:赵××,女性,42岁,职工。1年前患者无明显诱因出现多关节肿痛,累及双手近端指间关节、双腕关节、双肘关节及双膝关节,伴有晨僵,持续时间>1 h,病程中否认双手雷诺现象,无明显口干、眼干,无牙齿斑片状脱落,无反复腮腺、颌下腺肿大,无四肢肌痛、肌无力,无发热,无皮疹,无反复口腔溃疡,无活动后胸闷、喘憋等不适,曾于院外就诊,查类风湿因子(RF)112 IU/mL,血沉增快,口服镇痛药物症状可缓解,劳累后易反复。10 d前患者劳累后出现上述关节肿痛加重,同时伴有双侧颞颌关节疼痛,张口受限,双肩及双踝、双足跖趾关节肿痛,活动受限,院外自服镇痛药物效果欠佳,为求进一步诊治来社区卫生服务中心就诊。自发病以来,患者精神、饮食可,睡眠正常,大小便正常,体重较前未见明显变化。

既往史:既往无特殊。无高血压、冠心病、糖尿病等病史。

个人史、婚育史及家族史:无吸烟饮酒嗜好。不运动锻炼。家庭和睦,社会关系好,轻度焦虑。24岁结婚,配偶体健,育有1子。在职职工,有职工医保,经济状况可。母亲有"类风湿关节炎(RA)"病史。

查体:T 36.7 ℃,P 88次/min,R 18次/min,BP 128/78 mmHg,身高160 cm,体重65 kg,BMI 25.4 kg/m²。神志清楚,言语流利,双眼睑无水肿,轻度贫血貌,皮肤黏膜无黄染,颈静脉无怒张,颈动脉未闻及明显血管杂音。胸廓正常,双肺呼吸音清,未闻及干、湿啰音。心界不大,心率88次/min,律齐,心音可,未闻及明显杂音,无心包摩擦音。腹部查体无异常。双下肢无水肿。双侧颞颌关节压痛,张口受限,双手轻度尺侧偏斜,双手近端指间关节肿胀压痛,握拳受限,双腕关节肿胀,屈曲背伸受限,双肘关节伸直不受限,双肘关节伸侧面可触及结节,活动度可,质韧,无压痛;双膝关节肿胀,浮髌征阳性,双侧"4"字试验阳性,屈曲受限,双肩压痛,双上肢抬举受限,双踝及双足跖趾关节肿胀压痛。四肢肌肉无压痛,肌力、肌张力正常。

辅助检查:血常规示WBC 9.01×10⁹/L,N% 86%,Hb 98 g/L,PLT 367×10⁹/L。尿常规、大便常规均正常。血沉(ESR)120 mm/h,CRP 88 mg/L。RF 167 IU/mL,抗环瓜氨酸肽(anti-CCP)抗体368 U/mL,ANA阴性。血生化:肝肾功能、血糖、血脂均正常。双手X射线:双手部分组成骨边缘毛糙,关节间隙明显变窄,关节面硬化,骨质疏松,双腕部分骨质融合伴囊性变。胸部CT:双下肺间质性病变。心脏彩超:二、三尖瓣少量反流。心电

图:窦性心律,大致正常心电图。

(一)病史采集

作为全科医生,如果接诊该患者,应了解哪些病史信息(表1-80)?

表 1-80　病史采集评分

询问内容		考官提供信息	分值	扣分
一、主要症状描述、病情演变(15 分)				
1. 多关节肿痛 1 年	诱因	无	1	
	多关节肿痛	双手近端指间关节、双腕、双肘及双膝	2	
	晨僵	持续时间>1 h	2	
	其他伴随症状	无双手雷诺现象、口干、眼干、牙齿斑片状脱落等	1	
	有鉴别意义的症状	无皮疹,无四肢肌痛、肌无力等	2	
	诊疗经过	院外查 RF、ESR 增快,口服消炎镇痛药	2	
2. 加重 10 d	有无诱因	劳累	1	
	部位	既往关节及新发关节	1	
	有无活动受限	活动受限	1	
	是否诊治	口服镇痛药	1	
3. 其他伴随症状		其他合理的伴随症状也可	1	
二、有无相关病史(3 分)				
1. 有无高血压病史		无	1	
2. 有无冠心病病史		无	1	
3. 有无糖尿病病史		无	0.5	
4. 合理补充项		无	0.5	
(回答 3 项即满分,缺 1 项扣 1 分。项目回答不完整的酌情扣分)				
三、家族史(2 分)		母亲有"类风湿关节炎"病史	2	
四、生活方式、心理及社会因素(5 分)				
1. 是否吸烟		否	1	
2. 是否饮酒		否	1	
3. 运动情况		不运动锻炼	0.5	
4. 体重情况		体重无明显变化	0.5	
5. 睡眠情况		夜间睡眠好	0.5	
6. 二便情况		二便如常	0.5	
7. 是否有影响疾病的心理、社会因素		家庭和睦,社会关系好,轻度焦虑,担心和母亲一样出现 RA	0.5	

续表 1-80

询问内容	考官提供信息	分值	扣分
8. 合理补充项	无	0.5	
（回答 5 项即满分，缺 1 项扣 1 分。项目回答不完整的酌情扣分）			
合计		25	

（二）体格检查

1. 针对患者目前病情，你应做哪些必要的体格检查（表 1-81）？

表 1-81　体格检查评分（口述）

询问内容	考官提供信息	分值	扣分
一、一般项目（3 分）			
1. 体温、脉搏、呼吸	T 36.7 ℃，P 88 次/min，R 18 次/min	1	
2. 神志	清楚	0.5	
3. 皮肤黏膜颜色	轻度贫血貌，无黄染、发绀	0.5	
4. 有无眼睑水肿	无	0.5	
5. 合理补充项	无	0.5	
（回答 4 项即满分，缺 1 项扣 0.5 分。项目回答不完整的酌情扣分）			
二、重点查体（17 分）			
1. 身高、体重	身高 160 cm，体重 65 kg，BMI 25.4 kg/m²	1	
2. 血压	128/78 mmHg（应两侧对比，可口述，未强调双侧扣 1 分）	2	
3. 颈部血管检查	颈静脉无怒张，颈动脉未闻及明显血管杂音	2	
4. 呼吸系统查体	胸廓正常，双肺呼吸音清，未闻及干、湿啰音	3	
5. 心脏检查（心界、心率、心律、心音、杂音、心包摩擦音等，需描述具体项目至少 6 项）	心界不大，心率 88 次/min，律齐，心音可，未闻及明显杂音，无心包摩擦音	6	
6. 腹部查体	无异常	1	
7. 有无双下肢水肿	无	1	
8. 肌肉	无肌肉压痛，肌力、肌张力正常	1	
合计		20	

2. 请根据患者情况,给患者进行关节查体(表1-82)。

表1-82 关节查体评分

评分要点		分值	扣分
关节视诊(1分)	双手轻度尺侧偏斜	0.5	
	双肘关节伸直不受限	0.5	
关节触诊(5分)	双侧颞颌关节压痛	0.5	
	双手近端指间关节肿胀、压痛	1	
	双肘关节伸侧面可触及结节,活动度可,质韧,无压痛	1	
	双膝关节肿胀,浮髌征阳性	1	
	双肩压痛	0.5	
	双踝及双足跖趾关节肿胀、压痛	1	
关节活动度(4分)	张口受限	0.5	
	握拳受限	0.5	
	双腕关节肿胀,屈曲背伸受限	1	
	双侧"4"字试验阳性,屈曲受限	1	
	双上肢抬举受限	1	
合计		10	

(三)病例分析

你认为患者需要完善的检查、初步诊断、存在的健康问题、目前的治疗及今后社区管理原则有哪些(表1-83)?

表1-83 病例分析评分

询问内容	考官提供信息	分值	扣分
一、需要完善的检查(包括需要转诊上级医院的必要检查)(8分)			
1. 血常规	贫血,血小板升高	1	
2. 尿便常规	正常	1	
3. 血沉、CRP	ESR 120 mm/h,CRP 88 mg/L	1	
4. RF、抗CCP抗体	RF 167 IU/mL,抗CCP抗体 368 U/mL	1	
5. ANA	阴性	1	
6. 生化	肝肾功能、血糖、血脂均正常	0.5	
7. 双手X射线	双手部分组成骨边缘毛糙,关节间隙明显变窄,关节面硬化,骨质疏松,双腕部分骨质融合伴囊性变	0.5	
8. 胸部CT	双下肺间质性病变	0.5	

续表 1-83

询问内容	考官提供信息	分值	扣分
9. 心脏彩超	二、三尖瓣少量反流	0.5	
10. 心电图	窦性心律,大致正常心电图	0.5	
11. 合理补充项	无	0.5	
(回答 8 项即满分,缺 1 项扣 1 分。项目回答不完整的酌情扣分)			
二、初步诊断、存在的健康问题(7 分)			
1. 初步诊断	(1)类风湿关节炎并肺间质病变	2	
	(2)骨质疏松症	1	
	(3)贫血	1	
2. 存在的健康问题	(1)超重	1	
	(2)类风湿关节炎家族史	0.5	
	(3)缺乏运动	0.5	
	(4)焦虑情绪	0.5	
	(5)未规律就诊、用药,依从性较差	0.5	
(回答 3 项即满分,缺 1 项扣 1 分。项目回答不完整的酌情扣分)			
三、目前的治疗及今后社区管理时非药物治疗原则(5 分)			
1. 药物治疗	(1)来氟米特 20 mg qn	0.5	
	(2)艾拉莫德 25 mg bid	0.5	
	(3)骨化三醇 0.25 μg qn	0.5	
	(4)维生素 D 钙片 2 片 qn	0.5	
2. 非药物治疗	(1)控制体重	0.5	
	(2)关节功能锻炼	0.5	
	(3)规律运动	0.5	
	(4)保持心理健康	0.5	
	(5)避免感染	0.5	
	(6)其他	0.5	
(回答 3 项即满分,缺 1 项扣 1 分。项目回答不完整的酌情扣分)			
合计		20	

(四)医患沟通——作业题(100 分)

1. 向患者解释病情(类风湿关节炎教育)。

2. 和患者共同决策(药物治疗方案)。

3. 了解患者生活方式,进行生活方式的指导(戒烟酒、饮食、运动、关节功能锻炼)。

4. 对患者担忧的问题进行解答(类风湿关节炎是否具有遗传性,是否出现关节畸形变)。

5. 对患者的具体问题提出解决方案(类风湿关节炎能否运动及如何进行关节功能锻炼)。

6. 随访的时间及内容或者转诊的相关事项(用药初期每月监测血常规、血沉、肝肾功能、CRP,评估用药效果及有无不良反应以协助调整治疗方案,病情稳定后每3~6个月复查上述指标,每年复查胸部CT观察肺间质病变有无进展)。

7. 总结、保证沟通效果。

二、骨质疏松症

【案例】

主诉:腰背疼痛3年余,加重伴腰部活动受限1周。

现病史:刘××,女性,82岁,已婚,高中学历,退休干部。3年余前无明显诱因出现腰背疼痛,休息后减轻,活动后加重,时轻时重,无夜间翻身困难及痛醒史,无其他关节肿痛,无皮疹等不适,自服非甾体抗炎药物后症状可有所缓解,未重视。1周前受凉后出现腰背痛症状较前明显加重,伴腰部活动受限、生活不能自理,故在家人陪护下前往专科医院就诊。腰椎正侧位X射线片显示:腰椎第4、5椎体楔形变,腰椎退行性改变。骨密度提示:重度骨质疏松症。临床诊断:骨质疏松症伴腰椎压缩性骨折。给予鲑鱼降钙素注射液治疗。治疗方案代由社区执行,并应患者及其家属要求社区全科医护予以上门出诊服务,在患者家中给予肌内注射治疗。

既往史:"腔隙性脑梗死、脑供血不足、舌咽神经痛"等病史。

个人史、婚育史及家族史:患者平日生活规律,饮食清淡,户外活动较少;无烟酒等不良嗜好,每日进食量少,主食150 g,肉蛋类约100 g,蔬菜、水果约150 g;育2子,均独立生活,患者夫妇关系和睦,经济收入稳定。父母早年过世(病史不详)。

查体:T 36.3 ℃,P 72 次/min,R 16 次/min,BP 136/76 mmHg,身高 159 cm,体重 44.5 kg,BMI 17.6 kg/m²。患者仰卧位,神清语利,体形消瘦,精神欠佳,情绪低落;颈静脉无怒张,颈动脉未闻及明显血管杂音;胸廓正常,双肺呼吸音稍粗,未闻及干、湿啰音;心率72 次/min,律齐,心音有力,各瓣膜区未闻及病理性杂音;腹软,肝脾肋下未触及;腰骶椎及两侧压痛明显,四肢肌力5级,肌张力正常,生理反射正常,病理反射未引出,双下肢无水肿。

辅助检查:血糖 5.3 mmol/L。肝功能:ALT 26 U/L,AST 32 U/L。肾功能:BUN 5.7 mmol/L,Cr 69 μmol/L。血脂:TC 5.1 mmol/L,TG 1.4 mmol/L,HDL 1.1 mmol/L,LDL 3.2 mmol/L。甲状腺功能正常。影像学检查:腰椎正侧位X射线片显示腰椎第4、5椎体楔形变,腰椎退行性改变。骨密度检测提示重度骨质疏松症。

(一)病史采集

作为全科医生,如果接诊该患者,应了解哪些病史信息(表1-84)?

表1-84 病史采集评分

询问内容		考官提供信息	分值	扣分
一、主要症状描述、病情演变(17分)				
1.腰背疼痛3年余	诱因	无	1	
	疼痛部位	腰背部	1	
	疼痛特点	休息后减轻,活动后加重	1	
	伴随症状	无夜间翻身困难及痛醒史	1	
	发作频率	无明显规律性,时轻时重	1	
	有鉴别意义的症状	无其他关节肿痛等	1	
	诊疗经过	非甾体抗炎药物应用后症状可有所缓解	1	
2.加重伴腰部活动受限1周	有无诱因	受凉	1	
	部位	腰背部	1	
	程度	活动受限,生活不能自理	1	
	是否诊治	专科医院就诊,完善腰椎正侧位X射线片显示:腰椎第4、5椎体楔形变,腰椎退行性改变。骨密度检测提示:重度骨质疏松症。临床诊断:骨质疏松症伴腰椎压缩性骨折。予鲑鱼降钙素注射液治疗	5	
3.其他伴随症状		其他合理的伴随症状也可	2	
二、有无相关病史(5分)				
1.有无腔隙性脑梗死病史		有	1	
2.有无舌咽神经痛病史		有	1	
3.有无甲亢、甲状旁腺功能亢进症等病史		无	1	
4.有无结缔组织病病史		无	1	
5.有无肺癌、骨髓瘤等肿瘤病史		无	0.5	
6.合理补充项		无	0.5	
(回答5项即满分,缺1项扣1分。项目回答不完整的酌情扣分)				
三、家族史(2分)		父母早年过世(病史不详)	2	
四、生活方式、心理及社会因素(6分)				
1.是否吸烟		否	1	
2.是否饮酒		否	1	
3.运动情况		运动锻炼少	1	
4.体重情况		体重偏低,体形消瘦,BMI 17.6 kg/m^2	1	
5.饮食情况		饮食清淡,每日进食量少	1	

续表 1-84

询问内容	考官提供信息	分值	扣分
6.是否有影响疾病的心理、社会因素	夫妇关系和睦,经济收入稳定,此次病情加重后精神欠佳,情绪低落	0.5	
7.合理补充项	无	0.5	
(回答 6 项即满分,缺 1 项扣 1 分。项目回答不完整的酌情扣分)			
合计		30	

(二)体格检查

1.针对患者目前病情,你应做哪些必要的体格检查(表 1-85)?

表 1-85　体格检查评分(口述)

询问内容	考官提供信息	分值	扣分
一、一般项目(3 分)			
1.体温、脉搏、呼吸、血压	T 36.3 ℃,P 72 次/min,R 16 次/min,BP 136/76 mmHg	1	
2.神志	神清语利	0.5	
3.皮肤黏膜颜色	无黄染	0.5	
4.体形	消瘦	0.5	
5.合理补充项	无	0.5	
(回答 3 项即满分,缺 1 项扣 0.5 分。项目回答不完整的酌情扣分)			
二、重点查体(12 分)			
身高、体重	身高 159 cm,体重 44.5 kg,BMI 17.6 kg/m²	1	
体位	仰卧位	1	
呼吸系统查体	胸廓正常,双肺呼吸音稍粗,未闻及干、湿啰音	1	
心脏检查(心界、心率、心律、心音、杂音、心包摩擦音等,需描述具体项目至少 3 项)	心率 72 次/min,律齐,心音有力,各瓣膜区未闻及病理性杂音	3	
腹部查体	腹软,肝脾肋下未触及	1	
神经系统查体	四肢肌力 5 级,肌张力正常,生理反射正常,病理反射未引出	2	
有无双下肢水肿	无	1	
腰椎查体	腰骶椎及两侧压痛明显	2	
合计		15	

(三)病例分析

你认为患者需要完善的检查、初步诊断、存在的健康问题、目前的治疗及今后社区管理原则有哪些(表1-86)?

表1-86 病例分析评分

询问内容	考官提供信息	分值	扣分
一、需要完善的检查(包括需要转诊上级医院的必要检查)(7分)			
1. 肾功能	BUN 5.7 mmol/L,Cr 69 μmol/L	1	
2. 肝功能	ALT 26 U/L,AST 32 U/L	1	
3. 血脂	TC 5.1 mmol/L,TG 1.4 mmol/L,HDL 1.1 mmol/L,LDL 3.2 mmol/L	1	
4. 血糖	5.3 mmol/L	1	
5. 甲状腺功能	正常	1	
6. 腰椎正侧位 X 射线片	腰椎第4、5椎体楔形变,腰椎退行性改变	1	
7. 骨密度	重度骨质疏松症	0.5	
8. 合理补充项	无	0.5	
(回答7项即满分,缺1项扣1分。项目回答不完整的酌情扣分)			
二、初步诊断、存在的健康问题(17分)			
1. 初步诊断	(1)腰椎压缩性骨折	2	
	(2)重度骨质疏松症	2	
	(3)腰椎退行性变	1	
	(4)腔隙性脑梗死	1	
	(5)舌咽神经痛	1	
2. 存在的健康问题	(1)危险因素:老年,女性,缺乏运动、户外活动少,消瘦体形,膳食搭配不合理、每日进食量少	3	
	(2)合并多种慢性疾病(脑血管病、神经系统等疾病)	1	
	(3)骨痛症状明显,行动困难,生活不能自理	1	
	(4)辅助检查结果提示患者存在重度骨质疏松症,具有极高的骨折及再发骨折风险	2	
	(5)精神状态异常:精神欠佳,情绪低落	1	
	(6)须积极配合治疗,防跌倒及再骨折	1	
	(7)其他	1	
(按每项后面标注得分,总分10分,项目回答不完整的酌情扣分)			

续表 1-86

询问内容	考官提供信息	分值	扣分
三、目前的治疗及今后社区管理时非药物治疗原则(11分)			
1. 药物治疗	(1)碳酸钙 D$_3$ 咀嚼片 1 片 qn	1	
	(2)骨化三醇 0.25 μg qd	1	
	(3)洛索洛芬 60 mg prn	1	
	(4)地舒单抗 60 mg IH 半年 1 次	1	
	(5)鲑鱼降钙素 100 IU qod	1	
	(6)阿司匹林肠溶片 100 mg qn,阿托伐他汀钙片 20 mg qn	1	
2. 非药物治疗	(1)改善营养状况,增加每日总热量的摄入	1	
	(2)提倡富含钙、低盐和适量蛋白质的均衡膳食	1	
	(3)注意适量户外活动,增加光照时间,有助于骨健康	1	
	(4)避免过多摄入浓茶及咖啡	0.5	
	(5)避免使用影响骨代谢药物(如糖皮质激素、苯巴比妥等)	0.5	
	(6)保持良好心态,积极配合治疗	0.5	
	(7)其他	0.5	
(回答 5 项即满分,缺 1 项扣 1 分。项目回答不完整的酌情扣分)			
合计		35	

(四)医患沟通——作业题(100 分)

1. 向患者解释病情(骨质疏松症教育)。

2. 和患者共同决策(药物治疗方案)。

3. 了解患者生活方式,进行生活方式的指导(饮食、运动、规律作息,卧床期注意预防血栓、坠积性肺炎、压疮等),对患者担忧的问题进行解答(是否会反复出现骨折,下一步能否正常活动)。

4. 对患者的具体问题提出解决方案(骨质疏松症患者应如何饮食、运动及预防)。

5. 随访的时间及内容或者转诊的相关事项(监测血清钙磷水平、定期监测骨密度、防跌倒等)。

6. 总结、保证沟通效果。

第七节 血液系统疾病

一、缺铁性贫血

【案例】

主诉:活动后乏力6个月,加重2周。

现病史:王××,66岁,退休职工。6个月前开始出现乏力,活动后明显,爬3层楼心慌、胸闷不适,开始未予重视,乏力进行性加重,无黑便、血便,无头晕,无呕血、咯血,无尿色深黄。2周前开始出现轻微活动后心慌,伴有红褐色大便,下腹部轻微疼痛,无腹泻,无恶心、呕吐等,小便正常,于当地门诊查血常规提示血红蛋白60 g/L,给予"复方红衣补血口服液"治疗,效果不佳,为进一步诊疗就诊。自发病以来,患者精神饮食可,睡眠正常,6个月以来体重下降约3 kg。

既往史:既往5年前有肠息肉病史,曾行肠镜下切除手术。无高血压、冠心病病史,无痔疮病史,无胃溃疡病史。

个人史、婚育史及家族史:吸烟40年,每日10支。喜肉类食物,不嗜酒。不运动锻炼。家庭和睦,社会关系好,有些焦虑。20岁结婚,配偶体健,育有1子。退休职工医保,经济状况可。父亲因肠癌去世。

查体:T 36.7 ℃,P 88次/min,R 18次/min,BP 116/70 mmHg,身高168 cm,体重60 kg。神志清楚,言语流利,贫血貌,双眼睑无水肿,巩膜无黄染,睑结膜苍白,皮肤黏膜无黄染,颈静脉无怒张,颈动脉未闻及明显血管杂音。双肺呼吸音清,未闻及干、湿啰音。心界不大,心率88次/min,律齐,心音可,未闻及明显杂音,无心包摩擦音。腹软,左侧下腹部有压痛,无反跳痛。双下肢无水肿。四肢肌力、肌张力正常。

辅助检查:血常规示血红蛋白61 g/L,平均红细胞体积(MCV)、平均红细胞血红蛋白含量(MCH)、平均红细胞血红蛋白浓度(MCHC)减低,血白细胞、血小板正常。尿常规正常,大便常规潜血阳性。肝肾功能、血脂、血糖均正常。贫血三项:铁蛋白11.2 ng/mL,叶酸、维生素 B_{12} 正常。CEA 100 ng/mL。心电图:ST-T段压低。腹部CT:降结肠可见占位性病变。

（一）病史采集

作为全科医生,如果接诊该患者,应了解哪些病史信息(表1-87)?

表1-87　病史采集评分

询问内容		考官提供信息	分值	扣分
一、主要症状描述、病情演变(15分)				
1. 6个月前乏力症状	诱因	无	1	
	乏力	活动后明显	1	
	胸闷	爬楼后加重	1	
	其他伴随症状	无黑便、血便,无头晕	1	
	有鉴别意义的症状	无呕血、咯血,无尿色深黄	1	
	诊疗经过	口服"复方红衣补血口服液"	1	
2. 近2周乏力表现的问诊	乏力	较前明显	1	
	心慌	轻微活动后出现	1	
	伴随的症状	伴有红褐色大便,下腹部轻微疼痛	1	
	持续时间	持续性	1	
	缓解因素	无	1	
	其他伴随症状	无腹泻,无恶心、呕吐等	2	
	诊疗经过	无	1	
3. 其他伴随症状		无	1	
二、有无相关病史(4分)				
1. 有无消化道疾病病史		有肠息肉病史	1	
2. 有无冠心病病史		无	1	
3. 有无高血压病史		无	1	
4. 合理补充项		无	1	
(回答3项即满分,缺1项扣1分。项目回答不完整的酌情扣分)				
三、家族史(1分)		父亲因肠癌去世	1	
四、生活方式、心理及社会因素(5分)				
1. 是否吸烟		吸烟40年,每日10支	1	
2. 饮食、饮酒情况		喜肉类食物,不嗜酒	1	
3. 运动情况		不运动	0.5	
4. 体重情况		体重下降约3 kg	0.5	
5. 睡眠情况		夜间睡眠好	0.5	
6. 二便情况		大便红褐色,小便如常	0.5	
7. 是否有影响疾病的心理、社会因素		家庭和睦,社会关系好,担心会患"肿瘤"导致死亡	0.5	
8. 合理补充项		无	0.5	
(回答5项即满分,缺1项扣1分。项目回答不完整的酌情扣分)				
合计			25	

（二）体格检查

针对患者目前病情,你应做哪些必要的体格检查(表1-88)?

表1-88　体格检查评分(口述)

询问内容	考官提供信息	分值	扣分
一、一般项目(5分)			
1. 体温、脉搏、呼吸	T 36.7 ℃,P 88 次/min,R 18 次/min	1	
2. 神志	清楚	1	
3. 皮肤黏膜颜色	皮肤温度正常,面色苍白、睑结膜苍白,无发绀,无巩膜黄染	1	
4. 神经系统检查	四肢肌力、肌张力正常	1	
5. 有无眼睑水肿	无	0.5	
6. 合理补充项	无	0.5	
(回答4项即满分,缺1项扣0.5分。项目回答不完整的酌情扣分)			
二、重点查体(10分)			
身高、体重	身高 168 cm,体重 60 kg	1	
血压	116/70 mmHg(应两侧对比,可口述,未强调双侧扣1分)	2	
颈部血管检查	颈静脉无怒张,颈动脉未闻及明显血管杂音	1	
双肺呼吸音	双肺呼吸音清,未闻及干、湿啰音	1	
心脏检查(心界、心率、心律、心音、杂音、心包摩擦音等,需描述具体项目至少6项)	心界不大,心率88次/min,律齐,第一心音不低钝,未闻及明显杂音,无心包摩擦音	3	
腹部查体	腹软,左侧下腹部有压痛,无反跳痛	1	
有无双下肢水肿	无	1	
合计		15	

（三）病例分析

你认为患者需要完善的检查、初步诊断、存在的健康问题、目前的治疗及今后社区管理原则有哪些(表1-89)?

表1-89　病例分析评分

询问内容	考官提供信息	分值	扣分
一、需要完善的检查(包括需要转诊上级医院的必要检查)(6分)			
1. 血常规	血红蛋白6 g/L,MCV、MCH、MCHC减低	1	
2. 尿常规	正常	1	
3. 心电图	ST-T段压低	1	
4. 心脏彩超	暂未做	0.5	
5. 腹部CT检查	降结肠可见占位性病变	0.5	
6. 贫血三项	铁蛋白11.2 ng/mL,叶酸、维生素B_{12}正常	0.5	
7. 肿瘤标志物	癌胚抗原(CEA)100 ng/mL	0.5	
8. 胃肠镜检查	暂未做	0.5	
9. 合理补充项	无	0.5	
(回答6项即满分,缺1项扣1分。项目回答不完整的酌情扣分)			
二、初步诊断、存在的健康问题(11分)			
1. 初步诊断	(1)缺铁性贫血	2	
	(2)消化道出血	2	
	(3)结肠占位	2	
2. 存在的健康问题	(1)65岁以上男性	1	
	(2)吸烟	1	
	(3)喜食肉类,不喜蔬菜水果	1	
	(4)肿瘤性疾病家族史	1	
	(5)焦虑情绪	0.5	
	(6)未规律就诊、用药,依从性较差	0.5	
(回答5项即满分,缺1项扣1分。项目回答不完整的酌情扣分)			
三、目前的治疗及今后社区管理时非药物治疗原则(8分)			
1. 药物治疗	(1)多糖铁复合物胶囊0.3 g po qd	0.5	
	(2)生血宝颗粒6 g po tid	0.5	
	(3)云南白药胶囊0.5 g po tid	0.5	
	(4)输血	0.5	
2. 非药物治疗	(1)戒烟	1	
	(2)均衡饮食,但目前有消化道出血,暂给予半流质饮食	1	
	(3)保持心理平衡	1	
	(4)行肠镜检查,尽快明确结肠占位病变性质	1	
	(5)保持大便通畅	1	
	(6)其他	1	

续表1-89

询问内容	考官提供信息	分值	扣分
(回答5项即满分,缺1项扣1分。项目回答不完整的酌情扣分)			
合计		25	

(四)医患沟通——作业题(100分)

1. 向患者解释病情。

2. 和患者共同决策(药物治疗、肠镜检查)。

3. 了解患者生活方式,进行生活方式的指导(戒烟、饮食教育)。

4. 对患者担忧的问题进行解答(贫血与肿瘤的关系,可防可控)。

5. 对患者的具体问题提出解决方案(贫血的治疗,饮食注意事项)。

6. 随访的时间及内容或者转诊的相关事项(治疗1周后复查血常规、转上级医院行肠镜检查)。

7. 总结、保证沟通效果。

二、急性白血病

【案例】

主诉:乏力1个月,加重伴皮肤出血2周,发热1 d。

现病史:王××,36岁,就职于某箱包厂。1个月前开始出现乏力,活动后明显,爬3层楼心慌不适,开始未予重视,乏力进行性加重,无黑便、血便,无头晕,无呕血、咯血,无尿色深黄,服用中药治疗,效果欠佳。2周前开始出现轻微活动后心慌,伴有牙龈出血、皮肤磕碰后出血表现。1 d前出现发热,体温达38.5 ℃,伴有咳嗽、咳痰、咽痛,无喘憋,无腹痛、腹泻、黑便,无尿痛、尿血,无头痛、头晕等不适,大小便正常。门诊查血常规提示血红蛋白60 g/L,白细胞$1.0×10^9$/L,血小板$12×10^9$/L。自发病以来,患者精神、饮食可,睡眠正常,1个月以来体重下降约1 kg。

既往史:既往身体健康。无高血压、冠心病史,无痔疮病史,无胃溃疡病史。未服用特殊药物。

个人史、婚育史及家族史:吸烟10年,每日10支。饮食规律。家庭和睦,社会关系好,有些焦虑。26岁结婚,配偶体健,育有1子。父母及妹妹、孩子均身体健康。经济状况可。父亲因肠癌去世。

查体:T 36.7 ℃,P 88次/min,R 18次/min,BP 116/70 mmHg,身高168 cm,体重60 kg。神志清楚,言语流利,贫血貌,双眼睑无水肿,巩膜无黄染,睑结膜苍白,皮肤黏膜无黄染,四肢可见出血点及瘀斑。浅表淋巴结未触及肿大。双肺呼吸音清,未闻及干、湿啰音。心界不大,心率 88 次/min,律齐,心音可,未闻及明显杂音,无心包摩擦音。腹软,左侧下腹部有压痛,无反跳痛。肝脾肋下未触及肿大,双下肢无水肿。

辅助检查:血常规:血红蛋白 60 g/L,白细胞 30×10^9/L,血小板 12×10^9/L,淋巴细胞百分比 65%。尿常规正常,大便常规潜血阴性。肝肾功能、血脂、血糖均正常。贫血三项:铁蛋白 234.2 ng/mL,叶酸、维生素 B_{12} 均正常。心电图:ST-T 压低。骨髓细胞学:原始细胞占 78%,可见 Auer 小体。骨髓病理提示骨髓增生极度活跃,见原始细胞明显增多。未见骨髓纤维化。染色体正常核型。

(一)病史采集

作为全科医生,如果接诊该患者,应了解哪些病史信息(表 1-90)?

表 1-90　病史采集评分

询问内容		考官提供信息	分值	扣分
一、主要症状描述、病情演变(15 分)				
1.1 个月前乏力症状	诱因	无	1	
	乏力	活动后明显	1	
	心慌	爬楼后加重	1	
	其他伴随症状	无黑便、血便,无头晕	1	
	有鉴别意义的症状	无呕血、咯血,无尿色深黄	1	
	诊疗经过	口服中药	1	
2. 近 2 周皮肤出血的问诊	乏力	较前明显	1	
	出血	伴有牙龈出血,皮肤磕碰后出血表现	1	
	伴随的症状	发热	1	
	持续时间	持续性	1	
	缓解因素	无	1	
	其他伴随症状	咳嗽、咳痰、咽痛	2	
	诊疗经过	无	1	
3. 其他伴随症状		发热 1 d	1	
二、有无相关病史(4 分)				
1. 有无消化道疾病病史		无	1	
2. 有无冠心病病史		无	1	
3. 有无高血压病史		无	1	
4. 合理补充项		就职于箱包厂,长期接触苯	1	
(回答 3 项即满分,缺 1 项扣 1 分。项目回答不完整的酌情扣分)				
三、家族史(1 分)		父亲因肠癌去世	1	

续表 1-90

询问内容	考官提供信息	分值	扣分
四、生活方式、心理及社会因素（5分）			
1. 是否吸烟	吸烟 10 年,每日 10 支	1	
2. 饮食情况	饮食规律	1	
3. 运动情况	不运动	0.5	
4. 体重情况	体重下降约 1 kg	0.5	
5. 睡眠情况	夜间睡眠好	0.5	
6. 二便情况	大小便正常	0.5	
7. 是否有影响疾病的心理、社会因素	家庭和睦,社会关系好,担心会患"肿瘤"导致死亡	0.5	
8. 合理补充项	无	0.5	
（回答 5 项即满分,缺 1 项扣 1 分。项目回答不完整的酌情扣分）			
合计		25	

（二）体格检查

针对患者目前病情,你应做哪些必要的体格检查（表 1-91）?

表 1-91 体格检查评分（口述）

询问内容	考官提供信息	分值	扣分
一、一般项目（5分）			
1. 体温、脉搏、呼吸	T 36.7 ℃,P 88 次/min,R 18 次/min	1	
2. 神志	清楚	1	
3. 皮肤黏膜颜色	面色苍白,睑结膜苍白,无巩膜黄染,四肢出血点、瘀斑	1	
4. 神经系统检查	四肢肌力、肌张力正常	1	
5. 有无眼睑水肿	无	0.5	
6. 合理补充项	无	0.5	
（回答 4 项即满分,缺 1 项扣 0.5 分。项目回答不完整的酌情扣分）			
二、重点查体（10分）			
身高、体重	身高 168 cm,体重 60 kg	1	
血压	116/70 mmHg（应两侧对比,可口述,未强调双侧扣 1 分）	2	
浅表淋巴结检查	浅表淋巴结检查未触及肿大	1	

续表1-91

询问内容	考官提供信息	分值	扣分
双肺呼吸音	双肺呼吸音清,未闻及干、湿啰音	1	
心脏检查(心界、心率、心律、心音、杂音、心包摩擦音等,需描述具体项目至少6项)	心界不大,心率88次/min,律齐,未闻及明显杂音,无心包摩擦音	3	
腹部查体	腹软,左侧腹部有压痛,无反跳痛,肝脾肋下未触及肿大	1	
有无双下肢水肿	无	1	
合计		15	

(三)病例分析

你认为患者需要完善的检查、初步诊断、存在的健康问题、目前的治疗及今后社区管理原则有哪些(表1-92)?

表1-92 病例分析评分

询问内容	考官提供信息	分值	扣分
一、需要完善的检查(包括需要转诊上级医院的必要检查)(6分)			
1.血常规	白细胞30×10^9/L,血小板12×10^9/L,血红蛋白60 g/L,淋巴细胞百分比65%	1	
2.尿常规	正常	0.5	
3.心电图	ST-T压低	0.5	
4.心脏彩超	暂未做	0.5	
5.胸腹部CT检查	暂未做	0.5	
6.贫血三项	铁蛋白234.2 ng/mL,叶酸、维生素B_{12}均正常	0.5	
7.骨髓检查	骨髓细胞学:原始细胞占78%,可见Auer小体。骨髓病理提示骨髓增生极度活跃,见原始细胞明显增多。未见骨髓纤维化。染色体正常核型	1	
8.甲状腺功能	暂未做	0.5	
9. 外周血红细胞CD55、CD59,粒细胞CD55、CD59检测	暂未做	0.5	
10.合理补充项	无	0.5	
(回答6项即满分,缺1项扣1分。项目回答不完整的酌情扣分)			

续表 1-92

询问内容	考官提供信息	分值	扣分
二、初步诊断、存在的健康问题（11分）			
1. 初步诊断	（1）急性髓系白血病	3	
	（2）肺部感染	3	
2. 存在的健康问题	（1）青年男性	1	
	（2）吸烟	1	
	（3）长期在箱包厂工作	1	
	（4）肿瘤性疾病家族史	1	
	（5）焦虑情绪	1	
（回答5项即满分，缺1项扣1分。项目回答不完整的酌情扣分）			
三、目前的治疗及今后社区管理时非药物治疗原则（8分）			
1. 药物治疗	（1）DA（柔红霉素+阿糖胞苷）方案化疗	1	
	（2）输血、抗感染治疗	1	
2. 非药物治疗	（1）戒烟	1	
	（2）脱离目前工作环境	1	
	（3）保持心理平衡	1	
	（4）保持大便通畅，勿剧烈活动	1	
	（5）坐浴、漱口，保持卫生	1	
	（6）其他	1	
（回答5项即满分，缺1项扣1分。项目回答不完整的酌情扣分）			
合计		25	

（四）医患沟通——作业题（100分）

1. 向患者解释病情（关于贫血、血小板减低的注意事项，争取配合治疗）。

2. 和患者共同决策（药物治疗、输血、抗感染等）。

3. 了解患者生活方式，进行生活方式的指导（戒烟、饮食、卫生指导教育）。

4. 对患者担忧的问题进行解答（贫血与肿瘤的关系，疾病可治疗，新药的使用可大大提高疾病治疗效果）。

5. 对患者的具体问题提出解决方案（贫血的治疗，饮食注意事项）。

6. 随访的时间及内容或者转诊的相关事项（治疗3周后复查骨髓检查评估疗效）。

7. 总结、保证沟通效果。

第八节 神经系统疾病

一、短暂性脑缺血发作

【案例】

主诉:发作性言语不利伴左侧肢体活动不灵 4 h。

现病史:张××,69 岁,退休职工。4 h 前在遛弯时无明显原因突发言语不利,表现为吐字不清、言语流利程度下降,听理解正常,伴左侧肢体活动不灵,行走及持物不稳,症状持续约 10 min 缓解,共发作 1 次,无头痛头晕,无恶心呕吐,无吞咽困难及饮水呛咳,无肢体抽搐及意识丧失,院外未系统诊治。为求进一步诊治来社区卫生服务中心就诊。自发病以来,患者精神、饮食可,大小便正常,体重无明显变化。

既往史:有高血压病史 3 年,血压最高达 180/110 mmHg,间断口服"利血平"降压治疗,血压控制情况不详。2 年前曾体检发现血脂异常(具体不详),未重视。无冠心病、糖尿病病史,无颈椎病、胰腺炎、消化性溃疡病史。

个人史、婚育史及家族史:吸烟 40 年,每口 30~40 支。喜腌制食品,不嗜酒。平素不爱运动。家庭和睦,社会关系好。24 岁结婚,配偶体健,育有 1 子。退休职工医保,经济状况可。1 周前邻居死于脑梗死,故担心自己健康状态,有些焦虑。母亲因心肌梗死去世。

查体:T 36.2 ℃,P 68 次/min,R 16 次/min,BP 176/100 mmHg,身高 176 cm,体重 85 kg,BMI 27.4 kg/m²。神志清楚,言语流利,双眼睑无水肿,皮肤黏膜无黄染,颈静脉无怒张,颈动脉未闻及明显血管杂音。双肺呼吸音清,未闻及干、湿啰音。心界不大,心率 68 次/min,律齐,心音可,未闻及明显杂音,无心包摩擦音。腹部查体无异常。双下肢无水肿。四肢肌力、肌张力正常,腱反射正常,共济运动(−),深浅感觉正常。双侧病理征阴性,脑膜刺激征阴性。

辅助检查:血常规、尿常规、大便常规、血凝分析均正常。心电图:窦性心律,大致正常心电图。肝肾功能正常,空腹血糖 5.3 mmol/L,血总胆固醇 6.8 mmol/L,甘油三酯 2.7 mmol/L,低密度胆固醇 4.5 mmol/L。

(一)病史采集

作为全科医生,如果接诊该患者,应了解哪些病史信息(表 1−93)?

表1-93 病史采集评分

询问内容		考官提供信息	分值	扣分
一、主要症状描述、病情演变(15分)				
1. 现病史	时间	4 h前发生的	1	
	部位(单肢? 偏侧? 四肢?)	左侧上下肢	1	
	诱因(活动?)	无,遛弯时	2	
	持续性? 阵发性?	阵发性无力	2	
	肌无力的程度	左手不能持重物,左下肢行走拖曳	2	
	言语情况	言语不清,吐字不清	2	
	持续时间	10 min 缓解	1	
	发作几次	发作1次	1	
	院外就诊情况	未诊治	1	
2. 其他伴随症状		无耳聋,无肢体麻木,无口角歪斜,无头痛、头晕	2	
二、有无相关病史(4分)				
1. 有无高血压病史		有,血压最高达180/110 mmHg,间断口服"利血平"降压治疗,血压控制情况不详	1	
2. 有无糖尿病病史		无	1	
3. 既往有无阵发性肢体无力、言语不清等情况发生		无	1	
4. 有无高脂血症病史		无	0.5	
5. 合理补充项		无	0.5	
(回答4项即满分,缺1项扣1分。项目回答不完整的酌情扣分)				
三、家族史(1分)		母亲因心肌梗死去世	1	
四、生活方式、心理及社会因素(5分)				
1. 是否吸烟		吸烟40年,每日30～40支	1	
2. 饮食、饮酒情况		喜腌制食品,不嗜酒	1	
3. 运动情况		不运动	0.5	
4. 体重情况		体重无明显变化	0.5	
5. 睡眠情况		夜间睡眠6～7 h	0.5	
6. 二便情况		二便如常	0.5	
7. 是否有影响疾病的心理、社会因素		家庭和睦,社会关系好;1周前邻居死于脑梗死,故担心自己健康状态,有些焦虑	0.5	

续表1-93

询问内容	考官提供信息	分值	扣分
8.合理补充项	无	0.5	
（回答5项即满分，缺1项扣1分。项目回答不完整的酌情扣分）			
合计		25	

（二）体格检查

1.针对患者目前病情，你应做哪些必要的体格检查（表1-94）？

表1-94　体格检查评分（口述）

询问内容	考官提供信息	分值	扣分
一、一般项目(5分)			
1.体温、脉搏、呼吸	T 36.2 ℃，P 68 次/min，R 16 次/min	1	
2.皮肤黏膜颜色	皮肤温度正常，无苍白、发绀	1	
3.双肺呼吸音	双肺呼吸音清	1	
4.有无眼睑水肿	无	1	
5.腹部查体	无异常	0.5	
6.合理补充项	无	0.5	
（回答4项即满分，缺1项扣0.5分。项目回答不完整的酌情扣分）			
二、重点查体(10分)			
身高、体重	身高 176 cm，体重 85 kg，BMI 27.4 kg/m²	1	
血压	血压 176/100 mmHg（右）（应两侧对比，可口述，未强调双侧扣1分）	2	
颈部血管检查	颈静脉无怒张，颈动脉未闻及明显血管杂音	1	
心脏（心率、心律、杂音及心包摩擦音）	心率 68 次/min，律齐，第一心音有力，未闻及明显杂音，无心包摩擦音	2	
神经系统查体（神志、言语、脑神经、肌力、肌张力、共济运动、病理征）	神志清楚，言语流利。四肢肌力5级，肌张力正常，四肢腱反射对称存在，深浅反射正常，双侧病理征阴性，脑膜刺激征阴性	3	
有无双下肢水肿	无	1	
合计		15	

2. 请根据患者情况,给患者测量血压(表1-95)。

表1-95 血压测量评分

评分要点		分值	扣分
测量前沟通与注意事项(1分)	介绍血压测量的目的	0.5	
	注意事项,如排尿、禁烟酒咖啡、休息至少5 min等	0.5	
体位与血压计同一水平(1分)	坐位或仰卧位,暴露恰当,肘部、血压计"0"点与心脏在同一水平	0.5	
	检查血压计水银柱是否在"0"点、有无气泡	0.5	
气袖位置(1.5分)	触诊确定肱动脉位置,气袖中央在肱动脉表面,松紧合适	1	
	气袖下缘在肘窝上2~3 cm,听诊器体件置于肱动脉搏动处(不能塞于气袖下)	0.5	
测量方法(1.5分)	边充气边听诊至肱动脉搏动消失,水银柱再升高30 mmHg,缓慢放气(2~3 mmHg/s)	1	
	双眼平视观察水银柱,读数尾数应为0、2、4、6、8	0.5	
合计		5	

3. 根据患者病情,请对患者进行神经系统查体(表1-96)。

表1-96 神经系统查体评分

评分要点		分值	扣分
意识状态(0.5分)	神志清	0.5	
语言的检查(0.5分)	言语流利	0.5	
脑神经(2分)	动眼神经、滑车神经、外展神经(支配区域外观、运动,瞳孔及对光反射、调节反射)	0.5	
	三叉神经(面部感觉、咀嚼肌运动、角膜反射、下颌反射)	0.5	
	面神经	0.5	
	舌咽神经、迷走神经(发音、吞咽、咽反射、软腭动度、悬雍垂)	0.5	
运动(4分)	肌张力	1	
	肌力	2	
	共济运动:①指鼻试验;②跟-膝-胫试验;③快速轮替动作;④闭目难立征	1	
深反射(1分)	肱二头肌反射	0.25	
	肱三头肌反射	0.25	
	膝反射	0.25	
	跟腱反射	0.25	

续表 1-96

	评分要点	分值	扣分
病理征（2分）	Babinski 征	0.5	
	Chaddock 征	0.5	
	Oppenheim 征	0.5	
	Gordon 征	0.5	
合计		10	

（三）病例分析

你认为患者需要完善的检查、初步诊断、存在的健康问题、目前的治疗及今后社区管理原则有哪些（表1-97）？

表 1-97　病例分析评分

询问内容	考官提供信息	分值	扣分
一、需要完善的检查（包括需要转诊上级医院的必要检查）（6分）			
1. 血常规	正常	1	
2. 尿常规	正常	1	
3. 大便常规	正常	1	
4. 心电图	窦性心律，大致正常心电图	1	
5. 血凝分析	正常	0.5	
6. 生化常规	肝肾功能正常，空腹血糖5.3 mmol/L，血总胆固醇6.8 mmol/L，甘油三酯2.7 mmol/L，低密度胆固醇4.5 mmol/L	0.5	
7. 颈部血管彩超	暂未做	0.5	
8. 合理补充项	无	0.5	
（回答6项即满分，缺1项扣1分。项目回答不完整的酌情扣分）			
二、初步诊断、存在的健康问题（11分）			
1. 初步诊断	（1）短暂性脑缺血发作	3	
	（2）高血压3级（很高危）	1	
	（3）高脂血症	1	
2. 存在的健康问题	（1）老年男性	1	
	（2）吸烟	1	
	（3）肥胖	1	
	（4）心血管疾病家族史	1	
	（5）缺乏运动	1	
	（6）焦虑情绪	0.5	
	（7）既往未规律就诊、用药，依从性较差。目前血压、血脂控制不达标	0.5	

询问内容	考官提供信息	分值	扣分
（回答 5 项即满分，缺 1 项扣 1 分。项目回答不完整的酌情扣分）			
三、目前的治疗及今后社区管理时非药物治疗原则（8 分）			
1.药物治疗	阿司匹林肠溶片 100 mg 1 次/d	1	
	瑞舒伐他汀 10 mg 1 次/d	1	
	氨氯地平 5 mg 1 次/d	1	
	替米沙坦 40 mg 1 次/d	1	
2.非药物治疗	（1）戒烟、低盐低脂饮食	1	
	（2）减轻体重、规律运动	1	
	（3）保持心理健康	1	
	（4）参与健康教育	0.5	
	（5）纳入慢病管理，定期复查	0.5	
合计		25	

（四）医患沟通——作业题（100 分）

1.向患者解释病情（短暂性脑缺血发作教育）。

2.和患者共同决策（药物治疗方案）。

3.了解患者生活方式，进行生活方式的指导（戒烟、饮食、运动、血压监测教育）。

4.对患者担忧的问题进行解答（高血压与脑血管病的关系，可防可控）。

5.对患者的具体问题提出解决方案（预防脑血管病的生活方式）。

6.随访的时间及内容或者转诊的相关事项（定期监测血压，每 3～6 个月复查血糖、血脂、肝功能、肾功能、血常规、大便常规，每年复查眼底等并发症相关指标）。

7.总结、保证沟通效果。

二、动脉粥样硬化性脑梗死

【案例】

主诉：突发右侧肢体无力 3 h。

现病史：王××，女性，57 岁。入院前 3 h 进食中突发右侧肢体无力，右手握物困难，不能行走，言语含糊，口角歪斜，症状持续性，无意识丧失，无大小便失禁，无头痛、头晕，无视物不清，无发热、咳嗽、咳痰，遂由"120"送入我院急诊，查头颅 CT 未见出血灶，以"急性脑血管病"收入院。

既往史：有高血压病史 5 年，不规律降压治疗。糖尿病史 2 年，长期服用"格列齐特"

治疗,血糖未定期监测。

个人史、婚育史及家族史:高盐饮食,无吸烟、饮酒史。平素不爱运动。家庭和睦,社会关系好。24 岁结婚,配偶体健,育有 1 子。退休职工医保,经济状况可。父亲"脑梗死"病史。

查体:T 36.5 ℃,P 70 次/min,R 19 次/min,BP(左侧 190/105 mmHg,右侧 200/110 mmHg)。双侧锁骨下动脉、颈动脉、椎动脉听诊区未闻及杂音,心肺腹部检查无异常,双下肢无水肿。神经系统查体:神志清楚,对答切题,双侧瞳孔等大等圆,直径约 4 mm,对光反应灵敏,眼球运动正常;右侧鼻唇沟稍浅,言语含糊,伸舌偏右;右侧肢体肌张力减退,肌力 1 级,左侧肢体肌张力正常,肌力 2 级,左侧指鼻试验无异常,左侧跟膝胫试验无异常;右侧偏身痛触觉轻度减退;右侧腱反射较对侧活跃,右侧 Babinski 征和 Chaddock 征(+),左侧病理征(-),脑膜刺激征(-);NIHSS 评分 12 分,洼田饮水试验 2 级。

辅助检查:血常规、凝血功能均正常。血生化(肾功能+血糖+电解质):血糖 13.3 mmol/L,余正常。心电图正常。

(一)病史采集

作为全科医生,如果接诊该患者,应了解哪些病史信息(表1-98)?

表1-98　病史采集评分

询问内容		考官提供信息	分值	扣分
一、主要症状描述、病情演变(15 分)				
1. 现病史	时间	3 h 前发生的	1	
	部位(单肢? 偏侧? 四肢?)	偏瘫(右侧上下肢)	2	
	诱因(活动?)	进食中	2	
	持续性? 阵发性?	持续性	2	
	肌无力的程度	右手持物困难,不能行走	2	
	言语情况	言语含糊	2	
	院外就诊治疗情况	未诊治	2	
2. 其他伴随症状		头痛部位、程度等,有无头晕、恶心、呕吐、视物模糊,意识情况等	2	
二、有无相关病史(4 分)				
1. 有无高血压病史		高血压病史 5 年,不规则降压治疗	1	
2. 有无糖尿病病史		糖尿病病史 2 年,长期服用"格列齐特"治疗,血糖未定期监测	1	
3. 有无高脂血症病史		无	1	

续表1-98

询问内容	考官提供信息	分值	扣分
4.合理补充项	无	1	
(回答4项即满分,缺1项扣1分。项目回答不完整的酌情扣分)			
三、家族史(1分)	父亲有"脑梗死"病史	1	
四、生活方式、心理及社会因素(5分)			
1.是否吸烟	否	1	
2.饮食、饮酒情况	高盐饮食,无饮酒史	1	
3.运动情况	一般	0.5	
4.体重情况	无变化	0.5	
5.睡眠情况	一般	0.5	
6.二便情况	正常	0.5	
7.是否有影响疾病的心理、社会因素	家庭和睦,社会关系好	0.5	
8.合理补充项	无	0.5	
(回答5项即满分,缺1项扣1分。项目回答不完整的酌情扣分)			
合计		25	

(二)体格检查

1. 针对患者目前病情,你应做哪些必要的体格检查(表1-99)?

表1-99 体格检查评分(口述)

询问内容	考官提供信息	分值	扣分
一、一般项目(5分)			
1.体温、脉搏、呼吸	T 36.5 ℃,P 70 次/min,R 19 次/min	1	
2.皮肤黏膜颜色	皮肤温度正常,无苍白、发绀	1	
3.双肺呼吸音	双肺呼吸音清	1	
4.有无眼睑水肿	无	1	
5.腹部查体	无异常	0.5	
6.合理补充项	无	0.5	
(回答4项即满分,缺1项扣0.5分。项目回答不完整的酌情扣分)			
二、重点查体(10分)			
1.身高、体重	未测量	1	
2.血压	左侧190/105 mmHg,右侧200/110 mmHg	2	

全科医学临床思维与操作技能训练手册

续表1-99

询问内容	考官提供信息	分值	扣分
3.颈部血管检查	颈静脉无怒张,颈动脉未闻及明显血管杂音	1	
4.心脏(心率、心律,杂音及心包摩擦音)	心率70次/min,律齐,第一心音有力,未闻及明显杂音,无心包摩擦音	1	
5.神经系统查体(神志、言语、脑神经、肌力、肌张力、共济运动、病理征)	神志清楚,对答切题,双侧瞳孔等大等圆,直径约4 mm,对光反应灵敏,眼球运动正常;右侧鼻唇沟稍浅,言语含糊,伸舌偏右;右侧肢体肌张力减退,肌力1级,左侧肢体肌张力正常,肌力2级,左侧指鼻试验无异常,左侧跟-膝-胫试验无异常;右侧偏身痛触觉轻度减退;右侧腱反射较对侧活跃,右侧Babinski征和Chaddock征(+),左侧病理征(-),脑膜刺激征(-)	4	
6.有无双下肢水肿	无	1	
合计		15	

2. 请根据患者情况,给患者测量血压(表1-100)。

表1-100 血压测量评分

评分要点		分值	扣分
测量前沟通与注意事项(1分)	介绍血压测量的目的	0.5	
	注意事项,如排尿、禁烟酒咖啡、休息至少5 min等	0.5	
体位与血压计同一水平(1分)	坐位或仰卧位,暴露恰当,肘部、血压计"0"点与心脏在同一水平	0.5	
	检查血压计水银柱是否在"0"点、有无气泡	0.5	
气袖位置(1.5分)	触诊确定肱动脉位置,气袖中央在肱动脉表面,松紧合适	1	
	气袖下缘在肘窝上2~3 cm,听诊器体件置于肱动脉搏动处(不能塞于气袖下)	0.5	
测量方法(1.5分)	边充气边听诊至肱动脉搏动消失,水银柱再升高30 mmHg,缓慢放气(2~3 mmHg/s)	1	
	双眼平视观察水银柱,读数尾数应为0、2、4、6、8	0.5	
合计		5	

3.请根据患者情况,给患者进行神经系统查体(表1-101)。

表1-101 神经系统查体评分

评分要点		分值	扣分
意识状态(0.5分)	神志清	0.5	
语言的检查(0.5分)	言语流利	0.5	
脑神经(2分)	动眼神经、滑车神经、外展神经(支配区域外观、运动,瞳孔及对光反射、调节反射)	0.5	
	三叉神经(面部感觉、咀嚼肌运动、角膜反射、下颌反射)	0.5	
	面神经	0.5	
	舌咽神经、迷走神经(发音、吞咽、咽反射、软腭动度、悬雍垂)	0.5	
运动(4分)	肌张力	1	
	肌力	2	
	共济运动:①指鼻试验;②跟-膝-胫试验;③快速轮替动作;④闭目难立征	1	
深反射(1分)	肱二头肌反射	0.25	
	肱三头肌反射	0.25	
	膝反射	0.25	
	跟腱反射	0.25	
病理征(2分)	Babinski 征	0.5	
	Chaddock 征	0.5	
	Oppenheim 征	0.5	
	Gordon 征	0.5	
合计		10	

(三)病例分析

你认为患者需要完善的检查、初步诊断、存在的健康问题、目前的治疗及今后社区管理原则有哪些(表1-102)?

表1-102 病例分析评分

询问内容	考官提供信息	分值	扣分
一、需要完善的检查(包括需要转诊上级医院的必要检查)(6分)			
1.血常规	正常	1	
2.尿常规	正常	1	

续表 1-102

询问内容	考官提供信息	分值	扣分
3. 大便常规	正常	1	
4. 心电图	正常	1	
5. 血凝分析	正常	0.5	
6. 生化常规	血糖 13.3 mmol/L，其余正常	0.5	
7. 颅脑 CT	未见出血征象	0.5	
8. 合理补充项	无	0.5	
（回答 6 项即满分，缺 1 项扣 1 分。项目回答不完整的酌情扣分）			
二、初步诊断、存在的健康问题（11 分）			
1. 初步诊断	（1）脑梗死	2	
	（2）高血压 3 级（很高危）	2	
	（3）2 型糖尿病	2	
2. 存在的健康问题	（1）中年女性	1	
	（2）高血压	1	
	（3）糖尿病	1	
	（4）心血管疾病家族史	0.5	
	（5）高盐饮食	0.5	
	（6）缺乏运动	0.5	
	（7）既往未规律就诊、用药，依从性较差。目前血压、血糖控制不达标	0.5	
（回答 5 项即满分，缺 1 项扣 1 分。项目回答不完整的酌情扣分）			
三、目前的治疗及今后社区管理时的非药物治疗原则（8 分）			
1. 药物治疗	抗血小板药物、他汀类药物、降压药、降糖药	3	
2. 非药物治疗	（1）低盐、低脂，糖尿病饮食	1	
	（2）规律运动	1	
	（3）保持心理平衡	1	
	（4）参与健康教育	1	
	（5）纳入慢性疾病管理，定期复查	1	
合计		25	

（四）医患沟通——作业题（100 分）

1. 向患者解释病情（脑梗死教育）。

2. 和患者共同决策（药物治疗方案）。

3. 了解患者生活方式,进行生活方式的指导(饮食、运动、血压、血糖监测教育)。

4. 对患者担忧的问题进行解答(高血压与脑血管病的关系,可防可控)。

5. 对患者的具体问题提出解决方案(预防脑血管病的生活方式)。

6. 随访的时间及内容或者转诊的相关事项(定期监测血压,每 3 ~ 6 个月复查血常规、血糖、血脂、肝功能、肾功能、糖化血红蛋白、大便常规,每年复查眼底等并发症相关指标)。

7. 总结、保证沟通效果。

三、腔隙性脑梗死

【案例】

主诉:突发右侧肢体无力 7 h。

现病史:李××,62 岁。7 h 前晨起后突然出现右侧肢体无力,能独自行走,右手不能持重物,行走时右下肢拖曳,无头痛、头晕,无耳聋及耳鸣,无口角歪斜及流涎,无饮水呛咳及吞咽困难,无肢体活动麻木,无肢体抽搐,无大小便失禁,无胸痛、胸闷,在家未诊治,休息后无好转,遂来社区卫生服务中心就诊。自发病以来,患者精神饮食可,大小便正常,体重无明显变化。

既往史:既往有“高血压”病史 7 年,血压最高达 190/100 mmHg,既往未规律服药,近 2 个月服用“氨氯地平片” 5 mg 1 次/d,血压控制在 150/90 mmHg。无糖尿病、高脂血症病史。

个人史、婚育史及家族史:吸烟 30 年,每日 20 支,不饮酒。喜油炸及腌制食品。不运动。夜间睡眠 6 ~ 7 h。家庭和睦,社会关系好,1 周前邻居死于脑梗死,故担心自己健康状态,有些焦虑。24 岁结婚,育有 2 女。有医保。父亲因脑出血去世。

查体:T 36.6 ℃,P 82 次/min,R 18 次/min,BP 166/96 mmHg(右)(应两侧对比),身高 175 cm,体重 85 kg,BMI 27.8 kg/m²。神志清楚,言语流利,双眼睑无水肿,皮肤黏膜无黄染,颈静脉无怒张,颈动脉未闻及明显血管杂音。双侧鼻唇沟对称,口角无歪斜,伸舌居中。双肺呼吸音清,未闻及干、湿啰音。心界不大,心率 82 次/min,律齐,第一心音有力,未闻及明显杂音,无心包摩擦音。腹部查体无异常。双下肢无水肿。右侧肢体肌力 4 级,左侧肢体肌力 5 级,肌张力正常,右侧巴宾斯基征阳性。

辅助检查:末梢血糖 5.6 mmol/L。血常规、尿常规、大便常规、血凝分析均正常。肝肾功能正常,空腹血糖 5.7 mmol/L,血胆固醇 5.1 mmol/L,甘油三酯 2.5 mmol/L,LDL 3.1 mmol/L。心电图:窦性心律,大致正常心电图。颅脑 CT:左侧基底节区腔隙性脑梗死。

(一)病史采集

作为全科医生,如果接诊该患者,应了解哪些病史信息(表 1–103)?

表1-103　病史采集评分

询问内容		考官提供信息	分值	扣分
一、现病史(14分)				
现病史 (14分)	时间	发病7 h	2	
	部位(单肢?偏侧?四肢?)	右侧上下肢	2	
	诱因(活动?)	无,睡眠时发生的	2	
	持续性?阵发性?	持续性无力	1	
	肌无力的程度	右手不能持重物,右下肢行走拖曳	2	
	院外就诊情况	未治疗	1	
	病情进展情况	病情无加重	1	
	伴随症状	无耳聋,无言语不利,无肢体麻木及抽搐,无口角歪斜,无头痛、头晕,无饮水呛咳及吞咽困难	2	
	一般情况	精神饮食可,大小便正常,体重无明显变化	1	
二、有无相关病史(5分)				
1.有无高血压病史		有,血压最高达190/100 mmHg,未规律服药,血压控制在150/90 mmHg	1	
2.有无糖尿病病史		无	1	
3.有无阵发性肢体无力、言语不清等情况发生		无	1	
4.有无高脂血症病史		无	1	
5.合理补充项		无	1	
(回答4项即满分,缺1项扣1分。项目回答不完整的酌情扣分)				
三、家族史(1分)		父亲因脑出血去世	1	
四、生活方式、心理及社会因素(5分)				
1.是否吸烟		吸烟30年,每日20支	1	
2.饮食、饮酒情况		喜油炸腌制食品,不饮酒	1	
3.运动情况		不运动	0.5	
4.体重情况		体重无明显变化	0.5	
5.睡眠情况		夜间睡眠6~7 h	0.5	
6.二便情况		二便如常	0.5	
7.是否有影响疾病的心理、社会因素		家庭和睦,社会关系好;1周前邻居死于脑梗死,故担心自己健康状态,有些焦虑	0.5	
8.合理补充项		无	0.5	
(回答5项即满分,缺1项扣1分。项目回答不完整的酌情扣分)				
合计			25	

（二）体格检查

1.针对患者目前病情,你应做哪些必要的体格检查(表1-104)？

表1-104　体格检查评分(口述)

询问内容	考官提供信息	分值	扣分
一、一般项目(5分)			
1.体温、脉搏、呼吸	T 36.6 ℃,P 82 次/min,R 18 次/min	1	
2.皮肤黏膜颜色	皮肤温度正常,无苍白、发绀	1	
3.双肺呼吸音	双肺呼吸音清	1	
4.有无眼睑水肿	无	1	
5.腹部查体	无异常	0.5	
6.合理补充项	无	0.5	
(回答4项即满分,缺1项扣0.5分。项目回答不完整的酌情扣分)			
二、重点查体(10分)			
1.身高、体重	身高175 cm,体重85 kg,BMI 27.8 kg/m²	1	
2.血压	血压166/96 mmHg(右)(应两侧对比,可口述,未强调双侧扣1分)	2	
3.颈部血管检查	颈静脉无怒张,颈动脉未闻及明显血管杂音	1	
4.心脏(心率、心律,杂音及心包摩擦音)	心率82 次/min,律齐,第一心音有力,未闻及明显杂音,无心包摩擦音	1	
5.神经系统查体(神志、言语、脑神经、肌力、肌张力、共济运动、病理征)	神志清楚,言语流利。双侧鼻唇沟对称,口角无歪斜,伸舌居中。右侧肢体肌力4级,左侧肢体肌力5级,肌张力正常,右侧巴宾斯基征阳性	4	
6.有无双下肢水肿	无	1	
合计		15	

2.请根据患者情况,给患者测量血压(表1-105)。

表1-105　血压测量评分

	评分要点	分值	扣分
测量前沟通与注意事项(1分)	介绍血压测量的目的	0.5	
	注意事项,如排尿、禁烟酒咖啡、休息至少5 min 等	0.5	
体位与血压计同一水平(1分)	坐位或仰卧位,暴露恰当,肘部、血压计"0"点与心脏在同一水平	0.5	
	检查血压计水银柱是否在"0"点、有无气泡	0.5	

续表1-105

评分要点		分值	扣分
气袖位置(1.5分)	触诊确定肱动脉位置,气袖中央在肱动脉表面,松紧合适	1	
	气袖下缘在肘窝上2~3 cm,听诊器体件置于肱动脉搏动处(不能塞于气袖下)	0.5	
测量方法(1.5分)	边充气边听诊至肱动脉搏动消失,水银柱再升高30 mmHg,缓慢放气(2~3 mmHg/s)	1	
	双眼平视观察水银柱,读数尾数应为0、2、4、6、8	0.5	
合计		5	

3. 请根据患者情况,给患者进行神经系统查体(表1-106)。

表1-106　神经系统查体评分

评分要点		分值	扣分
意识状态(0.5分)	神志清	0.5	
语言的检查(0.5分)	言语流利	0.5	
脑神经(2分)	动眼神经、滑车神经、外展神经(支配区域外观、运动,瞳孔及对光反射、调节反射)	0.5	
	三叉神经(面部感觉、咀嚼肌运动、角膜反射、下颌反射)	0.5	
	面神经	0.5	
	舌咽神经、迷走神经(发音、吞咽、咽反射、软腭动度、悬雍垂)	0.5	
运动(4分)	肌张力	1	
	肌力	2	
	共济运动:①指鼻试验;②跟-膝-胫试验;③快速轮替动作;④闭目难立征	1	
深反射(1分)	肱二头肌反射	0.25	
	肱三头肌反射	0.25	
	膝反射	0.25	
	跟腱反射	0.25	
病理征(2分)	Babinski 征	0.5	
	Chaddock 征	0.5	
	Oppenheim 征	0.5	
	Gordon 征	0.5	
合计		10	

(三)病例分析

你认为患者需要完善的检查、初步诊断、存在的健康问题、目前的治疗及今后社区管理原则有哪些(表1-107)?

表1-107 病例分析评分

询问内容		考官提供信息	分值	扣分
一、需要完善的检查(包括需要转诊上级医院的必要检查)(6分)				
1. 血常规		正常	1	
2. 尿常规		正常	0.5	
3. 大便常规		正常	0.5	
4. 心电图		窦性心律,大致正常心电图	1	
5. 血凝分析		正常	0.5	
6. 生化常规		肝肾功能正常,空腹血糖5.7 mmol/L,血胆固醇5.1 mmol/L,甘油三酯2.5 mmol/L,LDL 3.1 mmol/L	1	
7. 颅脑CT		左侧基底节区腔隙性脑梗死	1	
8. 合理补充项		无	0.5	
(回答6项即满分,缺1项扣1分。项目回答不完整的酌情扣分)				
二、初步诊断、存在的健康问题(11分)				
1. 初步诊断	(1)基底节区腔隙性脑梗死		3	
	(2)高血压3级(很高危)		1	
	(3)高脂血症		1	
2. 存在的健康问题	(1)老年男性		1	
	(2)吸烟		1	
	(3)肥胖		1	
	(4)脑血管疾病家族史		1	
	(5)缺乏运动		0.5	
	(6)焦虑情绪		0.5	
	(7)既往未规律就诊、用药,依从性较差。目前血压、血脂控制不达标		0.5	
	(8)喜欢油炸腌制食品		0.5	
(回答6项即满分,缺1项扣1分。项目回答不完整的酌情扣分)				
三、目前的治疗及今后社区管理时的非药物治疗原则(8分)				
1. 目前的治疗		患者目前考虑为急性脑卒中,立即转诊至有条件的医院进一步诊治	2	

续表1-107

询问内容	考官提供信息	分值	扣分
2. 药物	阿司匹林肠溶片 100 mg 1 次/d 瑞舒伐他汀 10 mg 1 次/d 沙库巴曲缬沙坦钠片 100 mg 1 次/d	1	
3. 非药物治疗	(1)戒烟、低盐低脂饮食	1	
	(2)减轻体重、规律运动	1	
	(3)保持心理平衡	1	
	(4)参与健康教育	1	
	(5)加强康复训练,定期复查	1	
合计		25	

(四)医患沟通——作业题(100 分)

1. 向患者解释病情(腔隙性脑梗死教育)。

2. 和患者共同决策(药物治疗方案)。

3. 了解患者生活方式,进行生活方式的指导(戒烟、饮食、运动、血压监测、肢体康复、心理教育)。

4. 对患者担忧的问题进行解答(高血压、吸烟等与脑血管病的关系,可防可控)。

5. 对患者的具体问题提出解决方案(预防脑血管病的生活方式)。

6. 随访的时间及内容或者转诊的相关事项(定期监测血压,每 3~6 个月复查血糖、血脂、肝功能、肾功能、血常规、大便常规,每年复查眼底、颈部血管彩超等并发症相关指标)。

7. 总结、保证沟通效果。

四、脑出血

【案例】

主诉:突发头痛、右侧肢体无力 8 h。

现病史:张××,男性,58 岁。入院前 8 h 劳动时突发头痛,呈持续性胀痛,右侧上、下肢无力,症状渐近性加重,上下肢抬起困难,持物、行走困难,伴恶心、言语含糊。院外未系统诊治。为求进一步诊治来社区卫生服务中心就诊。患者自发病以来,精神、饮食可,夜间睡眠 6~7 h,大小便正常,体重无明显变化。

既往史:有高血压病史 5 年,最高达 180/120 mmHg,未规律监测血压及服用降压药物。无冠心病、糖尿病病史,无颈椎病、胰腺炎、消化性溃疡病史。

个人史、婚育史及家族史:有长期吸烟史 30 余年,1 包/d;长期饮酒史 30 余年,自酿青红酒 500 g/d。平素不爱运动。家庭和睦,社会关系好。24 岁结婚,配偶体健,育有 1 子。退休职工医保,经济状况可。父母均有"高血压"病史。

查体:T 36.8 ℃,P 88 次/min,R 18 次/min,BP 230/135 mmHg,身高 176 cm,体重 85 kg,BMI 27.4 kg/m^2。双侧颈部血管听诊无杂音。双肺呼吸音粗,未闻及干、湿啰音,心律齐,各瓣膜区无杂音。双下肢无水肿。

神经系统检查:意识清楚,双侧瞳孔等大等圆,对光反应灵敏。视野粗测正常,双侧眼球运动正常,无复视,无眼震,右侧鼻唇沟变浅,构音障碍,伸舌偏右。四肢肌张力对称正常,右上肢近端肌力 2 级,远端肌力 0 级,右下肢近远端肌力 2 级,左侧上、下肢肌力 5 级。右侧上、下肢腱反射较左侧活跃,右侧面部及上下肢痛触觉减退,右侧 Babinski 征和 Chaddock 征(+)。颈无抵抗,脑膜刺激征及小脑征阴性(-)。

辅助检查:急诊头颅 CT 平扫示左侧基底节区出血。心电图:左心室高电压,部分 ST-T 改变。血常规:WBC 10.85×10^9/L,N% 80%,RBC 3.68×10^{12}/L,Hb 120 g/L,PLT 238×10^9/L。血生化:Cr 127 mmol/L,GLU 8.9 mmol/L,余均正常。凝血功能:D-二聚体 0.3 mg/L。

（一）病史采集

作为全科医生,如果接诊该患者,应了解哪些病史信息(表 1-108)?

表 1-108　病史采集评分

询问内容		考官提供信息	分值	扣分
一、主要症状描述、病情演变(14 分)				
1.现病史	时间	8 h 前发生的	1	
	部位(单肢? 偏侧? 四肢?)	偏瘫(右侧上下肢)	1	
	诱因(活动?)	劳动时	2	
	持续性? 阵发性?	持续性	1	
	肌无力的程度	上下肢抬起困难,持物困难、行走困难	2	
	言语情况	言语含糊	2	
	持续时间	持续性	1	
	院外就诊治疗情况	未诊治	2	
2.其他伴随症状		头痛部位、程度等,有无头晕、恶心、呕吐、视物模糊、意识情况等	2	
二、有无相关病史(5 分)				
1.有无高血压病史		有高血压病史 5 年,最高达 180/120 mmHg,未规律监测血压及服用降压药物	2	
2.有无糖尿病病史		无	1	

续表 1-108

询问内容	考官提供信息	分值	扣分
3. 有无高脂血症病史	无	1	
4. 合理补充项	无	1	
（回答 4 项即满分,缺 1 项扣 1 分。项目回答不完整的酌情扣分）			
三、家族史（1 分）	父母有"高血压"病史	1	
四、生活方式、心理及社会因素（5 分）			
1. 是否吸烟	长期吸烟史 30 余年,1 包/d	1	
2. 饮酒情况	长期饮酒史 30 余年,自酿青红酒 500 g/d	1	
3. 运动情况	不运动	0.5	
4. 体重情况	体重无明显变化	0.5	
5. 睡眠情况	夜间睡眠 6～7 h	0.5	
6. 二便情况	二便如常	0.5	
7. 是否有影响疾病的心理、社会因素	家庭和睦,社会关系好	0.5	
8. 合理补充项	无	0.5	
（回答 5 项即满分,缺 1 项扣 1 分。项目回答不完整的酌情扣分）			
合计		25	

（二）体格检查

1. 针对患者目前病情,你应做哪些必要的体格检查（表 1-109）?

表 1-109　体格检查评分（口述）

询问内容	考官提供信息	分值	扣分
一、一般项目（5 分）			
1. 体温、脉搏、呼吸	T 36.8 ℃,P 88 次/min,R 18 次/min	1	
2. 皮肤黏膜颜色	皮肤温度正常,无苍白、发绀	1	
3. 双肺呼吸音	双肺呼吸音粗,未闻及干、湿啰音	1	
4. 有无眼睑水肿	无	1	
5. 腹部查体	无异常	0.5	
6. 合理补充项	无	0.5	
（回答 4 项即满分,缺 1 项 0.5 分。项目回答不完整的酌情扣分）			
二、重点查体（10 分）			
1. 身高、体重	身高 176 cm,体重 85 kg,BMI 27.4 kg/m²	1	
2. 血压	BP 230/135 mmHg	2	

续表1-109

询问内容	考官提供信息	分值	扣分
3.颈部血管检查	颈静脉无怒张,颈动脉未闻及明显血管杂音	1	
4.心脏(心率、心律、杂音及心包摩擦音)	心率88次/min,律齐,第一心音有力,未闻及明显杂音,无心包摩擦音	1	
5.神经系统查体(神志、言语、脑神经、肌力、肌张力、共济运动、病理征)	右侧鼻唇沟浅,构音障碍,伸舌偏右。四肢肌张力对称正常,右上肢近端肌力2级,远端肌力0级,右下肢近远端肌力2级,左侧上、下肢肌力5级,右侧上、下肢腱反射较左侧活跃,右侧面部及上下肢痛触觉减退,右侧Babinski征和Chaddock征(+)	4	
6.有无双下肢水肿	无	1	
合计		15	

2.请根据患者情况,给患者测量血压(表1-110)。

表1-110　血压测量评分

评分要点		分值	扣分
测量前沟通与注意事项(1分)	介绍血压测量的目的	0.5	
	注意事项,如排尿、禁烟酒咖啡、休息至少5 min等	0.5	
体位与血压计同一水平(1分)	坐位或仰卧位,暴露恰当,肘部、血压计"0"点与心脏在同一水平	0.5	
	检查血压计水银柱是否在"0"点、有无气泡	0.5	
气袖位置(1.5分)	触诊确定肱动脉位置,气袖中央在肱动脉表面,松紧合适	1	
	气袖下缘在肘窝上2～3 cm,听诊器体件置于肱动脉搏动处(不能塞于气袖下)	0.5	
测量方法(1.5分)	边充气边听诊至肱动脉搏动消失,水银柱再升高30 mmHg,缓慢放气(2～3 mmHg/s)	1	
	双眼平视观察水银柱,读数尾数应为0、2、4、6、8	0.5	
合计		5	

3.请根据患者情况,对患者进行神经系统查体(表1-111)。

表1-111　神经系统查体评分

评分要点		分值	扣分
意识状态(0.5分)	神志清	0.5	
语言的检查(0.5分)	言语流利	0.5	

续表 1-111

	评分要点	分值	扣分
脑神经(2分)	动眼神经、滑车神经、外展神经(支配区域外观、运动,瞳孔及对光反射、调节反射)	0.5	
	三叉神经(面部感觉、咀嚼肌运动、角膜反射、下颌反射)	0.5	
	面神经	0.5	
	舌咽神经、迷走神经(发音、吞咽、咽反射、软腭动度、悬雍垂)	0.5	
运动(4分)	肌张力	1	
	肌力	2	
	共济运动:①指鼻试验;②跟-膝-胫试验;③快速轮替动作;④闭目难立征	1	
深反射(1分)	肱二头肌反射	0.25	
	肱三头肌反射	0.25	
	膝反射	0.25	
	跟腱反射	0.25	
病理征(2分)	Babinski 征	0.5	
	Chaddock 征	0.5	
	Oppenheim 征	0.5	
	Gordon 征	0.5	
合计		10	

(三)病例分析

你认为患者需要完善的检查、初步诊断、存在的健康问题、目前的治疗及今后社区管理原则有哪些(表1-112)?

表 1-112 病例分析评分

询问内容	考官提供信息	分值	扣分
一、需要完善的检查(包括需要转诊上级医院的必要检查)(6分)			
1. 血常规	WBC 10.85×10^9/L,N% 80% ,RBC 3.68×10^{12}/L,Hb 120 g/L,PLT 238×10^9/L	1	
2. 尿常规	暂未做	1	
3. 大便常规	暂未做	1	
4. 心电图	左心室高电压,部分 ST-T 改变	1	
5. 血凝分析	D-二聚体 0.3 mg/L	0.5	
6. 生化常规	Cr 127 mmol/L、GLU 8.9 mmol/L,余均正常	0.5	
7. 颅脑 CT	左侧基底节区出血	0.5	

续表1-112

询问内容	考官提供信息	分值	扣分
8.合理补充项	无	0.5	
(回答6项即满分,缺1项扣1分。项目回答不完整的酌情扣分)			
二、初步诊断、存在的健康问题(11分)			
1.初步诊断	(1)脑出血	3	
	(2)高血压3级(极高危)	3	
2.存在的健康问题	(1)中年男性	0.5	
	(2)吸烟	1	
	(3)肥胖	1	
	(4)心血管疾病家族史	1	
	(5)缺乏运动	0.5	
	(6)饮酒	0.5	
	(7)既往未规律就诊、用药,依从性较差。目前血压、血脂控制不达标	0.5	
(回答5项即满分,缺1项扣1分。项目回答不完整的酌情扣分)			
三、目前的治疗及今后社区管理时的非药物治疗原则(8分)			
1.药物治疗	降压药物,控制血压达标140/90 mmHg以下	3	
2.非药物治疗	(1)戒烟、低盐低脂饮食	1	
	(2)减轻体重、规律运动	1	
	(3)保持心理健康	1	
	(4)参与健康教育	1	
	(5)纳入慢性疾病管理,定期复查	1	
合计		25	

(四)医患沟通——作业题(100分)

1.向患者解释病情(脑出血教育)。

2.和患者共同决策(药物治疗方案)。

3.了解患者生活方式,进行生活方式的指导(戒烟、饮食、运动、血压监测教育)。

4.对患者担忧的问题进行解答(高血压与脑血管病的关系,可防可控)。

5.对患者的具体问题提出解决方案(预防脑血管病的生活方式)。

6.随访的时间及内容或者转诊的相关事项(定期监测血压,每3~6个月复查血糖、血脂、肝功能、肾功能、血常规、大便常规,每年复查眼底等并发症相关指标)。

7.总结、保证沟通效果。

五、脑栓塞

 【案例】

主诉:突发右侧肢体无力、不能言语3.5 h。

现病史:王××,男性,71 岁,退休。入院前3.5 h 安静状态下突发右侧肢体无力,上下肢不能抬起,右手不能持物,不能言语,伴有口角歪斜,双眼向左凝视。

既往史:既往"冠心病、心房颤动"病史10 余年,未予抗栓治疗;"高血压"3 年,血压最高达156/110 mmHg,血压控制情况不详;否认"糖尿病"史。

查体:左侧BP 175/90 mmHg,右侧BP 165/86 mmHg,双颈动脉、椎动脉、锁骨下动脉听诊区未闻及杂音,双肺呼吸音清,未闻及湿啰音,心率82 次/min,心律绝对不齐,心音强弱不等,各瓣膜听诊区未闻及杂音。神经系统检查:神志清楚,运动性失语,双侧瞳孔等大等圆,直径约3 mm,对光反射存在,双眼向左凝视,右鼻唇沟浅,悬雍垂居中,伸舌右偏;右侧肢体肌力3 级,左侧肢体肌力5 级,共济检查欠合作;深浅感觉正常;双侧腱反射(++),右侧Babinski 征(+);双侧Kernig 征(−);NIHSS 评分13 分。

辅助检查:头颅CT 未见出血。血常规、尿常规、大便常规、凝血全套均正常。

(一)病史采集

作为全科医生,如果接诊该患者,应了解哪些病史信息(表1-113)?

表1-113 病史采集评分

询问内容		考官提供信息	分值	扣分
一、主要症状描述、病情演变(15 分)				
1. 现病史	时间	3.5 h 前发生的	2	
	部位(单肢? 偏侧? 四肢?)	偏瘫(右侧上下肢)	2	
	诱因(活动?)	安静状态下	2	
	持续性? 阵发性?	持续性	1	
	肌无力的程度	上下肢不能抬起,右手不能持物	2	
	言语情况	不能言语	2	
	院外就诊治疗情况	未诊治	2	
2. 其他伴随症状		口角歪斜、双眼向左凝视、头晕、恶心、呕吐、视物模糊,意识情况等	2	
二、有无相关病史(4 分)				
1. 有无高血压病史		高血压病史3 年	1	

续表 1-113

询问内容	考官提供信息	分值	扣分
2. 有无糖尿病病史	无	1	
3. 有无高脂血症病史	无	1	
4. 合理补充项	"冠心病、心房颤动"病史 10 余年，未予抗栓治疗	1	
（回答 4 项即满分，缺 1 项扣 1 分。项目回答不完整的酌情扣分）			
三、家族史（1 分）	无	1	
四、生活方式、心理及社会因素（5 分）			
1. 是否吸烟	否	1	
2. 饮食、饮酒情况	饮食无特殊，无饮酒史	1	
3. 运动情况	一般	0.5	
4. 体重情况	无变化	0.5	
5. 睡眠情况	一般	0.5	
6. 二便情况	正常	0.5	
7. 是否有影响疾病的心理、社会因素	家庭和睦，社会关系好	0.5	
8. 合理补充项	无	0.5	
（回答 5 项即满分，缺 1 项扣 1 分。项目回答不完整的酌情扣分）			
合计		25	

（二）体格检查

1. 针对患者目前病情，你应做哪些必要的体格检查（表 1-114）？

表 1-114 体格检查评分（口述）

询问内容	考官提供信息	分值	扣分
一、一般项目（5 分）			
1. 体温、脉搏、呼吸	未测量	1	
2. 皮肤黏膜颜色	皮肤温度正常，无苍白、发绀	1	
3. 双肺呼吸音	双肺呼吸音清	1	
4. 有无眼睑水肿	无	1	
5. 腹部查体	无异常	0.5	
6. 合理补充项	无	0.5	
（回答 4 项即满分，缺 1 项扣 0.5 分。项目回答不完整的酌情扣分）			

续表 1-114

询问内容	考官提供信息	分值	扣分
二、重点查体(10分)			
身高、体重	未测量	1	
血压	左侧 BP 175/90 mmHg,右侧 BP 165/86 mmHg	2	
颈部血管检查	颈静脉无怒张,颈动脉未闻及明显血管杂音	1	
心脏(心率、心律、杂音及心包摩擦音)	心率 82 次/min,心律绝对不齐,第一心音强弱不等	1	
神经系统查体(神志、言语、脑神经、肌力、肌张力、共济运动、病理征)	神志清楚,运动性失语,双侧瞳孔等大等圆,直径约 3 mm,对光反射存在,双眼向左凝视,右鼻唇沟浅,悬雍垂居中,伸舌右偏;右侧肢体肌力 3 级,左侧肢体肌力 5 级,共济检查欠合作;深浅感觉正常;双侧腱反射(++),右侧 Babinski 征(+);双侧 Kernig 征(-)	4	
有无双下肢水肿	无	1	
合计		15	

2. 请根据患者情况,给患者测量血压(表 1-115)。

表 1-115　体格检查评分

评分要点		分值	扣分
测量前沟通与注意事项(1分)	介绍血压测量的目的	0.5	
	注意事项,如排尿、禁烟酒咖啡、休息至少 5 min 等	0.5	
体位与血压计同一水平(1分)	坐位或仰卧位,暴露恰当,肘部、血压计"0"点与心脏在同一水平	0.5	
	检查血压计水银柱是否在"0"点、有无气泡	0.5	
气袖位置(1.5分)	触诊确定肱动脉位置,气袖中央在肱动脉表面,松紧合适	1	
	气袖下缘在肘窝上 2~3 cm,听诊器体件置于肱动脉搏动处(不能塞于气袖下)	0.5	
测量方法(1.5分)	边充气边听诊至肱动脉搏动消失,水银柱再升高 30 mmHg,缓慢放气(2~3 mmHg/s)	1	
	双眼平视观察水银柱,读数尾数应为 0、2、4、6、8	0.5	
合计		5	

3.请根据患者情况,对患者进行神经系统查体(表1-116)。

表1-116 神经系统查体评分

评分要点		分值	扣分
意识状态(0.5分)	神志清	0.5	
语言的检查(0.5分)	言语流利	0.5	
脑神经(2分)	动眼神经、滑车神经、外展神经(支配区域外观、运动,瞳孔及对光反射、调节反射)	0.5	
	三叉神经(面部感觉、咀嚼肌运动、角膜反射、下颌反射)	0.5	
	面神经	0.5	
	舌咽神经、迷走神经(发音、吞咽、咽反射、软腭动度、悬雍垂)	0.5	
运动(4分)	肌张力	1	
	肌力	2	
	共济运动:①指鼻试验;②跟-膝-胫试验;③快速轮替动作;④闭目难立征	1	
深反射(1分)	肱二头肌反射	0.25	
	肱三头肌反射	0.25	
	膝反射	0.25	
	跟腱反射	0.25	
病理征(2分)	Babinski 征	0.5	
	Chaddock 征	0.5	
	Oppenheim 征	0.5	
	Gordon 征	0.5	
合计		10	

(三)病例分析

你认为患者需要完善的检查、初步诊断、存在的健康问题、目前的治疗及今后社区管理原则有哪些(表1-117)?

表1-117 病例分析评分

询问内容	考官提供信息	分值	扣分
一、需要完善的检查(包括需要转诊上级医院的必要检查)(6分)			
1.血常规	正常	1	
2.尿常规	正常	1	

续表 1-117

询问内容	考官提供信息	分值	扣分
3. 大便常规	正常	1	
4. 心电图	暂未做	1	
5. 血凝分析	正常	0.5	
6. 生化常规	暂未做	0.5	
7. 颅脑 CT	未见出血征象	0.5	
8. 合理补充项	无	0.5	
(回答 6 项即满分,缺 1 项扣 1 分。项目回答不完整的酌情扣分)			
二、初步诊断、存在的健康问题(11 分)			
1. 初步诊断	(1)脑栓塞	2	
	(2)高血压 2 级(很高危)	1	
	(3)冠状动脉粥样硬化性心脏病	1	
	(4)心房颤动	1	
2. 存在的健康问题	(1)老年男性	1	
	(2)高血压	1	
	(3)冠心病	1	
	(4)心房颤动	1	
	(5)缺乏运动	1	
	(6)既往未规律就诊、用药,依从性较差。目前血压、血糖控制不达标	1	
(回答 5 项即满分,缺 1 项扣 1 分。项目回答不完整的酌情扣分)			
三、目前的治疗及今后社区管理时的非药物治疗原则(8 分)			
1. 药物治疗	抗凝药、他汀类药物、降压药、降糖药	3	
2. 非药物治疗	(1)低盐、低脂饮食	1	
	(2)规律运动	1	
	(3)保持心理健康	1	
	(4)参与健康教育	1	
	(5)纳入慢性疾病管理,定期复查	1	
合计		25	

(四)医患沟通——作业题(100 分)

1. 向患者解释病情(脑栓塞、心房颤动教育)。

2. 和患者共同决策(药物治疗方案)。

3. 了解患者生活方式,进行生活方式的指导(结合案例拟定指导点)。

4. 对患者担忧的问题进行解答(结合案例拟定指导点)。

5. 对患者的具体问题提出解决方案(结合案例拟定指导点)。

6. 随访的时间及内容或者转诊的相关事项(根据疾病和案例,制订随访计划)。

7. 总结、保证沟通效果。

第二章

儿科疾病

第一节　儿童社区获得性肺炎

【案例】

代主诉:发热伴咳嗽、咳痰、喘息 1 周。

现病史:刘××,5 个月。1 周前接触感冒家人后出现发热,热峰 39 ℃,口服退热药后可降至正常,无寒战、畏寒,阵发性咳嗽,晨起重,有痰不易咳出,伴喘息,哭闹及吃奶时加重,无发绀,自行口服"退热药、氨溴索"等治疗,仍有反复发热,咳嗽无减轻,就诊我院门诊,以"社区获得性肺炎"收入院。自发病以来,患者精神饮食差,睡眠差,吃奶量较前减少,大小便正常。

既往史:既往因"支气管肺炎"住院治疗。否认传染病接触史。疫苗按时接种。无外伤史及药物过敏史。无输血史,无食物过敏史。

查体:T 38.5 ℃,P 105 次/min,R 40 次/min,体重 9.5 kg。神志清楚,精神差,皮肤黏膜色泽正常。咽部充血,双侧扁桃体Ⅱ度大。双肺呼吸音粗,闻及喘鸣音、湿啰音。心律齐,心音可,未闻及明显杂音,无心包摩擦音。腹部查体无异常。双下肢无水肿。四肢肌力、肌张力正常。

辅助检查:血常规、尿常规、大便常规均正常。心电图:窦性心律,大致正常心电图。肝肾功能正常。CRP 28.38 mg/L,白介素-6(IL-6) 15.9 pg/mL。血清淀粉样蛋白 A(SAA) 300 mg/L。胸片见磨玻璃样斑片状密度增高影,边缘模糊。

(一)病史采集

作为全科医生,如果接诊该患者,应了解哪些病史信息(表2-1)?

表2-1　病史采集评分

询问内容	考官提供信息	分值	扣分
准备 (2分)	1. 着装:工作衣穿戴整洁,仪表端庄	1	
	2. 核对患者姓名、性别、年龄等身份信息	0.5	
	3. 告知目的、意义	0.5	

续表2-1

询问内容	考官提供信息	分值	扣分
现病史 （15分）	发病诱因	3	
	热型，发热出现的时间、具体表现、口服退热药后效果，有无寒战、抽搐；咳嗽情况	5	
	有无伴随腹泻、呕吐、面色苍白（发黄）	2	
	是否有误吸史，有无皮疹及皮肤黏膜出血点	3	
	二便、睡眠、饮食等一般情况	2	
诊疗经过 （3分）	是否到医院就诊、做过哪些检查	1	
	治疗用药情况如何	2	
相关病史 （2分）	有无药物过敏史	1	
	既往有无类似发作史，患过什么疾病。母亲孕产史、出生史。喂养史、生长发育史	0.5	
	户外活动情况，有无维生素D服用史	0.5	
问诊技巧 （2分）	1.条理性强、能抓住重点	1	
	2.能够围绕病情询问	1	
职业素养 （1分）	1.与患者家长沟通时态度和蔼，语言文明，通俗易懂	0.5	
	2.在规定时间内完成操作，表现出良好的职业素质	0.5	
合计		25	

（二）体格检查

针对患者目前病情，你应做哪些必要的体格检查（表2-2）？

表2-2 体格检查评分（口述）

询问内容	考官提供信息	分值	扣分
一、一般项目（5分）			
1.体温、脉搏、呼吸	T 38.5 ℃，P 105 次/min，R 40 次/min	1	
2.神志	清楚	1	
3.皮肤黏膜颜色、咽部	皮肤温度正常，无苍白、发绀，咽红，扁桃体Ⅱ度肿大	1	
4.神经系统检查	四肢肌力、肌张力正常	1	
5.有无眼睑水肿	无	0.5	
6.合理补充项目	无	0.5	
（回答4项即满分，缺1项扣0.5分。项目回答不完整的酌情扣分）			

续表2-2

询问内容	考官提供信息	分值	扣分
二、重点查体(10分)			
1. 双肺呼吸音	双肺呼吸音粗,可闻及喘鸣音、湿啰音	5	
2. 心脏检查(心界、心率、心律、心音、杂音、心包摩擦音等,需描述具体项目至少6项)	心界不大,心率105 次/min,律齐,第一心音不低钝,未闻及明显杂音,无心包摩擦音	4	
3. 腹部查体	无异常	1	
合计		15	

(三)病例分析

你认为患者需要完善的检查、初步诊断、存在的健康问题、目前的治疗及今后社区管理原则有哪些(表2-3)?

表2-3 病例分析评分

询问内容	考官提供信息	分值	扣分
一、需要完善的检查(包括需要转诊上级医院的必要检查)(6分)			
1. 血常规	正常	1	
2. 感染指标	CRP 28.38 mg/L,IL-6 15.9 pg/mL,SAA 300 mg/L	1	
3. 病原学检查	暂未做	1	
4. 肺部X射线	磨玻璃样斑片状密度增高影,边缘模糊	1	
5. 心电图	窦性心律,大致正常心电图	1	
6. 肝肾功能	正常	0.5	
7. 合理补充项目	无	0.5	
(回答6项即满分,缺1项扣1分。项目回答不完整的酌情扣分)			
二、初步诊断、存在的健康问题(11分)			
1. 初步诊断	社区获得性肺炎,非重症	5	
2. 存在的健康问题	(1)发热时间长	1	
	(2)抗生素应用合理性	1	
	(3)家长焦虑情绪	1	
	(4)未规律就诊、用药,依从性较差	1	
	(5)既往肺炎病史	1	
	(6)年龄小	0.5	
	(7)其他	0.5	
(回答3项即满分,缺1项扣2分。项目回答不完整的酌情扣分)			

续表2-3

询问内容	考官提供信息	分值	扣分
三、目前的治疗及今后社区管理时非药物治疗原则(8分)			
1.药物治疗	(1)待病原学检测结果回报,评估抗生素选择情况	0.5	
	(2)氨溴索 7.5 mg bid ivgtt	0.5	
	(3)退热药(必要时)	0.5	
	(4)雾化	0.5	
2.对症治疗	(1)保持呼吸道通畅	1	
	(2)呼吸支持	1	
	(3)必要时使用丙种球蛋白	1	
	(4)必要时使用激素	1	
	(5)必要时支气管镜检查	1	
	(6)其他	1	
(回答5项即满分,缺1项扣1分。项目回答不完整的酌情扣分)			
合计		25	

(四)医患沟通——作业题(100分)

1.向患者家长解释病情。

2.和患者家长共同决策(药物治疗方案)。

3.对患者家长担忧的问题进行解答(是否会反复喘息,应用激素类药物副作用问题)。

4.对患者及家长的具体问题提出解决方案(避免反复感染,规律治疗)。

5.随访的时间及内容或者转诊的相关事项。

6.总结、保证沟通效果。

第二节 儿童腹泻病

【案例】

代主诉:发热、呕吐 3 d,腹泻 2 d。

现病史:刘××,5 个月。3 d 前无明显诱因出现发热,体温38.5 ℃左右,呕吐数次,呕吐物为未消化奶液,非喷射性。2 d 前出现大便次数增多,10 余次/d,蛋花样稀水便,无咳嗽,无流涕鼻塞,自行口服"退热药、益生菌、醒脾养儿颗粒"等治疗,未见好转,就诊于医院门诊,以"小儿腹泻病"收入院。自发病以来,患儿精神饮食差,睡眠差,吃奶量较前减少,小便量明显减少。

既往史:否认传染病接触史。疫苗按时接种。无外伤史及药物过敏史。无输血史,无食物过敏史。

查体:T 38.5 ℃,P 120 次/min,R 40 次/min,体重 9.5 kg。神志清楚,精神萎靡,皮肤黏膜弹性差、干燥。眼窝凹陷,咽部充血,双侧扁桃体未见肿大。双肺呼吸音粗,闻及喘鸣音、湿啰音。心律齐,心音可,未闻及明显杂音,无心包摩擦音。腹软,肠鸣音活跃。双下肢无水肿。四肢肌力、肌张力正常,四肢末端稍凉。

辅助检查:血常规正常。肝肾功能均正常。大便常规:稀水样便,未见白细胞、红细胞等。心电图:窦性心律,大致正常心电图。

(一)病史采集

作为全科医生,如果接诊该患者,应了解哪些病史信息(表2-4)?

表2-4 病史采集评分

询问内容	考官提供信息	分值	扣分
准备 (2分)	1. 着装:工作衣穿戴整洁,仪表端庄	1	
	2. 核对患者姓名、性别、年龄等身份信息	0.5	
	3. 告知目的、意义	0.5	
现病史 (15分)	发病诱因	3	
	热型,发热出现的时间、具体表现、口服退热药后效果,有无寒战、抽搐	5	
	呕吐情况,呕吐物,大便次数、性状,有无黏液/脓血	2	
	饮食、尿量;有无流涕、咳嗽、抽搐等症状	3	
	一般情况	2	
诊疗经过 (3分)	是否到医院就诊、做过哪些检查	1	
	治疗用药情况如何	2	
相关病史 (2分)	有无药物过敏史	1	
	既往有无类似发作史,患过什么疾病。母亲孕产史、出生史。喂养史、生长发育史	0.5	
	户外活动情况,有无维生素 D 服用史	0.5	
问诊技巧 (2分)	1. 条理性强、能抓住重点	1	
	2. 能够围绕病情询问	1	
职业素养 (1分)	1. 与患者家长沟通时态度和蔼,语言文明,通俗易懂	0.5	
	2. 在规定时间内完成操作,表现出良好的职业素质	0.5	
合计		25	

（二）体格检查

针对患者目前病情,你应做哪些必要的体格检查(表2-5)?

表2-5 体格检查评分(口述)

询问内容	考官提供信息	分值	扣分
一、一般项目(5分)			
1. 体温、脉搏、呼吸	T 38.5 ℃,P 120 次/min,R 40 次/min	1	
2. 神志	清楚	1	
3. 皮肤黏膜颜色	精神萎靡,皮肤黏膜弹性差、干燥	1	
4. 神经系统检查	四肢肌力、肌张力正常	1	
5. 有无眼窝凹陷	有	0.5	
6. 合理补充项目	无	0.5	
(回答4项即满分,缺1项扣0.5分。项目回答不完整的酌情扣分)			
二、重点查体(10分)			
1. 双肺呼吸音	双肺呼吸音粗,闻及喘鸣音、湿啰音	5	
2. 心脏检查(心界、心率、心律、心音、杂音、心包摩擦音等,需描述具体项目至少6项)	心界不大,心率120 次/min,律齐,第一心音不低钝,未闻及明显杂音,无心包摩擦音	4	
3. 腹部查体	腹软,肠鸣音活跃,无胃肠型、蠕动波	1	
合计		15	

（三）病例分析

你认为患者需要完善的检查、初步诊断、存在的健康问题、目前的治疗及今后社区管理原则有哪些(表2-6)?

表2-6 病例分析评分

询问内容	考官提供信息	分值	扣分
一、需要完善的检查(包括需要转诊上级医院的必要检查)(6分)			
1. 血常规	正常	1	
2. 感染指标	暂未做	1	
3. 大便培养、病原学检查	稀水样便,未见白细胞、红细胞等;病原学检查暂未做	1	

续表2-6

询问内容	考官提供信息	分值	扣分
4.血气分析、电解质	暂未做	1	
5.心电图	窦性心律,大致正常心电图	1	
6.肝肾功能	正常	0.5	
7.合理补充项目	无	0.5	
(回答6项即满分,缺1项扣1分。项目回答不完整的酌情扣分)			
二、初步诊断、存在的健康问题(11分)			
1.初步诊断	(1)小儿腹泻病	3	
	(2)中度脱水	2	
2.存在的健康问题	(1)中度脱水	2	
	(2)电解质紊乱及酸中毒	2	
	(3)未规律就诊、用药,依从性较差	1	
	(4)年龄小	1	
(回答3项即满分,缺1项扣2分。项目回答不完整的酌情扣分)			
三、目前的治疗及今后社区管理时非药物治疗原则(8分)			
1.药物治疗	(1)纠正脱水	0.5	
	(2)根据血气分析、电解质结果,调整补液方案	0.5	
2.对症治疗	(1)益生菌	2	
	(2)蒙脱石散	2	
	(3)锌剂	1	
	(4)中医治疗	1	
	(5)其他	1	
(回答4项即满分,缺1项扣1分。项目回答不完整的酌情扣分)			
合计		25	

(四)医患沟通——作业题(100分)

1.向患者家长解释病情。

2.和患者家长共同决策(治疗方案)。

3.对患者家长担忧的问题进行解答(需不需要应用抗生素,具体病因)。

4.对患者及家长的具体问题提出解决方案。

5.随访的时间及内容或者转诊的相关事项。

6.总结、保证沟通效果。

第三节 儿童腹痛

【案例】

代主诉:间断性腹痛3个月。

现病史:刘××,6岁,3个月前间断性出现腹痛,多为脐周痛,持续数分钟到1 h,有时需要躺着让妈妈抚摸肚子才能好转,有时一边喊痛,一边玩耍。无夜间痛,尤其是从未因腹痛难以入睡或从睡眠中痛醒。无发热、呕吐,无腹泻或者便秘。无胃酸反流、口臭。无腹痛时精神好,食欲正常,体重增长良好。就诊于医院门诊。

既往史:否认传染病接触史。疫苗按时接种。无外伤史及药物过敏史。无输血史,无食物过敏史。

查体:T 36.5 ℃,P 80次/min,R 20次/min,体重30 kg。神志清楚,皮肤黏膜红润。咽部无充血,双侧扁桃体未见肿大。双肺呼吸音粗,未闻及干、湿啰音。心律齐,心音可,未闻及明显杂音,无心包摩擦音。腹软,肠鸣音正常。双下肢无水肿。四肢肌力、肌张力正常,四肢末端温。肛检正常。

辅助检查:血常规正常。大便常规:正常,未见白细胞、红细胞等。肝肾功能正常。心电图:窦性心律,大致正常心电图。

(一)病史采集

作为全科医生,如果接诊该患者,应了解哪些病史信息(表2-7)?

表2-7 病史采集评分

询问内容	考官提供信息	分值	扣分
准备 (2分)	1. 着装:工作衣穿戴整洁,仪表端庄	1	
	2. 核对患者姓名、性别、年龄等身份信息	0.5	
	3. 告知目的、意义	0.5	
现病史 (15分)	发病诱因	3	
	腹痛出现的时间、具体表现、持续时间,有无夜间痛,有无影响睡眠	5	
	有无呕吐,大便次数、性状,有无黏液/脓血	2	
	饮食、睡眠;有无流涕、咳嗽、抽搐等症状	3	
	一般情况:体重增长情况	2	
诊疗经过 (3分)	是否到医院就诊、做过哪些检查	1	
	治疗用药情况如何	2	

续表2-7

询问内容	考官提供信息	分值	扣分
相关病史 (2分)	有无药物过敏史	1	
	既往有无类似发作史,患过什么疾病。母亲孕产史、出生史。喂养史、生长发育史	0.5	
	家族有无消化道疾病史	0.5	
问诊技巧 (2分)	1. 条理性强、能抓住重点	1	
	2. 能够围绕病情询问	1	
职业素养 (1分)	1. 与患者及家长沟通时态度和蔼,语言文明,通俗易懂	0.5	
	2. 在规定时间内完成操作,表现出良好的职业素质	0.5	
合计		25	

(二)体格检查

针对患者目前病情,你应做哪些必要的体格检查(表2-8)?

表2-8　体格检查评分(口述)

询问内容	考官提供信息	分值	扣分
一、一般项目(5分)			
1. 体温、脉搏、呼吸	T 36.5 ℃,P 80 次/min,R 20 次/min	1	
2. 神志	清楚	1	
3. 皮肤黏膜颜色	正常	1	
4. 神经系统检查	四肢肌力、肌张力正常	1	
5. 肛检	正常	0.5	
6. 合理补充项目	无	0.5	
(回答4项即满分,缺1项扣0.5分。项目回答不完整的酌情扣分)			
二、重点查体(10分)			
1. 双肺呼吸音	双肺呼吸音粗,未闻及干、湿啰音	5	
2. 心脏检查(心界、心率、心律、心音、杂音、心包摩擦音等,需描述具体项目至少6项)	心界不大,心率80 次/min,律齐,心音有力,未闻及明显杂音,无心包摩擦音	4	
3. 腹部查体	腹软,肠鸣音正常	1	
合计		15	

(三)病例分析

你认为患者需要完善的检查、初步诊断、存在的健康问题、目前的治疗及今后社区管理原则有哪些(表2-9)?

表2-9 病例分析评分

询问内容	考官提供信息	分值	扣分
一、需要完善的检查(包括需要转诊上级医院的必要检查)(6分)			
1. 血常规	正常	1	
2. 感染指标	暂未做	1	
3. 消化道相关检查	暂未做	1	
4. 尿常规	暂未做	1	
5. 心电图	窦性心律,大致正常心电图	1	
6. 肝肾功能	正常	0.5	
7. 合理补充项目	无	0.5	
(回答6项即满分,缺1项扣1分。项目回答不完整的酌情扣分)			
二、初步诊断、存在的健康问题(11分)			
1. 初步诊断	功能性腹痛	5	
2. 存在的健康问题	(1)完善相关检查,除外其他病因	3	
	(2)父母焦虑	3	
(项目回答不完整的酌情扣分)			
三、目前的治疗及今后社区管理时非药物治疗原则(8分)			
1. 治疗	无需药物治疗,定期复诊	1	
2. 随诊	(1)没有警钟症状和体征	2	
	(2)2~4周复诊	1	
	(3)记录1周的腹痛日记	2	
	(4)中医治疗	1	
	(5)其他	1	
(回答4项即满分,缺1项扣1分。项目回答不完整的酌情扣分)			
合计		25	

(四)医患沟通——作业题(100分)

1. 向患者家长解释病情。

2. 和患者家长共同决策(治疗方案)。

3. 对患者家长担忧的问题进行解答(如何缓解腹痛)。

4.对患者及家长的具体问题提出解决方案。

5.随访的时间及内容或者转诊的相关事项。

6.总结、保证沟通效果。

第四节　儿童流行性感冒

【案例】

代主诉:发热 2 d。

现病史:刘××,2 岁。2 d 前接触感冒家人后出现发热,热峰 39 ℃,口服退热药不能降至正常,寒战、畏寒、咽喉痛,有流涕、鼻塞,阵发性咳嗽,晨起重,有痰不易咳出,呕吐 1 次,非喷射性,无抽搐,自行口服"退热药、阿莫西林克拉维酸钾"等治疗,仍有反复发热,就诊于医院门诊。自发病以来,患者精神、饮食差,全身肌肉痛,大小便正常。

既往史:既往因"支气管肺炎"住院治疗。患儿母亲 1 周前确诊流行性感冒。疫苗按时接种。无外伤史及药物过敏史。无输血史,无食物过敏史。

查体:T 38.5 ℃,P 105 次/min,R 40 次/min,体重 12 kg。神志清楚,精神差,皮肤黏膜色泽正常。咽部充血,双侧扁桃体无肿大。双肺呼吸音粗,未闻及干、湿啰音。心律齐,心音可,未闻及明显杂音,无心包摩擦音。腹部查体无异常。双下肢无水肿。四肢肌力、肌张力正常。

辅助检查:血常规、尿常规、大便常规均正常。肝肾功能正常。CRP 8.03 mg/L,白介素-6 31.5 pg/mL。SAA 300 mg/L。心电图:窦性心律,大致正常心电图。

(一)病史采集

作为全科医生,如果接诊该患者,应了解哪些病史信息(表2-10)?

表2-10　病史采集评分

询问内容	考官提供信息	分值	扣分
准备 (2分)	1.着装:工作衣穿戴整洁,仪表端庄	1	
	2.核对患者姓名、性别、年龄等身份信息	0.5	
	3.告知目的意义	0.5	
现病史 (15分)	发病诱因	3	
	热型,发热出现的时间、具体表现、口服退热药后效果,有无寒战、抽搐;咳嗽情况	5	
	有无伴随腹泻呕吐、全身肌肉关节痛	2	
	有无皮疹及皮肤黏膜出血点	3	
	二便、睡眠、饮食等一般情况	2	

续表2-10

询问内容	考官提供信息	分值	扣分
诊疗经过 （3分）	是否到医院就诊、做过哪些检查	1	
	治疗用药情况如何	2	
相关病史 （2分）	有无药物过敏史	1	
	既往有无类似发作史，患过什么疾病。母亲孕产史、出生史。喂养史、生长发育史	0.5	
	有无接触类似症状患者	0.5	
问诊技巧 （2分）	1. 条理性强、能抓住重点	1	
	2. 能够围绕病情询问	1	
职业素养 （1分）	1. 与患者和家长沟通时态度和蔼，语言文明，通俗易懂	0.5	
	2. 在规定时间内完成操作，表现出良好的职业素质	0.5	
合计		25	

（二）体格检查

针对患者目前病情，你应做哪些必要的体格检查（表2-11）？

表2-11 体格检查评分（口述）

询问内容	考官提供信息	分值	扣分
一、一般项目(5分)			
1. 体温、脉搏、呼吸	T 38.5 ℃，P 105 次/min，R 40 次/min	1	
2. 神志	清楚	1	
3. 皮肤黏膜颜色、咽部	皮肤温度正常，无苍白、发绀，咽红	1	
4. 神经系统检查	四肢肌力、肌张力正常	1	
5. 有无眼睑水肿	无	0.5	
6. 合理补充项目	无	0.5	
（回答4项即满分，缺1项扣0.5分。项目回答不完整的酌情扣分）			
二、重点查体(10分)			
1. 双肺呼吸音（视触叩听诊）	双肺呼吸音粗，未闻及干、湿啰音	5	
2. 心脏检查（心界、心率、心律、心音、杂音、心包摩擦音等，需描述具体项目至少6项）	心界不大，心率105 次/min，律齐，第一心音不低钝，未闻及明显杂音，无心包摩擦音	4	

续表2-11

询问内容	考官提供信息	分值	扣分
3.腹部查体	无异常	1	
合计		15	

(三)病例分析

你认为患者需要完善的检查、初步诊断、存在的健康问题、目前的治疗及今后社区管理原则有哪些(表2-12)?

表2-12 病例分析评分

询问内容	考官提供信息	分值	扣分
一、需要完善的检查(包括需要转诊上级医院的必要检查)(6分)			
1.血常规	正常	1	
2.感染指标	CRP 8.03 mg/L,白介素-6 31.5 pg/mL,SAA 300 mg/L	1	
3.病原学检查	暂未做	1	
4.心电图	窦性心律,大致正常心电图	1	
5.血气分析	暂未做	1	
6.肝肾功能	正常	0.5	
7.合理补充项目	无	0.5	
(回答6项即满分,缺1项扣1分。项目回答不完整的酌情扣分)			
二、初步诊断、存在的健康问题(11分)			
1.初步诊断	流行性感冒	5	
2.存在的健康问题	(1)呼吸频率增快	1	
	(2)抗病毒药物应用合理性	1	
	(3)家长焦虑情绪	1	
	(4)未规律就诊、用药,依从性较差	1	
	(5)既往肺炎病史	1	
	(6)年龄小	1	
(回答3项即满分,缺1项扣2分。项目回答不完整的酌情扣分)			
三、目前的治疗及今后社区管理时非药物治疗原则(8分)			
1.药物治疗	(1)抗病毒药物:奥司他韦	1	
	(2)退热药(必要时)	1	

续表 2-12

询问内容	考官提供信息	分值	扣分
2.对症治疗	(1)保持呼吸道通畅	2	
	(2)呼吸支持	2	
	(3)必要时应用丙种球蛋白	2	
(回答 2 项即满分,缺 1 项扣 2 分。项目回答不完整的酌情扣分)			
合计		25	

(四)医患沟通——作业题(100分)

1.向患者家长解释病情。

2.和患者家长共同决策(药物治疗方案)。

3.对患者家长担忧的问题进行解答(抗病毒药物应用时机)。

4.对患者家长的具体问题提出解决方案(是否需等抗原检测结果回报后再应用抗病毒药物)。

5.随访的时间及内容或者转诊的相关事项。

6.总结、保证沟通效果。

第三章

妇产科疾病

第一节　常见阴道和宫颈炎症

【案例】

主诉:外阴瘙痒、白带增多3 d。

现病史:刘××,女性,35岁。1年余前间断出现外阴瘙痒,偶有块状白带自阴道流出,每次发作自行至药店购买一些阴道炎症栓剂(具体不详),瘙痒症状缓解后停药。自发病以来,患者精神饮食可,睡眠正常,近期体重较前无明显下降。

既往史:既往健康,否认高血压、糖尿病等慢性疾病病史,无外伤、手术、输血史,无药物、食物过敏史。

个人史:无疫区接触史,无烟酒嗜好,无冶游史。

月经婚育史:平素月经规律,12岁初潮,4~5 d/30 d。生育史:孕2产1,育有1子,5年前孕60 d行人工流产1次,口服避孕药避孕。

查体:T 36.7 ℃,P 76次/min,R 18次/min,BP 116/70 mmHg,皮肤黏膜无黄染,颈静脉无怒张,颈动脉未闻及明显血管杂音。双肺呼吸音清,未闻及干、湿啰音。心界不大,心率76次/min,律齐,心音可,未闻及明显杂音,无心包摩擦音。腹部查体无异常。双下肢无水肿。四肢肌力、肌张力正常。

妇科检查:外阴示双侧大阴唇潮红、水肿、皲裂,皮肤无增厚、无硬结;小阴唇充血、水肿,表面可见少许豆渣样分泌物覆盖;阴道黏膜充血、水肿,内有多量豆渣样分泌物,宫颈光滑,取阴道分泌物做相应检查后行双合诊检查:宫颈无举痛;子宫前位,大小正常,无压痛;双侧附件区无压痛,未触及明显异常。

辅助检查:尿常规未见异常,阴道分泌物 pH<4.5,10% 氢氧化钾湿片检查发现芽生孢子和假菌丝,革兰氏染色可见假菌丝(考虑患者炎症反复发作,取分泌物行真菌培养),宫颈筛查无异常。

(一)病史采集

作为全科医生,如果接诊该患者,应了解哪些病史信息(表3-1)?

表 3-1　病史采集评分

询问内容	操作程序及具体要求	分值	扣分
准备 (3分)	1.着装:工作衣穿戴整洁,仪表端庄	1	
	2.核对患者姓名、性别、年龄等身份信息	1	
	3.告知目的、意义	1	
现病史 (15分)	1.有无明显诱因(无)	1	
	2.瘙痒位置、白带异常情况(外阴及阴道口瘙痒,白带凝乳状或豆渣样)	2	
	3.有无外阴肿痛、破溃等(伴有外阴刺痛)	2	
	4.有无伴随症状如腹痛、尿频、尿急等(偶有尿频,无腹痛)	2	
	5.询问性伴侣有无性传播疾病病史(性伴侣无滴虫病史及泌尿系统感染史)	2	
	6.有无长期服用抗生素、阴道冲洗等(有不定期冲洗外阴、阴道情况,近期未用过广谱抗生素)	2	
	7.是否到医院就诊,做过哪些检查(未就诊,未检查)	2	
	8.治疗情况及其效果(自行购买阴道栓剂治疗,用药时症状缓解,停药后反复)	2	
相关病史 (3分)	1.既往慢性疾病史、药物过敏史、手术史等	1	
	2.月经、婚育史(已婚已育,顺产1子,人流1次)	1	
	3.有无避孕措施(口服避孕药避孕)	1	
问诊技巧 (2分)	1.条理性强、能抓住重点	1	
	2.能够围绕病情询问	1	
职业素养 (2分)	1.与患者沟通时态度和蔼,语言文明,通俗易懂,注意保护患者隐私	1	
	2.在规定时间内完成操作,表现出良好的职业素质	1	
合计		25	

(二)体格检查

1.针对患者目前病情,你应做哪些必要的体格检查(表3-2)?

表 3-2　体格检查评分(口述)

考核内容	操作程序及具体要求	分值	扣分
准备 (2分)	1.着装:工作衣、帽子、口罩穿戴整洁,仪表端庄	0.4	
	2.洗手	0.4	
	3.物品准备:听诊器、血压计、体温计、手表等	0.4	
	4.核对患者姓名、性别、年龄等身份信息	0.4	
	5.说明操作目的、意义	0.4	

续表 3-2

考核内容	操作程序及具体要求	分值	扣分
一般情况检查 （5分）	1. 测体温:腋窝温度并报告结果	0.5	
	2. 测脉搏:示、中、环三指并拢,指腹置于被检查者腕部桡动脉处,以适当压力触诊桡动脉搏动,触诊时间至少15 s,数其脉率,报告检查结果	0.5	
	3. 测呼吸频率:转移被检者注意力(如手触被检者腕部),同时测呼吸频率并报告结果	0.5	
	4. 测血压:袖带式血压计测量上肢血压并报告结果	1	
	5. 观察面色、表情	0.5	
	6. 观察全身有无出血点、瘀斑	1	
	7. 观察眼睑、口唇颜色了解有无贫血	1	
腹部重点体格检查 （8分）	1. 体位:卧位,双下肢屈曲稍分开,充分暴露腹部,检查者立于患者右侧	1	
	2. 视诊:腹部外形、呼吸、腹壁静脉、胃肠型、蠕动波、色素沉着、腹纹、瘢痕疝、脐	1	
	3. 肠鸣音:于右下腹部听诊1 min(口述)	1	
	4. 全腹叩诊:从左下逆时针至右下再至脐,呈G字形	1	
	5. 移动性浊音:自腹中部脐水平开始向患者左侧叩诊,发现浊音时,板指固定不动,嘱患者右侧卧位,再度叩诊,如呈鼓音表明浊音移动。同法向右侧叩诊,叩得浊音后嘱患者左侧卧位,以核实浊音是否移动	1	
	6. 全腹浅部触诊:腹壁紧张度、浅部病变、压痛、反跳痛。应该从左下腹开始触诊,最后触诊右下腹,右下腹非最后触诊者不得分	1	
	7. 全腹深部触诊:深部包块、压痛	1	
	8. 特殊压痛点检查:麦氏点	1	
合计		15	

2. 请根据患者情况,给患者行妇科检查并取阴道分泌物(表3-3)。

表 3-3 阴道分泌物取样评分

考核内容	操作程序及具体要求	分值	扣分
准备 （3分）	1. 着装:工作衣、帽子、口罩穿戴整洁,仪表端庄	0.5	
	2. 洗手	0.5	
	3. 物品准备:一次性臀垫,阴道窥器、手套、棉拭子、试管、生理盐水、玻片、润滑剂	0.5	
	4. 核对患者姓名、性别、年龄等身份信息	0.5	
	5. 说明操作目的及意义	1	

续表 3-3

询问内容	考官提供信息	分值	扣分
操作步骤 (10分)	1.患者排空膀胱	1	
	2.放置一次性臀垫	1	
	3.协助取膀胱截石位	1	
	4.松解裤带,暴露会阴部	1	
	5.不影响操作	1	
	6.按常规放置窥器,观察分泌物性状,宫颈黏膜是否潮红、粗糙,有无斑点、增生物等	3	
	7.用棉拭子取材:滴虫涂片取材于阴道深部及穹隆部	1	
	8.念珠菌涂片取材阴道口及阴道浅段	1	
职业素养 (2分)	1.操作时与患者沟通时态度和蔼,语言文明	0.5	
	2.操作时有爱伤观念,能体现爱护患者的意识,有体现关爱患者的动作	0.5	
	3.操作熟练,在规定时间内完成操作,表现出良好的职业素质	0.5	
	4.物品准备齐全,操作结束后整理好用物	0.5	
合计		15	

(三)病例分析

你认为患者需要完善的检查、初步诊断、存在的健康问题、目前的治疗及今后社区管理原则有哪些(表3-4)?

表3-4 病例分析评分

询问内容	考官提供信息	分值	扣分
一、需要完善的检查(包括需要转诊上级医院的必要检查)(8分)			
1.尿常规	正常	2	
2.阴道微生态检查	pH<4.5,10%氢氧化钾湿片检查发现芽生孢子和假菌丝,革兰氏染色可见假菌丝	2	
3.宫颈筛查[液基细胞学检查(TCT)+人乳头瘤病毒(HPV)]	均正常	2	
4.补充检查	阴道分泌物真菌培养	2	
二、初步诊断、存在的健康问题(9分)			
1.初步诊断	外阴阴道假丝酵母菌病	5	

续表3-4

询问内容	考官提供信息	分值	扣分
2.存在的健康问题	(1)卫生习惯:阴道冲洗	1	
	(2)口服避孕药	1	
	(3)未规律就诊、用药	1	
	(4)焦虑情绪	1	
三、目前的治疗及今后社区管理时非药物治疗原则(8分)			
1.药物治疗	(1)口服或阴道用抗真菌药物,长疗程,用药期间避免性生活	1	
	(2)口服药物可选择氟康唑150 mg口服,第1、4天	1	
	(3)阴道用药可选择咪康唑栓400 mg×6 d,或克霉唑栓或片500 mg,第1、4天	1	
	(4)外阴瘙痒症状严重可局部应用曲咪新乳膏	1	
2.非药物治疗	(1)去除诱因(避免阴道冲洗及乱用药物)	1	
	(2)保持外阴清洁,正确清洗外阴	1	
	(3)注意性生活卫生,反复发作时建议性伴侣检查治疗	1	
	(4)健康规律生活	1	
合计		25	

(四)医患沟通——作业题(100分)

1.向患者解释病情(阴道炎、宫颈炎教育)。

2.和患者共同决策(药物治疗方案)。

3.了解患者生活方式,进行生活方式的指导(卫生习惯、消除诱因、规律用药)。

4.对患者担忧的问题进行解答(阴道炎复发问题:规律治疗、健康生活避免复发)。

5.对患者的具体问题提出解决方案(指导选择其他避孕方式,按疗程用药预防复发)。

6.随访的时间及内容或者转诊的相关事项(下次月经干净后复查阴道微生态,定期宫颈筛查)。

7.总结、保证沟通效果。

第二节　急性盆腔炎

【案例】

主诉:下腹痛伴发热3 d。

现病史:宋××,35岁,职工。因"下腹痛3 d伴发热"来社区卫生服务中心就诊,自发病以来,患者精神饮食可,睡眠欠佳,体重无明显改变。

既往史:既往无高血压、糖尿病、冠心病史。近半年反复阴道炎病史,阴道微生态多次提示细菌性阴道病。

月经史、婚育史及家族史:24 岁初婚,育有 1 子,现离异,有多个性伴侣。月经史、家族史均不详。

查体:T 38.5 ℃,P 92 次/min,R 22 次/min,BP 128/90 mmHg,身高 163 cm,体重 50 kg,BMI 18.8 kg/m²。神志清楚,言语流利,双眼睑无水肿,皮肤黏膜无黄染,颈静脉无怒张,颈动脉未闻及明显血管杂音。双肺呼吸音清,未闻及干、湿啰音。心界不大,心率 92 次/min,律齐,心音可,未闻及明显杂音,无心包摩擦音。双下肢无水肿。四肢肌力、肌张力正常。肠鸣音正常。下腹部压痛及反跳痛明显。

辅助检查:血常规:WBC 13×10⁹/L,N 9.5×10⁹/L。肝肾功能均正常。尿常规、大便常规均正常。心电图:窦性心律,大致正常心电图。

(一)病史采集

作为全科医生,如果接诊该患者,应了解哪些病史信息(表3-5)?

表3-5　病史采集评分

评分标准		分值	扣分
一、现病史(20分)			
(一)根据主诉及相关鉴别询问	1. 发病诱因:性生活、劳累等	4	
	2. 腹痛:性质、程度,有无放射及转移,加重或缓解因素(与体位的关系)	5	
	3. 发热:程度、次数、变化情况	4	
	4. 伴随症状:有无寒战,有无头晕、心悸、大汗、恶心、呕吐、腹泻,有无阴道流血	4	
(二)一般情况	发病以来饮食、睡眠、大小便情况	3	
二、其他相关病史(5分)			
(一)有无药物过敏史		1	
(二)既往阴道炎病史诊治情况		2	
(三)与该病有关的其他病史:有无胃肠疾病病史,有无腹部手术或外伤史		1	
(四)月经、婚育史,有无停经史		1	
合计		25	

(二)体格检查

针对患者目前病情,你应做哪些必要的体格检查(表3-6)?

表 3-6 体格检查评分(口述)

询问内容	考官提供信息	分值	扣分
一、一般项目(5分)			
1. 体温、脉搏、呼吸	T 38.5 ℃,P 92 次/min,R 22 次/min	1	
2. 神志	清楚	1	
3. 皮肤黏膜颜色	皮肤温度正常,无苍白、发绀、黄染	1	
4. 神经系统检查	四肢肌力、肌张力正常	1	
5. 有无眼睑水肿	无	0.5	
6. 合理补充项	无	0.5	
(回答4项即满分,缺1项扣0.5分。项目回答不完整的酌情扣分)			
二、重点查体(10分)			
身高、体重	身高 163 cm,体重 50 kg,BMI 18.8 kg/m²	1	
血压	128/90 mmHg	1	
颈部血管检查	颈静脉无怒张,颈动脉未闻及明显血管杂音	1	
双肺呼吸音	双肺呼吸音清,未闻及干、湿啰音	1	
心脏检查(心界、心率、心律、心音、杂音、心包摩擦音等,需描述具体项目至少6项)	心界不大,心率 92 次/min,律齐,第一心音不低钝,未闻及明显杂音,无心包摩擦音	1	
腹部查体	下腹压痛、反跳痛明显	1	
有无双下肢水肿	无	1	
妇科检查	外阴发育正常,阴道内见黄色白带,宫颈举痛、摇摆痛(+),子宫压痛明显,无明显反跳痛,双附件区增厚,压痛明显,无明显反跳痛	3	
合计		15	

(三)病例分析

你认为患者需要完善的检查、初步诊断、存在的健康问题、目前的治疗及今后社区管理原则有哪些(表3-7)?

表 3-7 病例分析评分

询问内容	考官提供信息	分值	扣分
一、需要完善的检查(包括需要转诊上级医院的必要检查)(6分)			
1. 血常规	WBC 13×10⁹/L、N 9.5×10⁹/L,其余正常	1	
2. 尿、大便常规	正常	1	
3. 心电图	窦性心律,大致正常心电图	1	

续表 3-7

询问内容	考官提供信息	分值	扣分
4. 下肢血管超声	暂未做	1	
5. 生化常规	正常	1	
6. 合理补充项	无	1	
(回答 5 项即满分,缺 1 项扣 1 分。项目回答不完整的酌情扣分)			
二、初步诊断、存在的健康问题(11 分)			
1. 初步诊断	(1)急性盆腔炎	2	
	(2)发热原因待查?	1	
	(3)下腹痛原因待查?	1	
2. 存在的健康问题	(1)育龄期女性	2	
	(2)吸烟	1	
	(3)阴道炎反复发作病史	2	
	(4)有多个性伴侣	2	
(回答 4 项即满分,缺 1 项扣 1 分。项目回答不完整的酌情扣分)			
三、目前的治疗及今后社区管理时非药物治疗原则(8 分)			
1. 药物治疗	(1)左氧氟沙星 0.5 g,每日 1 次,静脉滴注	2.5	
	(2)甲硝唑 0.5 g,每 12 h 1 次	2.5	
2. 非药物治疗	(1)戒烟	0.5	
	(2)给予高热量、高蛋白、高维生素流食或半流食,补充液体	0.5	
	(3)卧床休息	0.5	
	(4)高热时给予物理降温	0.5	
	(5)禁性生活、盆浴	0.5	
	(6)其他	0.5	
(回答 3 项即满分,缺 1 项扣 1 分。项目回答不完整的酌情扣分)			
合计		25	

(四)医患沟通——作业题(100 分)

1. 向患者解释病情。

2. 和患者共同决策(药物治疗方案)。

3. 了解患者生活方式,进行生活方式的指导(戒烟、饮食、运动、性卫生教育)。

4. 对患者担忧的问题进行解答(急性盆腔炎对今后生活的影响)。

5. 对患者的具体问题提出解决方案(如何彻底治愈急性盆腔炎,以免影响生育力)。

6. 转诊时机(脓肿经药物治疗无效、脓肿持续存在、脓肿破裂应及时转诊)。

7. 总结、保证沟通效果。

第三节　慢性盆腔炎

【案例】

主诉：下腹隐痛反复发作半年，加重 3 d。

现病史：王××，30 岁，职工。半年来反复发作下腹隐痛，劳累及性生活后加重，自服"消炎药物"缓解。近 3 d 同房后再次发作，伴阴道分泌物多及腰部酸胀感。为求诊治，来社区卫生服务中心就诊。自发病以来，患者精神、饮食可，睡眠欠佳，体重无明显改变。

既往史：既往无高血压、糖尿病、冠心病史，近半年反复下腹隐痛。

月经史、婚育史及家族史：24 岁初婚，育有 1 子，现离异，有多个性伴侣。月经史、家族史均不详。

查体：T 36.5 ℃，P 76 次/min，R 19 次/min，BP 128/85 mmHg，身高 163 cm，体重 50 kg，BMI 18.8 kg/m^2。神志清楚，言语流利，双眼睑无水肿，皮肤黏膜无黄染，颈静脉无怒张，颈动脉未闻及明显血管杂音。双肺呼吸音清，未闻及干、湿啰音。心界不大，心率 76 次/min，律齐，心音可，未闻及明显杂音，无心包摩擦音。双下肢无水肿。四肢肌力、肌张力正常。肠鸣音正常。下腹部深压痛，无明显反跳痛。

辅助检查：血常规、尿常规、大便常规、肝肾功能均正常。阴道微生态提示：白细胞+++。妇科彩超：左附件区管状囊样回声。心电图：窦性心律，大致正常心电图。

（一）病史采集

作为全科医生，如果接诊该患者，应了解哪些病史信息（表3-8）？

表 3-8　病史采集评分

询问内容	操作程序及具体要求	分值	扣分
准备 （3分）	1. 着装：工作衣穿戴整洁，仪表端庄	1	
	2. 核对患者姓名、性别、年龄等身份信息	1	
	3. 告知目的、意义	1	
现病史 （15分）	1. 有无明显诱因（劳累、性生活）	3	
	2. 腹痛：性质、程度，有无放射及转移，加重或缓解因素，治疗情况	3	
	3. 伴随症状：有无发热、恶心、呕吐、腹泻，阴道分泌物及阴道流血情况	3	
	4. 询问性伴侣有无性传播疾病病史	3	
	5. 是否到医院就诊，做过哪些检查及治疗（未就诊未检查，自服抗生素）	3	

续表 3-8

询问内容	操作程序及具体要求	分值	扣分
相关病史 （3分）	1. 既往慢性病史、药物过敏、手术史等	1	
	2. 月经、婚育史（离异，育有1子，多个性伴侣）	1	
	3. 有无避孕措施	1	
问诊技巧 （2分）	1. 条理性强、能抓住重点	1	
	2. 能够围绕病情询问	1	
职业素养 （2分）	1. 与患者沟通时态度和蔼，语言文明，通俗易懂，注意保护患者隐私	1	
	2. 在规定时间内完成操作，表现出良好的职业素质	1	
合计		25	

（二）体格检查

针对患者目前病情，你应做哪些必要的体格检查（表3-9）？

表3-9 体格检查评分（口述）

询问内容	考官提供信息	分值	扣分
一、一般项目（5分）			
1. 体温、脉搏、呼吸	T 36.5 ℃，P 76 次/min，R 19 次/min	1	
2. 神志	清楚	1	
3. 皮肤黏膜颜色	皮肤温度正常，无苍白、发绀	1	
4. 神经系统检查	四肢肌力、肌张力正常	1	
5. 有无眼睑水肿	无	0.5	
6. 合理补充项	无	0.5	
（回答4项即满分，缺1项扣0.5分。项目回答不完整的酌情扣分）			
二、重点查体（10分）			
身高、体重	身高163 cm，体重50 kg，BMI 18.8 kg/m²	1	
血压	128/85 mmHg	1	
颈部血管检查	颈静脉无怒张，颈动脉未闻及明显血管杂音	1	
双肺呼吸音	双肺呼吸音清，未闻及干、湿啰音	1	
心脏检查（心界、心率、心律、心音、杂音、心包摩擦音等，需描述具体项目至少6项）	心界不大，心率76次/min，律齐，第一心音不低钝，未闻及明显杂音，无心包摩擦音	1	

续表3-9

询问内容	考官提供信息	分值	扣分
腹部查体	下腹深压痛,无明显反跳痛	1	
有无双下肢水肿	无	1	
妇科检查	外阴发育正常,阴道内见黄色脓性白带,宫颈举痛、摇摆痛(+),子宫压痛明显,左附件区增厚,压痛明显,右附件区未触及明显异常	3	
合计		15	

(三)病例分析

你认为患者需要完善的检查、初步诊断、存在的健康问题、目前的治疗及今后社区管理原则有哪些(表3-10)?

表3-10 病例分析评分

询问内容	考官提供信息	分值	扣分
一、需要完善的检查(包括需要转诊上级医院的必要检查)(5分)			
1.阴道微生态	白细胞+++	1	
2.血、尿、大便常规	正常	1	
3.心电图	窦性心律,大致正常心电图	1	
4.子宫附件超声	左附件区管状囊样回声	1	
5.生化常规	正常	0.5	
6.合理补充项	无	0.5	
(回答5项即满分,缺1项扣1分。项目回答不完整的酌情扣分)			
二、初步诊断、存在的健康问题(12分)			
1.初步诊断	(1)慢性盆腔炎	2	
	(2)左侧输卵管积水?	2	
2.存在的健康问题	(1)育龄期女性	2	
	(2)吸烟	2	
	(3)盆腔炎反复发作病史	2	
	(4)有多个性伴侣	2	
(回答4项即满分,缺1项扣1分。项目回答不完整的酌情扣分)			
三、目前的治疗及今后社区管理时非药物治疗原则(8分)			
1.药物治疗	(1)左氧氟沙星胶囊0.5 g,每日1次,口服	2.5	
	(2)化瘀镇痛的中成药物,如蒲苓盆炎康颗粒、妇科千金胶囊等	2.5	

续表 3-10

询问内容	考官提供信息	分值	扣分
2. 非药物治疗	(1)戒烟	0.5	
	(2)给予高热量、高蛋白、高维生素饮食	0.5	
	(3)注意休息	0.5	
	(4)盆腔理疗	0.5	
	(5)必要时手术	0.5	
	(6)其他	0.5	
（回答3项即满分，缺1项扣1分。项目回答不完整的酌情扣分）			
合计		25	

（四）医患沟通——作业题（100分）

1. 向患者解释病情。

2. 和患者共同决策（药物治疗方案）。

3. 了解患者生活方式，进行生活方式的指导（戒烟、饮食、运动、性卫生教育）。

4. 对患者担忧的问题进行解答（盆腔炎反复发作对今后生活的影响）。

5. 对患者的具体问题提出解决方案（如何避免诱发因素导致病情反复）。

6. 转诊时机（经药物治疗无效、盆腔包块持续存在应及时转诊）。

7. 总结、保证沟通效果。

第四节 阴道异常出血

【案例】

主诉：月经不调3年，阴道出血10 d。

现病史：王××，27岁。3年前到外地读书开始出现月经不规律，月经周期2~9个月不等，经期7~10 d，经量时多时少，有血块，无痛经。1年前曾外院行妇科检查未见异常，曾因月经出血不止服用药物治疗（具备不详）。近10 d来阴道出血，量少，色鲜红，有乏力感，无腹痛，无恶心、呕吐。今晨自测尿妊娠试验阴性。现来社区卫生服务中心就诊。自发病以来，患者精神、饮食可，睡眠正常，近期体重无明显改变。

既往史：既往体健。无高血压、冠心病史，无胰腺炎、消化性溃疡、胆囊炎及胆石症病史。

月经史、婚育史及家族史：11岁初潮，初始月经尚规律（6~7)/30 d。患者未婚，有性生活史，平素避孕套避孕，无妊娠史。父母体健，否认家族性遗传病及传染病史。

查体：T 36.7 ℃，P 80次/min，R 18次/min，BP 121/76 mmHg，身高158 cm，体重

52 kg。无贫血貌,神志清楚,言语流利,双眼睑无水肿,皮肤黏膜无黄染,颈静脉无怒张,颈动脉未闻及明显血管杂音。双肺呼吸音清,未闻及干、湿啰音。心界不大,心率80次/min,律齐,心音可,未闻及明显杂音,无心包摩擦音。腹部查体无异常。双下肢无水肿。四肢肌力、肌张力正常。

辅助检查:血常规、凝血功能均正常。肝肾功能正常。激素水平:卵泡刺激素(FSH)2.77 IU/L,黄体生成素(LH)4.92 IU/L,雌二醇(E_2)189.1 ng/L,孕酮(P)0.53 μg/L,人绒毛膜促性腺激素(hCG)0.53 IU/L。心电图:窦性心律,大致正常心电图。彩超:子宫大小正常,子宫内膜17 mm,回声不均,双侧卵巢内均可见10个直径5~7 mm的卵泡。

(一)病史采集

作为全科医生,如果接诊该患者,应了解哪些病史信息(表3-11)?

表3-11 病史采集评分

考核内容	操作程序及具体要求	分值	扣分
准备 (3分)	1.着装:工作衣穿戴整洁,仪表端庄	1	
	2.核对患者姓名、性别、年龄等身份信息	1	
	3.告知目的、意义	1	
现病史 (15分)	1.月经紊乱发生的时间及月经紊乱的表现方式:月经周期及经期有无改变及改变方式	3	
	2.阴道出血发生的时间、出血量、有无血块	2	
	3.有无头晕、乏力等贫血相关症状	2	
	4.有无腹痛	2	
	5.伴随症状,有无发热、畏寒、寒战、腰痛和尿频、尿急、尿痛、血尿及排尿困难	2	
	6.是否到医院就诊,做过哪些检查	2	
	7.治疗情况及其效果	2	
相关病史 (3分)	1.既往有无出血性疾病、甲状腺疾病病史	0.5	
	2.既往月经、婚育史	1	
	3.有无激素类药物用药史	0.5	
	4.有无避孕措施	0.5	
	5.药物过敏史、手术史等	0.5	
问诊技巧 (2分)	1.条理性强、能抓住重点	1	
	2.能够围绕病情询问	1	
职业素养 (2分)	1.与患者沟通时态度和蔼,语言文明,通俗易懂	1	
	2.在规定时间内完成操作,表现出良好的职业素质	1	
合计		25	

（二）体格检查

1. 针对患者目前病情,你应做哪些必要的体格检查(表3-12)?

表3-12 体格检查评分(口述)

考核内容	操作程序及具体要求	分值	扣分
准备 (2分)	1. 着装:工作衣、帽子、口罩穿戴整洁,仪表端庄	0.4	
	2. 洗手	0.4	
	3. 物品准备:听诊器、血压计、体温计、手表等	0.4	
	4. 核对患者姓名、性别、年龄等身份信息	0.4	
	5. 说明操作目的、意义	0.4	
一般情况检查 (5分)	1. 测体温:腋窝温度并报告结果	0.5	
	2. 测脉搏:示、中、环三指并拢,指腹置于被检查者腕部桡动脉处,以适当压力触诊桡动脉搏动,触诊时间至少15～30 s,数其脉率,报告检查结果	0.5	
	3. 测呼吸频率:转移被检者注意力(如手触被检者腕部),同时测呼吸频率并报告结果	0.5	
	4. 测血压:袖带式血压计测量上肢血压并报告结果	1	
	5. 观察面色、表情	0.5	
	6. 观察全身有无出血点、瘀斑	1	
	7. 观察眼睑、口唇颜色了解有无贫血	1	
腹部重点体格检查 (8分)	1. 体位:卧位,双下肢屈曲稍分开,充分暴露腹部,检查者立于患者右侧	1	
	2. 视诊:腹部外形、呼吸、腹壁静脉、胃肠型、蠕动波、色素沉着、腹纹、瘢痕、脐	1	
	3. 肠鸣音:于右下腹部听诊1 min(口述)	1	
	4. 全腹叩诊:从左下逆时针至右下再至脐,呈G字形	1	
	5. 移动性浊音:自腹中部脐水平开始向患者左侧叩诊,发现浊音时,板指固定不动,嘱患者右侧卧位,再度叩诊,如呈鼓音表明浊音移动。同法向右侧叩诊,叩得浊音后嘱患者左侧卧位,以核实浊音是否移动	1	
	6. 全腹浅部触诊:腹壁紧张度、浅部病变、压痛、反跳痛。应该从左下腹开始触诊,最后触诊右下腹,右下腹非最后触诊者不得分	1	
	7. 全腹深部触诊:深部包块、压痛	1	
	8. 特殊压痛点检查:麦氏点	1	
合计		15	

2. 请根据患者情况,给患者行妇科检查(表3-13)。

表3-13 妇科检查评分

考核内容	操作程序及具体要求	分值	扣分
准备 (3分)	1. 着装:工作衣、帽子、口罩穿戴整洁,仪表端庄	0.5	
	2. 洗手	1	
	3. 物品准备:一次性乳胶手套、无菌手套、碘伏棉球、石蜡油或稀碘伏、一次性臀垫、阴道窥器。准备和检查物品是否齐全完好	0.5	
	4. 核对患者姓名、性别、年龄等身份信息	0.5	
	5. 说明操作目的、意义,取得患者同意配合	0.5	
操作步骤 (10分)	1. 嘱患者排空膀胱,放置一次性臀垫,协助取膀胱截石位,松解裤带,暴露会阴部。戴无菌手套(阴道异常出血患者消毒外阴)	1	
	2. 外阴检查 (1)观察外阴发育及阴毛多少和分布情况,有无皮炎、溃疡、赘生物或肿块,注意皮肤和黏膜色泽或色素减退及质地变化,有无增厚、变薄或萎缩 (2)分开小阴唇,暴露阴道前庭及尿道口和阴道口。观察尿道口周围黏膜色泽及有无赘生物。处女膜形态(未婚者的处女膜完整未破,其阴道口勉强可容示指;已婚者的阴道口能容两指通过;经产妇的处女膜仅余残痕或可见会阴侧切瘢痕) (3)检查时还应让患者用力向下屏气,观察有无阴道前、后壁脱垂	2	
	3. 放置阴道窥器 (1)注意下方螺丝,如松弛,先上紧螺丝固定 (2)左手分开大小阴唇,暴露阴道口 (3)右手正确持阴道窥器 (4)窥器前后叶闭合 (5)避开尿道周围的敏感区,斜行45°沿阴道侧后壁缓缓进入阴道,动作轻柔流畅 (6)边推进边旋转,放正窥器,打开前后叶 (7)暴露:边旋转边观察阴道前、侧、后壁黏膜,最终暴露宫颈	2	
	4. 阴道检查 (1)观察:阴道黏膜颜色、皱襞多少,有无赘生物、瘢痕、溃疡,以及有无畸形,穹隆有无变浅、是否饱满 (2)注意阴道分泌物的量、色及气味	1	
	5. 宫颈检查 (1)观察:观察宫颈大小、颜色、外口形状,有无出血、糜烂、撕裂、外翻、腺囊肿、息肉等 (2)取出窥器:先将前、后叶闭合,再沿阴道侧后壁缓慢取出	1	

续表 3-13

考核内容	操作程序及具体要求	分值	扣分
操作步骤 (10分)	6. 双合诊检查 (1)阴道:检查者一手戴无菌手套,以示、中二指沾无菌石蜡油或碘伏液等润滑剂少许后,沿阴道后壁缓慢放入阴道内,触摸阴道的通畅度、深度、弹性,有无畸形、瘢痕、肿块及阴道穹隆情况 (2)宫颈:大小、形状、硬度、外口情况及有无接触性出血等,有无举痛 (3)子宫:嘱患者屏气用力,观察有无子宫脱垂 右手:将阴道内两指放在宫颈后方,手心向上 左手:手掌心朝下手指平放在患者腹部平脐处,当阴道内手指向上、向前方抬举宫颈时,腹部手指往下按压腹壁,两手配合,并逐渐向耻骨联合部位移动 通过内、外手指同时分别抬举和按压,相互协调,即可触及清子宫的位置、大小、形状、软硬度、活动度及有无压痛 (4)附件:右手将阴道内两手指由宫颈后方移向右侧穹隆部,尽可能往上向盆腔深部触及;左手从右侧腹壁髂棘水平开始,由上往下按压腹壁,与阴道内手指相互对合 以触摸该侧子宫附件区有无肿块、增厚或压痛。如有肿块,应进一步查清肿物的大小、形状、软硬度、活动度、有无压痛,以及与子宫的关系(正常卵巢偶可触及,触及时有酸胀感,正常输卵管不能触及)	2	
	7. 三合诊检查:一手示指放入阴道,中指插入直肠以替代双合诊检查时的两指外,其余检查步骤与双合诊检查时相同	1	
职业素养 (2分)	1. 操作时与患者沟通时态度和蔼,语言文明	0.5	
	2. 操作时有爱伤观念,能体现爱护患者的意识,有体现关爱患者的动作	0.5	
	3. 操作熟练,在规定时间内完成操作,表现出良好的职业素质	0.5	
	4. 物品准备齐全,操作结束后整理好用物	0.5	
合计		15	

(三)病例分析

你认为患者需要完善的检查、初步诊断、存在的健康问题、目前的治疗及今后社区管理原则有哪些(表3-14)?

表3-14　病例分析评分

询问内容	考官提供信息	分值	扣分
一、需要完善的检查(包括需要转诊上级医院的必要检查)(6分)			
1. 血常规	正常	1	
2. 血 hCG	正常	1	
3. 宫颈 TCT+HPV	暂未做	1	
4. 心电图	窦性心律,大致正常心电图	1	
5. 妇科超声	子宫大小正常,子宫内膜 17 mm,回声不均,双侧卵巢内均可见 10 个直径 5 ~ 7 mm 的卵泡	1	
6. 性激素	FSH 2.77 IU/L,LH 4.92 IU/L,E_2 189.1 ng/L,P 0.53 mg/L	0.5	
7. 合理补充项	无	0.5	
(回答6项即满分,缺1项扣1分。项目回答不完整的酌情扣分)			
二、初步诊断、存在的健康问题(11分)			
1. 初步诊断	(1)异常子宫出血	2	
	(2)月经不规律	2	
	(3)排卵障碍	2	
2. 存在的健康问题	月经不规律,排卵障碍	2	
	有生育要求以后妊娠问题	1	
	长期月经稀发,子宫内膜病变的可能	2	
(回答5项即满分,缺1项扣1分。项目回答不完整的酌情扣分)			
三、目前的治疗及今后社区管理时非药物治疗原则(8分)			
1. 药物治疗	(1)止血药物	0.5	
	(2)孕激素调整月经周期	0.5	
	(3)雌激素+孕激素治疗	0.5	
	(4)规律口服短效避孕药治疗	0.5	
2. 非药物治疗	(1)健康教育指导	2	
	(2)必要时行子宫内膜检查	2	
	(3)月经周期检测	2	
(回答5项即满分,缺1项扣1分。项目回答不完整的酌情扣分)			
合计		25	

(四)医患沟通——作业题(100 分)

1. 向患者解释病情(异常子宫出血教育)。

2. 和患者共同决策(药物治疗方案、长期管理方案)。

3. 了解患者生活方式,进行生活方式的指导(健康教育、记录月经、管理月经方式)。

4. 对患者担忧的问题进行解答(异常子宫出血可治疗,对以后生育可能产生的影响)。

5. 对患者的具体问题提出解决方案(异常子宫出血后子宫内膜病变发生及预防方法)。

6. 随访的时间及内容或者转诊的相关事项(长期随访,1 个月复诊,异常子宫出血性质不能明确,无法规范管理月经周期,患者有生育要求而月经不规律的情况)。

7. 总结、保证沟通效果。

第四章

外科疾病

第一节　急性胆囊炎

【案例】

主诉：右上腹疼痛不适 1 个月，加重 3 h。

现病史：侯××,65 岁,退休职工。近 1 个月频繁出现右上腹疼痛不适,疼痛呈阵发性,偶伴有后背部放射痛,无呕吐、腹泻,无畏寒、高热,未予特殊治疗。3 h 前上腹部痛再次发作,以右上腹疼痛为著,伴恶心,无呕吐,患者就诊于医院急诊。自发病来,患者神志清,精神可,二便正常,体重未见明显变化。

既往史：既往体健,2010 年行肩部手术。

个人史、婚育史及家族史：无吸烟、饮酒史;无疫区居住史。适龄结婚,配偶、子女体健。否认家族肿瘤及遗传性疾病史。

查体：T 36.2 ℃,P 68 次/min,R 17 次/min,BP 163/107 mmHg。营养良好,自主体位,查体合作。皮肤巩膜无黄染,无瘀点、瘀斑。浅表淋巴结未扪及明显肿大。颈软,气管居中,甲状腺不大。胸廓对称无畸形,双肺呼吸音清,未及明显干湿啰音。心率 68 次/min,律尚齐。腹平坦,未见胃肠型及蠕动波,未见腹壁静脉曲张。右上腹腹肌略紧张,压痛(+),反跳痛(-),Murphy 征(-)。全腹未触及明显肿块,无移动性浊音,肠鸣音 4 ～ 5 次/min。腹股沟区淋巴结:未触及明显肿大。四肢、脊柱及神经系统未见明显异常。

辅助检查：B 超,空腹,普查和诊断胆道疾病的首选方法。CT,腹部平片,MRI,经内镜逆行性胆胰管成像(ERCP)。

(一)病史采集

作为全科医生,如果接诊该患者,应了解哪些病史信息(表 4-1)?

表4-1 病史采集评分

项目			评分内容	分值	扣分
准备 (5分)			向患者问好,自我介绍	2.5	
			态度友好、诚恳、热情,说话清晰	2.5	
问诊要点 (45分)	一般项目		姓名,性别,年龄,职业,文化程度,籍贯,出生地,住址,民族,婚姻	5	
	主诉		主要症状+持续时间	6	
	现病史	①起病情况:急起、慢缓、突发、渐进起病,起病时间等		3	
		②病因或诱因:体位、进食、酗酒、劳累、受凉、情绪不佳等		3	
		③主要症状的特点:部位、性质、程度、频率、发作时间、持续时间、加重与缓解的因素等		3	
		④病情的发展与演变		3	
		⑤伴随症状		2.5	
		⑥诊治经过:有无就诊,诊断过什么疾病,做过什么检查,做过什么治疗,使用过的药物、剂量、疗程和疗效		3	
		⑦病程中的一般情况:饮食、睡眠、精神、大小便、体力及体重		3.5	
	既往史		既往健康情况,原来得过什么病,有无高血压、糖尿病、冠心病等慢性疾病,有无肝炎、结核传染病史及接触史,有无药物、食物过敏史,有无手术、输血、外伤史等	4	
	个人史		有无疫水、毒物接触史,吸烟、饮酒嗜好等	2	
	婚育史		婚姻状况,结婚年龄,配偶身体健康状况,生育状况	2	
	家族史		儿女、父母健康情况	2	
	简单沟通后进行体格检查,查体后向患者告知初步诊断及下一步诊疗计划			3	
合计				50	

(二)体格检查

针对患者目前病情,你应做哪些必要的体格检查(表4-2)?

表4-2 体格检查评分

项目	内容	技术要求	分值	扣分
素质要求 (3分)		仪表大方,举止端庄,轻盈矫健	1	
		服装鞋帽整洁,头发、着装符合要求	1	
		操作前洗手,戴口罩	1	

续表 4-2

项目	内容		技术要求	分值	扣分
操作前准备（8分）	评估		医生核对被检者姓名,自我介绍,做必要解释	2	
			嘱被检者排空膀胱,低枕仰卧,双手自然置于身体两侧,双腿屈曲并稍分开,放松腹部	3	
			嘱被检者充分暴露腹部(剑突至耻骨融合)	1	
			立于患者右侧	1	
	用物		听诊器	1	
操作步骤（70分）	视诊	视诊内容	腹部外形,呼吸运动,腹壁静脉,胃肠型及蠕动波,其他(上腹部搏动,腹部皮肤,疝等)	5	
		视诊方法	正面自上而下及腹平面同水平侧面切线方向观察	2	
	听诊	肠鸣音	右下腹听诊 1 min,如未听到持续听 3~5 min	3	
		血管杂音	腹主动脉:剑突至脐连线中点	1	
			双肾动脉:剑突至脐连线中点水平与腹直肌外缘相交处	1	
			髂动脉:髂前上棘水平与腹直肌外缘相交处	1	
			股动脉:腹股沟韧带中点下方	1	
			静脉曲张者于脐周及上腹部听静脉杂音	1	
		摩擦音	肝区、脾区	2	
		振水音	于胃部做冲击触诊,以耳或听诊器在上腹部听气液撞击声	2	
	叩诊	全腹叩诊	左下腹开始,逆时针方向叩诊	2	
		肝脏叩诊	肝上界:沿右锁骨中线由肺区向下叩	2	
			肝下界:沿右锁骨中线由腹部鼓音区向上叩	2	
			肝区叩击痛:左掌平放右季肋区,右拳叩击左手背	2	
		胃泡鼓音区	左锁骨中线前胸下部,自上而下间接叩诊,由清音变为鼓音,即为胃泡鼓音区上界,再作水平方向(左右方向,由鼓音变为浊音)叩诊鼓音区大小	3	
		脾脏叩诊	右侧卧位,左腋中线 9~11 肋间间接叩诊	2	
		充盈膀胱叩诊	正中线脐水平向耻骨联合叩诊,至鼓音变浊音	2	
		移动性浊音	被检者仰卧,自腹中部脐水平开始,向左侧叩诊,出现浊音时,板指手固定不动,嘱被检者右侧卧,板指在腹部最高点,再叩诊,呈鼓音,向右叩诊时,叩音又为浊音,再令被检查者左侧卧,同法叩击	2	

续表 4-2

项目	内容		技术要求	分值	扣分
操作步骤 （70分）	触诊	腹壁紧张度	左下腹开始,逆时针方向,浅部触诊法触诊	2	
		腹部肿块	深部滑行触诊法	3	
			触及包块时注意位置、大小、形态、质地、压痛、移动度	2	
		压痛、反跳痛	分别在麦氏点、双季肋点、双上输尿管点、双中输尿管点进行深压触诊	4	
		肝脏触诊	单手触诊:右手四指并拢,掌指关节伸直,与肋缘大致平行地放在被检者肝缘下方,被检者呼气时,手指压向腹深部,再次吸气时,手指沿右锁骨中线/前正中线向前上迎触下移的肝缘,如此反复,进行中手指不能离开腹壁并逐渐向肝缘滑动,直到触及肝缘或肋缘为止	2	
			双手触诊:检查者右手位置同单手触诊法,左手托住被检查者右腰部,拇指张开置于肋部,触诊时左手向上托推,并限制右下胸扩张	2	
			检查肝下缘与肋上缘距离,质地、光滑度、结节、压痛、震颤等,肝大者做肝颈静脉回流征检查	2	
		胆囊触诊	单手触诊法:手法同肝脏触诊,手指向前上在胆囊点下方稍左右滑行触诊下移的胆囊,正常不能触及	2	
			Murphy 征检查:左手拇指指腹勾压于胆囊点,告之被检查者缓慢作深吸气,突然因疼痛而屏住呼吸为阳性	2	
		脾脏触诊	仰卧位触诊:检查者左手绕过腹前方,手掌置于左腰部第7~10 肋处,试将脾从后向前托起,右手掌平放于左上腹部,与肋弓大致垂直,配合呼吸,以手指弯曲的力量下压腹壁,直至触及脾缘	2	
			侧卧位触诊:仰卧位触诊不到脾脏时,嘱被检查者取右侧卧位,右下肢伸直,左下肢屈髋、屈膝,再用双手触诊	3	
			注意大小、质地、边缘、表面、压痛、摩擦感等	2	
		肾脏触诊	嘱被检者深呼吸:检查者左掌托右腰,右掌尺侧平行于右肋,自右腰向右上腹方向,于被检者深吸气时双手夹触右肾。检查者左手绕过被检者腹前方托住左腰,右掌于左腰前,依前法双手夹触左肾	2	
		液波震颤	检查者以一手掌面贴于患者一侧腹壁,另一手四指并拢稍屈曲,用指端叩对侧腹壁或指端冲击腹壁。为防止腹壁本身的震动传至对侧,可让被检者或另一人手掌尺侧缘压于脐部腹中线上	3	
	背部检查	肾区叩击痛	被检者坐位或侧卧位,检查者用左手掌平放在患者脊肋角处,右手握拳用轻到中等的力量叩击左手背,双侧都要叩	2	
		压痛	肋脊点、肋腰点	2	

续表 4-2

项目	内容	技术要求	分值	扣分
操作后处理(2分)	协助被检者取舒适体位,穿好衣服		2	
综合评价(7分)	手法正确熟练,按视、听、叩、触或视、听、触、叩顺序		4	
	医患沟通有效,解释符合临床实际,体现人文关怀		3	
理论提问(10分)	回答正确、完整		10	
合计			100	

(三)病例分析

你认为患者需要完善的检查、初步诊断、存在的健康问题、目前的治疗及今后治疗原则有哪些(表4-3)?

表 4-3　病例分析评分

询问内容	考官提供信息	分值	扣分
一、需要完善的检查(包括需要转诊上级医院的必要检查)(6分)			
1. 血常规	暂未做	1	
2. 感染指标	暂未做	1	
3. 病原学检查	暂未做	1	
4. 心电图	暂未做	1	
5. 血气分析	暂未做	1	
6. 肝肾功能	暂未做	0.5	
7. 合理补充项目	CT、MRI、ERCP	0.5	
(回答6项即满分,缺1项扣1分。项目回答不完整的酌情扣分)			
二、初步诊断、存在的健康问题(11分)			
1. 初步诊断	急性胆囊炎	5	
2. 存在的健康问题	(1)血压高	3	
	(2)腹痛等腹部体征	3	
(回答3项即满分,缺1项扣2分。项目回答不完整的酌情扣分)			
三、目前的治疗及今后社区管理时非药物治疗原则(8分)			
1. 药物治疗	(1)抗炎药物	1	
	(2)降压药物	1	
	(3)必要时手术治疗	1	

续表 4-3

询问内容	考官提供信息	分值	扣分
2.对症治疗	(1)禁饮食	2	
	(2)镇痛治疗	2	
	(3)补液	1	
(回答 2 项即满分,缺 1 项扣 2 分。项目回答不完整的酌情扣分)			
合计		25	

(四)医患沟通——作业题(100 分)

1. 向患者解释病情(急性胆囊炎教育)。

2. 和患者共同决策(药物治疗方案)。

3. 了解患者生活方式,进行生活方式的指导(结合案例拟定指导点)。

4. 对患者担忧的问题进行解答(结合案例拟定指导点)。

5. 对患者的具体问题提出解决方案(结合案例拟定指导点)。

6. 随访的时间及内容或者转诊的相关事项(根据疾病和案例,制订随访计划)。

7. 总结、保证沟通效果。

第二节　肠梗阻

【案例】

主诉:腹痛、腹胀、呕吐,伴停止排便排气 2 d。

现病史:夏××,女性,48 岁,职员。2 d 前无明显诱因突发中下腹痛,为阵发性,逐渐加重,伴腹胀、恶心、呕吐和停止排便排气。1 d 前腹痛加重,呈持续性。在社区诊所保守治疗无效急诊入院。发病以来,未进食,无便血,小便量少,体重无明显变化。

既往史:2 年前行开腹子宫肌瘤切除术。无慢性疾病史及传染性疾病史。

个人史、婚育史及家族史:否认吸烟、饮酒史。有餐后运动锻炼史。家庭和睦,社会关系好,有些焦虑。23 岁结婚,配偶体健,育有 1 子 1 女。家族史不详。

查体:T 38 ℃,P 90 次/min,R 20 次/min,BP 120/80 mmHg,身高 172 cm,体重 68 kg,BMI 22.98 kg/m²。急性病容,神志清楚,检查合作。心肺检查未见异常。腹股沟区未见包块,全腹膨隆,未见胃蠕动波,可见肠型,全腹有压痛、反跳痛、肌紧张,右下腹部明显,移动性浊音(±),未闻及肠鸣音。直肠指诊未及异常。

辅助检查:血常规:Hb 126 g/L,WBC 15.0×10⁹/L,N 0.92,PLT 215×10⁹/L。血淀粉酶 64 U/L。诊断性腹腔穿刺:抽出少量血性腹水。

(一)病史采集

作为全科医生,如果接诊该患者,应了解哪些病史信息(表4-4)?

表4-4 病史采集评分

询问内容		考官提供信息	分值	扣分
一、主要症状描述、病情演变(16分)				
主要症状	诱因	无	2	
	腹痛	持续性疼痛,阵发性加剧	3	
	腹胀	伴腹胀	2	
	呕吐	伴呕吐	2	
	停止排气排便	有停止排气排便	3	
	诊疗经过	社区门诊保守治疗	2	
3.其他伴随症状		其他合理的伴随症状也可	2	
二、有无相关病史(3分)				
1.有无慢性疾病史		无	1	
2.有无传染性疾病史		无	0.5	
3.有无手术史		2年前行开腹子宫肌瘤切除术	0.5	
4.有无食物、药物过敏史		无	0.5	
5.合理补充项		合理即可	0.5	
(回答3项即满分,缺1项扣1分。项目回答不完整的酌情扣分)				
三、家族史(1分)		不详	1	
四、生活方式、心理及社会因素(5分)				
1.是否吸烟		否	1	
2.饮酒情况		否认饮酒史	1	
3.运动情况		餐后运动锻炼	1	
4.体重情况		体重无明显变化	0.5	
5.睡眠情况		夜间睡眠好	0.5	
6.二便情况		二便如常	0.5	
7.合理补充项		无	0.5	
(回答5项即满分,缺1项扣1分。项目回答不完整的酌情扣分)				
合计			25	

(二)体格检查

针对患者目前病情,你应做哪些必要的体格检查(表4-5)?

表4-5 体格检查评分(口述)

询问内容	考官提供信息	分值	扣分
一、一般项目(5分)			
1.体温、脉搏、呼吸	T 38 ℃,P 90 次/min,R 20 次/min	1	
2.神志	清楚	1	
3.皮肤黏膜颜色	正常	1	
4.神经系统检查	四肢肌力、肌张力正常	1	
5.有无眼睑水肿	无	0.5	
6.合理补充项	无	0.5	
(回答4项即满分,缺1项扣0.5分。项目回答不完整的酌情扣分)			
二、重点查体(10分)			
1.身高、体重	身高 172 cm,体重 68 kg,BMI 22.98 kg/m²	1	
2.血压	BP 120/80 mmHg(应两侧对比,可口述,未强调双侧扣1分)	2	
3.颈部血管检查	颈静脉无怒张,颈动脉未闻及明显血管杂音	1	
4.双肺呼吸音	双肺呼吸音清	1	
5.心脏检查(心界、心率、心律、心音、杂音、心包摩擦音等,需描述具体项目至少6项)	无异常	3	
5.腹部查体	腹股沟区未见包块,全腹膨隆,未见胃蠕动波,可见肠型,全腹有压痛、反跳痛、肌紧张,右下腹部明显,移动性浊音(±),未闻及肠鸣音。直肠指诊未及异常	1	
6.有无双下肢水肿	无	1	
合计		15	

(三)病例分析

你认为患者需要完善的检查、初步诊断、存在的健康问题、目前的治疗及今后社区管理原则有哪些(表4-6)?

表4-6 病例分析评分

询问内容	考官提供信息	分值	扣分
一、需要完善的检查(包括需要转诊上级医院的必要检查)(6分)			
1.血常规	Hb 126 g/L,WBC 15.0×10⁹/L,N 0.92,PLT 215×10⁹/L	1	

续表4-6

询问内容	考官提供信息	分值	扣分
2.血淀粉酶	64 U/L	1	
3.心电图	暂未做	1	
4.生化常规	暂未做	0.5	
5.诊断性腹腔穿刺	抽出少量血性腹水	1	
6.感染性指标	暂未做	0.5	
7.腹部平片或腹部CT	暂未做	0.5	
8.合理补充项	无	0.5	
(回答6项即满分,缺1项扣1分。项目回答不完整的酌情扣分)			
二、初步诊断、存在的健康问题(11分)			
1.初步诊断	绞窄性肠梗阻	6	
2.存在的健康问题	2年前有开腹史	5	
三、目前的治疗及今后社区管理时非药物治疗原则(8分)			
1.药物治疗	(1)胃肠减压	0.5	
	(2)纠正水、电解质紊乱和酸碱失衡	0.5	
	(3)防治感染	0.5	
	(4)其他治疗	0.5	
2.手术治疗	(1)单纯解除梗阻的手术	2	
	(2)肠切除肠吻合术	2	
	(3)肠短路吻合术	1	
	(4)肠造口或肠外置术	1	
(回答5项即满分,缺1项扣1分。项目回答不完整的酌情扣分)			
合计		25	

(四)医患沟通——作业题(100分)

1.向患者解释病情(肠梗阻疾病教育)。

2.和患者共同决策(药物治疗方案)。

3.了解患者生活方式,进行生活方式的指导(有疑似相关症状及时就医)。

4.对患者担忧的问题进行解答(绞窄性肠梗阻的治疗及预后)。

5.对患者的具体问题提出解决方案(手术治疗)。

6.随访的时间及内容或者转诊的相关事项(注意饮食,不适随诊)。

7.总结、保证沟通效果。

第三节　输尿管结石

【案例】

主诉:左侧腰痛伴间歇肉眼血尿2周。

现病史:张××,女,60岁,退休工人。2周前无明显诱因出现左侧腰痛不适,向下腹部及会阴放射,休息后可好转,但疼痛反复发作,伴有全程肉眼血尿,暗红色,无明显血块,活动后加重,休息及饮水增多则血尿减轻,无尿频、尿急、尿痛及发热等不适。发病以来,患者精神可,饮食可,大便正常,睡眠可,体重无明显变化。

既往史:既往无高血压、冠心病病史,无胰腺炎、消化性溃疡、胆囊炎及胆石症病史。

个人史、婚育史及家族史:无吸烟史,喜油炸食品,不嗜酒,平日饮水较少。家庭和睦,社会关系好,有些焦虑。24岁结婚,配偶体健,育有1子。退休职工医保,经济状况可。家族史不详。

查体:T 36.2 ℃,P 88 次/min,R 18 次/min,BP 135/79 mmHg,身高 162 cm,体重55 kg。神志清楚,言语流利,双眼睑无水肿,皮肤黏膜无黄染,颈静脉无怒张,颈动脉未闻及明显血管杂音。双肺呼吸音清,未闻及干、湿啰音。心界不大,心率88 次/min,律齐,心音可,未闻及明显杂音,无心包摩擦音。腹部查体无异常。双下肢无水肿。四肢肌力、肌张力正常。双侧肾区平坦,左侧肾区局部压痛,叩击痛(+),输尿管走行区压痛,对侧无阳性体征。外阴未见异常。

辅助检查:血常规白细胞略高,肝肾功能正常。尿常规:白细胞1+,红细胞3+。大便常规正常。心电图:窦性心律,大致正常心电图。

(一)病史采集

作为全科医生,如果接诊该患者,应了解哪些病史信息(表4-7)。

表4-7　病史采集评分

询问内容		考官提供信息	分值	扣分
一、主要症状描述、病情演变(15分)				
1.2周来左侧腰痛伴间歇肉眼血尿	诱因	无	1	
	范围	左侧腰痛	2	
	伴随症状	向下腹部及会阴放射,全程肉眼血尿	2	
	持续时间及缓解	腰痛反复发作,休息后好转;肉眼血尿活动后加重,休息及饮水增多则血尿减轻	4	
	有鉴别意义的症状	无尿频、尿急、尿痛及发热等不适	4	
	诊疗经过	未诊治	1	

续表 4-7

询问内容	考官提供信息	分值	扣分
2. 其他伴随症状	其他合理的伴随症状	1	
二、有无相关病史(3分)			
1. 有无高血压病史	无	0.5	
2. 有无冠心病病史	无	0.5	
3. 有无胰腺炎病史	无	0.5	
4. 有无消化性溃疡病史	无	0.5	
5. 有无胆囊炎及胆石症病史	无	0.5	
6. 合理补充项	无	0.5	
(回答 3 项即满分,缺 1 项扣 1 分。项目回答不完整的酌情扣分)			
三、家族史(1分)	不详	1	
四、生活方式、心理及社会因素(6分)			
1. 是否吸烟	否	1	
2. 饮食、饮酒情况	喜油炸食品,不嗜酒	1	
3. 饮水情况	平日饮水较少	1	
4. 体重情况	体重无明显变化	1	
5. 睡眠情况	夜间睡眠好	0.5	
6. 二便情况	二便如常	0.5	
7. 是否有影响疾病的心理、社会因素	家庭和睦,社会关系好,有些焦虑	0.5	
8. 合理补充项	无	0.5	
(回答 5 项即满分,缺 1 项扣 1 分。项目回答不完整的酌情扣分)			
合计		25	

(二)体格检查

针对患者目前病情,你应做哪些必要的体格检查(表4-8)。

表 4-8 体格检查评分(口述)

询问内容	考官提供信息	分值	扣分
一、一般项目(5分)			
1. 体温、脉搏、呼吸	T 36.2 ℃,P 88 次/min,R 18 次/min	1	
2. 神志	清楚	1	
3. 皮肤黏膜颜色	正常	1	
4. 神经系统检查	四肢肌力、肌张力正常	1	

续表 4-8

询问内容	考官提供信息	分值	扣分
5. 有无眼睑水肿	无	0.5	
6. 合理补充项	无	0.5	
(回答 4 项即满分,缺 1 项扣 0.5 分。项目回答不完整的酌情扣分)			
二、重点查体(10 分)			
1. 身高、体重	身高 162 cm,体重 55 kg	1	
2. 血压	135/79 mmHg(应两侧对比,可口述,未强调双侧扣 1 分)	2	
3. 颈部血管检查	颈静脉无怒张,颈动脉未闻及明显血管杂音	1	
4. 双肺呼吸音	双肺呼吸音清,未闻及干、湿啰音	1	
5. 心脏检查(心界、心率、心律、心音、杂音、心包摩擦音等,需描述具体项目至少 6 项)	心界不大,心率 88 次/min,律齐,心音可,未闻及明显杂音,无心包摩擦音	3	
5. 腹部查体	腹部查体无异常。双下肢无水肿。双侧肾区平坦,左侧肾区局部压痛,叩击痛(+),输尿管走行区压痛,对侧无阳性体征	1	
6. 有无双下肢水肿	无	1	
合计		15	

(三)病例分析

你认为患者需要完善的检查、初步诊断、存在的健康问题、目前的治疗及今后社区管理原则有哪些(表 4-9)?

表 4-9　病例分析评分

询问内容	考官提供信息	分值	扣分
一、需要完善的检查(包括需要转诊上级医院的必要检查)(6 分)			
1. 血常规	白细胞略高	1	
2. 尿常规	白细胞 1+,红细胞 3+	1	
3. 大便常规	正常	1	
4. 肝肾功能	正常	1	
5. 心电图	窦性心律,大致正常心电图	1	
6 合理补充项	无	1	
(回答 5 即满分,缺 1 项扣 1 分。项目回答不完整的酌情扣分)			

续表 4-9

询问内容	考官提供信息	分值	扣分
二、初步诊断、存在的健康问题(11分)			
1.初步诊断	输尿管结石	6	
2.存在的健康问题	(1)喜油炸食品	3	
	(2)平日饮水较少	2	
三、目前的治疗及今后社区管理时非药物治疗原则(8分)			
1.药物治疗	(1)控制感染	1	
	(2)镇痛药物应用	0.5	
	(3)其他治疗	0.5	
2.手术治疗	体外冲击波碎石术(ESWL)、输尿管镜碎石术(URL)、经皮肾镜取石术(PCNL)均可选择	6	
(回答5项即满分,缺1项扣1分。项目回答不完整的酌情扣分)			
合计		25	

(四)医患沟通——作业题(100分)

1.向患者解释病情。

2.和患者共同决策(治疗方案的选择及选择原因)。

3.了解患者生活方式,进行生活方式的指导。

4.对患者担忧的问题进行解答。

5.对患者的具体问题提出解决方案。

6.随访的时间及内容或者转诊的相关事项。

7.总结、保证沟通效果。

第四节　肛肠疾病

 【案例】

主诉:肛门肿物脱出3年半,加重半个月。

现病史:王××,52岁,退休职工。3年半前无明显诱因发现肛门部有肿物脱出,伴便痛,有少量便血,为鲜血。休息后脱出物可自行还纳。当时给予口服药物及马应龙痔疮膏治疗,疗效可。近半个月来,上述症状逐渐加重,便痛加重,口服药疗效差,便血增加,遂来医院就诊,门诊以"混合痔"收住院。自发病以来,患者饮食正常,睡眠好,小便正常,体重无明显变化。

既往史:平素身体健康,无肝炎、结核等传染病史及密切接触史。无重大外伤及手术史。无药物过敏史,输血史不详。

个人史、婚育史及家族史:吸烟20余年,每日约20支。饮酒10余年,每日约200 mL。因工作需要长期久坐。生于原籍,无外地久居史。无特殊不良嗜好。适龄结婚,子女及配偶均体健。家族史不详。

查体:T 36.3 ℃,P 54 次/min,R 18 次/min,BP 105/60 mmHg,患者发育正常,营养中等,神志清,精神可,自主体位,查体合作。全身皮肤黏膜无黄染及出血点。浅表淋巴结无肿大。头颅无畸形,眼睑无水肿,结膜无充血,巩膜无黄染,角膜透明,双侧瞳孔等大等圆(直径3 mm),对光反射灵敏。耳鼻无异常。口唇无发绀,牙龈无出血,舌色红润,咽无充血,扁桃体无肿大。颈软,气管居中。甲状腺无肿大,胸廓对称。两侧呼吸动度相同,触觉语颤无差别,双肺叩诊呈清音,呼吸音清,未闻及干、湿啰音及胸膜摩擦音。心前区无隆起,未触及震颤,心浊音界正常,心率54 次/min,心律规整,各瓣膜区未闻及病理性杂音及心包摩擦音。腹平坦,软,肝脾未触及,无包块,无压痛,无移动性浊音,肠鸣音正常。脊柱四肢无异常,肛门外生殖器见专科所见。生理反射存在,病理反射未引出。

专科所见:肛门位置正常,闭合好,1、3、5、8、11点肛缘皮肤隆起,柔软,局部无分泌物。指诊:肛门括约肌功能良好,1、3、5、8、11点触及质软包块达黏膜区,直肠内未触及硬性肿物及条索状物,指套无染血。

(一)病史采集

作为全科医生,如果接诊该患者,应了解哪些病史信息(表4-10)?

表4-10 病史采集评分

评分标准			分值	扣分
问诊内容(70分)	一般项目(5分)	姓名、性别、年龄、婚姻、出生地、民族、职业、工作单位、住址、入院日期等项目齐全	5	
	现病史(50分)	起病情况:患病时间,发病缓急、可能病因或诱因	6	
		主要症状或体征的特征:部位,性质,持续时间,程度,缓解或加重因素	10	
		病情的发展与演变	6	
		伴随症状	6	
		鉴别诊断症状	6	
		诊疗过程:是否到医院就诊? 做过哪些检查? 治疗用药情况及效果	10	
		二便、睡眠、饮食、精神等一般状况及相关现病史	6	

全科医学临床思维与操作技能训练手册

续表 4-10

评分标准			分值	扣分
问诊内容(70分)	相关病史(15分)	既往史	4	
		个人史	4	
		婚育史	3	
		家族史	4	
问诊技巧(20分)		条理性强、能抓住重点	6	
		能围绕病情询问,语言通俗易懂	6	
		无暗示性、诱导性、责难性提问	6	
		在规定时间内完成病史采集	2	
医德医风(10分)		服务态度好,对患者关心体贴	5	
		沟通能力强,巧妙引导,不生硬打断患者叙述	5	
合计			100	

(二)体格检查

针对患者目前病情,你应做哪些必要的体格检查(表4-11)?

表4-11　体格检查评分(口述)

项目	要求	分值	扣分
个人准备	服装、鞋帽整洁	1	
	仪表大方、举止端庄	1	
	语言温柔、恰当,态度和蔼可亲	1	
操作前准备	物品准备	1	
	告知患者,取得配合	1	
	体位(侧卧位或截石位)	1	
肛门视诊	用双手将患者臀部分开,充分暴露	1	
	检查肛门周围有无内痔、息肉脱出、直肠脱出、外痔及瘘管外口等	1	
	嘱患者像排便时一样屏气,医生用手牵引肛缘,待肛门自然张开,或用吸肛器吸出。观察内痔位置、数目、大小、色泽、有无出血点,同时也可以看到有无肛裂等情况	1	
直肠指检	嘱患者作深呼吸放松肛门,医生以戴有手套或指套的右手示指,涂上润滑剂,轻轻插入肛门,进行触诊检查	1	
	探查肛管和直肠下端有无异常改变,如皮肤变硬、波动感、硬结、狭窄、括约肌紧张度	1	
	指诊后指套带有黏液、脓液或血液者,必要时应送实验室做细胞学检查	1	

续表 4-11

项目	要求	分值	扣分
窥肛器检查	患者取侧卧位或截石位,先将窥肛器外套及塞芯装在一起,涂上润滑剂	1	
	嘱患者张口呼吸,然后慢慢插入肛门内,应先向患者腹侧方向伸入,待通过肛管后,再向尾骨方向推进,待肛镜全部插入后抽去塞芯	1	
	仔细观察有无溃疡、息肉,再将窥肛器拔出到齿线附近,查看有无内痔、肛漏内口、肛乳头肥大、肛隐窝炎等	2	
操作后	向患者交代注意事项、清理物品	1	
熟练程度	动作轻巧、准确、稳重	1	
	操作时间小于 15 min	1	
提问	指检中的各种异常提示哪种病情? 未能触及明确肿物,但退出时指套染血,需考虑内痔及未能触及的直肠恶性肿瘤;触及波动感,多见于肛门直肠周围脓肿;触到柔软、光滑、活动、带蒂的弹性包块,多为直肠息肉;若摸到凹凸不平结节,质硬底宽,与下层组织粘连,推之不动,同时指套上有褐色血液黏附者,应考虑为直肠癌;若手指插入引起肛门剧烈疼痛,可能为肛裂,不应再勉强插入	6	
合计		25	

(三)病例分析

你认为患者需要完善的检查、初步诊断、存在的健康问题、目前的治疗及今后社区管理原则有哪些(表4-12)?

表 4-12 病例分析评分

询问内容	考官提供信息	分值	扣分
一、需要完善的检查(包括需要转诊上级医院的必要检查)(9 分)			
1. 血常规	暂未做	2	
2. 生化常规	暂未做	1	
3. 免疫常规及凝血常规	暂未做	1	
4. 心电图	暂未做	1	
5. 心脏彩超	暂未做	1	
6. 胸部 CT 扫描	暂未做	1	
7. 电子结肠镜	暂未做	1	

续表 4-12

询问内容	考官提供信息	分值	扣分
8. 合理补充项	无	1	
（回答 7 项即满分，缺 1 项扣 1 分。项目回答不完整的酌情扣分）			
二、初步诊断、存在的健康问题（8 分）			
1. 初步诊断	混合痔	2	
2. 存在的健康问题	（1）吸烟	1	
	（2）饮酒	1	
	（3）缺乏运动	1	
	（4）焦虑情绪	1	
	（5）未规律就诊	1	
	（6）用药依从性较差	1	
（回答 6 项即满分，缺 1 项扣 1 分。项目回答不完整的酌情扣分）			
三、目前的治疗及今后社区管理时非药物治疗原则（8 分）			
1. 药物治疗	（1）乳果糖口服液 15 mL po bid	0.5	
	（2）地奥司明片 3 片 po bid（急性期），2 片 po bid（稳定期）	0.5	
	（3）云南白药胶囊 2 粒 po tid	0.5	
	（4）复方角菜酸酯栓 1 支 直肠给药 bid	0.5	
2. 非药物治疗	（1）戒烟	1	
	（2）清淡饮食，避免辛辣刺激	1	
	（3）戒酒	1	
	（4）规律运动	1	
	（5）保持心态良好	1	
	（6）按时复查	0.5	
	（7）其他	0.5	
（回答 5 项即满分，缺 1 项扣 1 分。项目回答不完整的酌情扣分）			
合计		25	

（四）医患沟通——作业题（100 分）

1. 向患者解释病情（肛肠疾病教育）。

2. 和患者共同决策（药物治疗方案）。

3. 了解患者生活方式，进行生活方式的指导（戒烟戒酒、规律运动、清淡饮食避免辛辣刺激）。

4. 对患者担忧的问题进行解答（混合痔等常见肛肠疾病的诊疗体系基本成熟，可治可控）。

5. 对患者的具体问题提出解决方案(混合痔患者的生活方式)。

6. 随访的时间及内容或者转诊的相关事项(急性发作期内 2~4 周按时门诊复查,稳定期内每月复查,手术患者术后 2 周门诊复查)。

7. 总结、保证沟通效果。

第五章

急诊疾病

第一节 急腹症

【案例】

主诉:间断腹痛 2 年,加重 1 d。

现病史:李××,男,32 岁,房产中介。近 2 年来有空腹胃痛史,饮食后疼痛尚可缓解,其间疼痛时工作单位附近诊所就诊,给予奥美拉唑肠溶胶囊,间断口服,未行系统检查。1 d 前突然出现腹部剧烈疼痛,难以忍受,恶心,呕吐感强烈,同事帮其拨打 120 后急诊来院就医。据同事叙述,李某因带客户看房,午饭没时间吃,当日 3 点半左右才有时间吃饭。近期患者体重无明显变化,睡眠尚可,二便正常。

既往史:既往体健。无高血压、冠心病病史,无胰腺炎、消化性溃疡、胆囊炎及胆石症病史。无服用阿司匹林肠溶片等非甾体抗炎药或糖皮质激素病史。否认手术史。因工作需要,经常无法按时吃饭,近期业绩考核,经常加班熬夜,身心疲惫,精神紧张。

个人史、婚育史及家族史:否认吸烟史。喜油炸食品,不嗜酒。不运动锻炼。家庭和睦,社会关系好,有些焦虑。未婚。父母健在,家族无遗传及传染性疾病。

查体:T 36.7 ℃,P 108 次/min,R 21 次/min,BP 156/98 mmHg,身高 178 cm,体重 90 kg,BMI 28.4 kg/m^2。神志清楚,痛苦面容,屈曲体位,不敢移动。腹部查体可见腹式呼吸减弱,触诊时全腹压痛,以上腹部为著。腹肌紧张呈"板状",反跳痛明显。听诊肠鸣音 2 次/min。叩诊肝浊音界消失。

辅助检查:血常规示 WBC 15.0×10^9/L,N% 89%。淀粉酶及肝肾功能结果均无异常。心电图:窦性心律,大致正常心电图。腹部 CT:腹腔内可见游离气体影。

（一）病史采集

作为接诊医生,如果接诊该患者,应了解哪些病史信息(表 5-1)?

表 5–1　病史采集评分

询问内容		考官提供信息	分值	扣分
一、主要症状描述、病情演变（15 分）				
1. 2 年以来胃痛情况	诱因	无	1	
	何时疼痛	空腹时	1	
	缓解因素	进食后或服用药物后	1	
	其他伴随症状	无呕吐，无发热及腹泻	1	
	有鉴别意义的症状	无反酸、烧心，无厌食	1	
	诊疗经过	间断口服"奥美拉唑肠溶胶囊"	1	
2. 此次疼痛情况	部位	全腹，以上腹明显	1	
	程度	疼痛剧烈，难以忍受	1	
	伴随症状	恶心，呕吐感强烈	1	
	持续时间	持续性	1	
	缓解因素	无	1	
	空腹或饱腹	饱腹状态	2	
	诊疗经过	无	1	
3. 其他伴随症状		其他合理的伴随症状也可	1	
二、有无相关病史（4 分）				
1. 有无高血压、心脏病等基础病史		无	1	
2. 有无手术史		无	1	
3. 有无非甾体抗炎药或激素服用史		无	1	
4. 有无腹痛病史		2 年来空腹胃痛史	0.5	
5. 合理补充项		无	0.5	
（回答 3 项即满分，缺 1 项扣 1 分。项目回答不完整的酌情扣分）				
三、家族史（1 分）		父母健在，家族无遗传及传染性疾病	1	
四、生活方式、心理及社会因素（5 分）				
1. 是否吸烟、饮酒		否认吸烟、饮酒	1	
2. 饮食情况		饮食不规律	1	
3. 运动情况		不运动	0.5	
4. 体重情况		体重无明显变化	0.5	
5. 睡眠情况		夜间睡眠好	0.5	
6. 二便情况		二便如常	0.5	
7. 是否有影响疾病的心理、社会因素		业绩考核，经常加班熬夜，身心疲惫，精神紧张	0.5	
8. 合理补充项		无	0.5	
（回答 5 项即满分，缺 1 项扣 1 分。项目回答不完整的酌情扣分）				
合计			25	

（二）体格检查

针对患者目前病情，你应做哪些必要的体格检查（表5-2）？

表5-2 体格检查评分（口述）

询问内容	考官提供信息	分值	扣分
一、一般项目（4分）			
1. 体温、脉搏、呼吸	T 36.7 ℃，P 108 次/min，R 21 次/min	1	
2. 神志面容	清楚，痛苦面容	0.5	
3. 划分危急程度	生命体征尚可，腹痛剧烈，三级	1	
4. 体位	屈曲体位，不敢移动	0.5	
5. 有无呕吐	呕吐感强烈，未见呕吐物	0.5	
6. 合理补充项	无	0.5	
（回答4项即满分，缺1项扣1分。项目回答不完整的酌情扣分）			
二、重点查体（腹部查体）（11分）			
体位	帮助患者摆好体位，仰卧位双膝屈曲，站于患者右侧查体	1	
视诊	腹式呼吸减弱，腹部无瘢痕，无胃肠型及蠕动波，皮肤无破损	2	
听诊	肠鸣音减弱，2 次/min，未闻及血管杂音	2	
触诊	全腹压痛，上腹为著，腹肌紧张呈"板状"，反跳痛明显	2	
叩诊	肝浊音界消失	2	
顺序	顺序正确（视诊、听诊、叩诊、触诊）	2	
合计		15	

（三）病例分析

患者需要完善的检查，初步诊断是何疾病，目前的治疗方案（表5-3）。

表5-3 病例分析评分

询问内容	考官提供信息	分值	扣分
一、需要完善的检查（包括需要转诊上级医院的必要检查）（6分）			
1. 血常规	WBC 15.0×10^9/L，N% 89%	1	
2. 淀粉酶	正常	1	
3. 肝肾功能	正常	1	
4. 心电图	窦性心律，大致正常心电图	1	
5. 腹部CT	腹腔内可见游离气体	1	

询问内容	考官提供信息	分值	扣分
6. 合理补充项	无	1	
(回答 6 项即满分,缺 1 项扣 1 分。项目回答不完整的酌情扣分)			
二、初步诊断、存在的健康问题(11 分)			
1. 初步诊断	(1) 上消化道穿孔	3	
	(2) 急性弥漫性腹膜炎	2	
2. 存在的健康问题	(1) 饮食不规律	2	
	(2) 经常腹痛未予重视	1	
	(3) 消化道溃疡未系统治疗	1	
	(4) 熬夜,工作压力大	1	
	(5) 缺乏运动,焦虑情绪	1	
(回答 5 项即满分,缺 1 项扣 1 分。项目回答不完整的酌情扣分)			
三、初步的诊疗计划及出院后医嘱(8 分)			
1. 初步诊疗计划	(1) 禁饮食,静脉输液营养支持	1	
	(2) 胃肠减压	2	
	(3) 抗生素抗感染治疗	1	
	(4) 完善相关术前化验检查,排除手术禁忌后急症手术	2	
2. 出院后医嘱	(1) 规律饮食,适量运动	1	
	(2) 规律作息,心态健康	0.5	
	(3) 6 周后内镜检查,如证实消化性溃疡,正规溃疡病药物治疗	0.5	
(回答 2 项即满分,缺 1 项扣 1 分。项目回答不完整的酌情扣分)			
合计		25	

(四)医患沟通——作业题(100 分)

1. 向患者解释病情(消化性溃疡穿孔宣教)。

2. 和患者共同决策(手术治疗方式)。

3. 了解患者生活方式,进行生活方式的指导(规律饮食及作息、适量运动、身心健康)。

4. 对患者担忧的问题进行解答(手术风险及术中、术后可能出现的问题)。

5. 对患者的具体问题提出解决方案(术后手术切口护理注意事项)。

6. 随访的时间(6 周后完善内镜检查,规律服用治疗溃疡药物后 4 周复查)。

7. 总结、保证沟通效果。

第二节 重度中暑

【案例】

主诉:突发抽搐伴意识丧失 4 h。

现病史:王××,45 岁,建筑工人。就诊日期 8 月 12 日,当日室外温度 35 ℃。患者约 4 h 前在工地工作时出现口干、多饮、多尿、大汗、头晕等症状,无胸痛、喘憋,随后出现面色苍白、意识模糊、肢体抽搐等症状,被工友发现后紧急送诊。

既往史:既往 4 年前曾体检发现血脂异常(具体不详),未重视。无高血压、冠心病史,无胰腺炎、消化性溃疡、胆囊炎及胆石症病史。

个人史、婚育史及家族史:吸烟 10 年,每日 20 支。喜油炸食品,不嗜酒。家庭和睦,社会关系好,有些焦虑。24 岁结婚,配偶体健,育有 1 子。经济状况可。父亲因脑出血去世。

查体:T 42 ℃,P 133 次/min,R 28 次/min,BP 106/60 mmHg,身高 170 cm,体重 55 kg。浅昏迷状态,双眼睑无水肿,皮肤温度较高,干燥无汗,黏膜无黄染,颈静脉无怒张,颈动脉未闻及明显血管杂音。双肺呼吸音清,未闻及干、湿啰音。心界不大,心率 133 次/min,律齐,心音可,未闻及明显杂音,无心包摩擦音。腹部查体无异常。双下肢无水肿。四肢肌张力增高,双侧巴氏征阳性。

辅助检查:血常规示白细胞 $22×10^9/L$、血小板 $42×10^9/L$。尿常规、大便常规均正常。生化检查:谷丙转氨酶 400 U/L,谷草转氨酶 350 U/L,肌酸激酶 8 000 U/L,肾功能正常,空腹血糖 16.0 mmol/L,血总胆固醇 6.7 mmol/L,甘油三酯 3.5 mmol/L,低密度胆固醇 4.2 mmol/L。心电图:窦性心动过速,ST-T 改变。

(一)病史采集

作为全科医生,如果接诊该患者,应了解哪些病史信息(表 5-4)?

表 5-4 病史采集评分

询问内容	操作程序及具体要求	分值	扣分
一、现病史(47 分)			
(一)根据主诉及相关鉴别询问	1. 发现昏迷时的现场和周围情况,室外温度,是否有同事发病,室内有无炉火,有无药瓶,瓶内药物有无减少,减少数量。有无呕吐物,气味如何	10	
	2. 昏迷发生前进食了哪些食物?发病前精神状况如何?平日是否服药,药物种类	5	
	3. 昏迷程度	5	

续表 5-4

询问内容	操作程序及具体要求	分值	扣分
（一）根据主诉及相关鉴别询问	4.昏迷时伴随症状,伴有如发热、多汗或皮肤干燥无汗,常见于中暑、莨菪碱类药物中毒,伴有呕吐、肌颤、流涎、瞳孔针尖样大小、呼出有大蒜味,常见于有机磷农药中毒,伴肢体运动障碍或肢体抽搐,常见于神经系统缺血性或出血性疾病。伴深大呼吸、呼出烂苹果味常见于糖尿病酮症酸中毒昏迷等	10	
	5.有无大小便失禁和外伤	5	
（二）诊治经过	1.是否到医院就诊,做过哪些检查	5	
	2.治疗情况如何	5	
（三）一般情况	饮食、尿量及体重变化	2	
二、既往史(21分)			
1.与该疾病有关的其他病史,既往有无类似发作,有无肝病、肾病、肺病、糖尿病、高血压、癫痫、精神病病史等		9	
2.有无外伤史		6	
3.是否有药物过敏史		6	
三、个人史(3分)	生活状况及不良嗜好	3	
四、婚育史(3分)	家庭和睦情况	3	
五、家族史(2分)	有无家族遗传性疾病史	2	
六、问诊技巧(20分)	1.条理性强、能抓住重点	10	
	2.能够围绕病情询问	10	
七、职业素养(4分)	1.与患者沟通时态度和蔼,语言文明,通俗易懂	2	
	2.在规定时间内完成操作,表现出良好的职业素质	2	
合计		100	

（二）体格检查

针对患者目前病情,你应做哪些必要的体格检查(表5-5)?

表 5-5　体格检查评分(口述)

询问内容	考官提供信息	分值	扣分
一、重点项目(20分)			
1.体温、脉搏、呼吸	T 42 ℃,P 133 次/min,R 28 次/min	4	
2.神志	昏迷(瞳孔大小、对光反射)	5	
3.皮肤黏膜颜色	皮肤温度高,无发绀	4	

续表 5-5

询问内容	考官提供信息	分值	扣分
4. 神经系统检查	四肢肌张力增高,双侧巴氏征阳性	3	
5. 有无眼睑水肿	无	2	
6. 合理补充项	无	2	
(回答 4 项即满分,缺 1 项扣 0.5 分。项目回答不完整的酌情扣分)			
二、查体(20 分)			
身高、体重	身高 170 cm,体重 55 kg	1	
血压	106/60 mmHg(应两侧对比,可口述,未强调双侧扣 1 分)	5	
颈部血管检查	颈静脉无怒张,颈动脉未闻及明显血管杂音	2	
双肺呼吸音	双肺呼吸音清	2	
心脏检查(心界、心率、心律、心音、杂音、心包摩擦音等,需描述具体项目至少 6 项)	心界不大,心率 133 次/min,律齐,第一心音不低钝,未闻及明显杂音,无心包摩擦音	3	
腹部查体	无异常	1	
有无双下肢水肿	无	1	
病理征检查	双侧巴氏征阳性	5	
合计		40	

(三)病例分析

你认为患者需要完善的检查、初步诊断、存在的健康问题、目前的治疗及今后社区管理原则有哪些(表 5-6)?

表 5-6 病例分析评分

询问内容	考官提供信息	分值	扣分
一、需要完善的检查(包括需要转诊上级医院的必要检查)(6 分)			
1. 颅脑 CT	暂未做	1	
2. 血常规	WBC $22×10^9$/L,PLT $42×10^9$/L	0.5	
3. 肝肾功能	ALT 400 U/L,AST 350 U/L,肾功能正常	1	
4. 心电图	窦性心动过速,ST-T 改变	0.5	
5. 下肢血管超声	暂未做	0.5	

续表 5-6

询问内容	考官提供信息	分值	扣分
6. 血气分析	暂未做	1	
7. 心肌酶学检测	肌酸激酶 8 000 U/L	0.5	
8. 眼底检查	暂未做	0.5	
9. 合理补充项	无	0.5	
（回答 6 项即满分，缺 1 项扣 1 分。项目回答不完整的酌情扣分）			
二、初步诊断、存在的健康问题（10 分）			
1. 初步诊断	（1）重症中暑，热射病	2	
	（2）血小板减少	1	
	（3）肝损伤	1	
2. 存在的健康问题	（1）不合理劳动规范	2	
	（2）预防措施不到位	2	
	（3）饮水少	1	
	（4）出现症状未及时就诊	1	
（回答 5 项即满分，缺 1 项扣 1 分。项目回答不完整的酌情扣分）			
三、目前的治疗及今后社区管理时非药物治疗原则（9 分）			
1. 非药物治疗	（1）物理降温，避免使用非甾体药物	1	
	（2）气管插管	1	
	（3）血液净化	0.5	
	（4）重症监护室综合治疗（吸氧、气道管理、心电监护等）	0.5	
2. 药物治疗	（1）镇静	1	
	（2）抗感染	1	
	（3）抗炎性渗出	1	
	（4）抗凝治疗	1	
	（5）肠内营养	1	
	（6）其他	1	
（回答 6 项即满分，缺 1 项扣 1 分。项目回答不完整的酌情扣分）			
合计		25	

（四）医患沟通——作业题（100 分）

1. 向患者家属解释病情危重情况。

2. 和患者家属共同决策及紧急救治。

3. 了解患者生活方式，进行生活方式的指导（戒烟、饮食、运动、合理劳动教育）。

4. 对患者担忧的问题进行解答。

5. 对患者的具体问题提出解决方案。

6. 总结、保证沟通效果。

第三节　中毒

【案例】

主诉:意识障碍 2 h。

现病史:王××,女性,22 岁。于 2 h 前被家人发现神志恍惚,伴恶心、呕吐,呕吐物为胃内容物,可闻及大蒜味,逐渐出现神志不清,口吐白沫,四肢抖动,送治途中出现大小便失禁。此前患者曾与他人发生过争吵,其房间中发现有空的敌敌畏药瓶。

既往史:既往体健。

个人史、生育史及家族史:不详。

查体:T 36.6 ℃,P 55 次/min,R 10 次/min,BP 90/50 mmHg,指脉氧91%。昏迷状态,抬入抢救室,皮肤湿冷,口中有较多白色泡沫状分泌物,肌肉颤动,双侧瞳孔针尖样大小。呼吸浅慢,双肺听诊可闻及较多湿啰音,心率55 次/min,律齐,各瓣膜诊区未闻及杂音。腹部平软,肝脾肋下未触及,双下肢无水肿。双侧病理征阴性。

(一)病史采集

作为全科医生,如果接诊该患者,应了解哪些病史信息(表5-7)?

表5-7　病史采集评分

询问内容		考官提供信息	分值	扣分
一、主要症状描述、病情演变(15分)				
1. 症状和异常表现	诱因	发病前与他人起争执,情绪激动	2	
	主要症状	意识障碍,意识模糊进展为昏迷,呕吐物有大蒜味	2	
	次要症状	恶心、呕吐、大汗、肢体抖动	2	
	其他伴随症状	面色苍白、呼吸浅慢、口吐白沫、大小便失禁	2	
	有鉴别意义的症状	发热、抽搐、呼吸困难、呕血、黑便、烦躁	2	
	诊疗经过	院外未自行处理	1	
	持续时间	持续性	1	
	缓解因素	无明显可缓解因素,病情逐渐加重	1	

续表 5-7

询问内容	考官提供信息	分值	扣分
2. 有无毒物接触或外伤	身旁有空的敌敌畏药瓶	2	
二、有无相关病史(4分)			
1. 有无高血压、糖尿病、心脏病、肺病等慢性疾病病史	无	1	
2. 有无慢性肝病、尿毒症等病史	无	1	
3. 有无过量酒精、安眠药接触史	无	1	
4. 房间是否使用煤炉	无	0.5	
5. 合理补充项	无	0.5	
三、家族史(1分)	父母健在,无家族遗传病史及传染病病史	1	
四、生活方式、心理及社会因素(5分)			
1. 是否吸烟、酗酒	否	1	
2. 平时是否服用药物	否	1	
3. 是否有影响疾病的心理、社会因素	平时性格内向,近期曾与别人发生争执,情绪激动	1	
4. 饮食、睡眠、体重、大小便	无异常	1	
5. 合理补充项	无	1	
合计		25	

(二)体格检查

针对患者目前病情,你应做哪些必要的体格检查(表5-8)?

表 5-8　体格检查评分(口述)

询问内容	考官提供信息	分值	扣分
1. 神志	昏迷	1	
2. 呼吸	呼吸浅慢,10 次/min,指脉氧 91%	2	
3. 血压	90/50 mmHg	1	
4. 脉搏	55 次/min	0.5	
5. 体温	36.6 ℃	0.5	
6. 皮肤黏膜	皮肤湿冷	2	
7. 瞳孔	针尖样	2	
8. 胸部查体	双肺呼吸音粗,可闻及较多湿啰音	2	

续表 5-8

询问内容	考官提供信息	分值	扣分
9. 心脏查体	心率 55 次/min,律齐,未闻及杂音	2	
10. 腹部查体	腹部软,肝脾肋下未触及	1	
11. 神经系统查体	肌肉颤动,病理征阴性	1	
合计		15	

表 5-9　治疗后达阿托品化时或维持阿托品化体格检查评分

询问内容	考官提供信息	分值	扣分
1. 一般生命体征	较前稳定,呼吸 15 ~ 23 次/min,BP 110/60 mmHg	1	
2. 神志	好转	0.5	
3. 面色及皮肤黏膜	面色红润,皮肤干燥,口唇发绀消失	2	
4. 心率	增快,90 ~ 120 次/min	1	
5. 血氧饱和度	指脉氧上升并稳定至95%以上	1	
6. 瞳孔	扩大	2	
7. 双肺听诊	双肺啰音消失	2	
8. 神经查体	肌肉颤动消失,肢体可见自主活动	0.5	
合计		10	

(三)病例分析

你认为患者需要完善的检查、初步诊断、存在的健康问题、目前的治疗及今后社区管理原则有哪些(表 5-10)?

表 5-10　病例分析评分

询问内容	考官提供信息	分值	扣分
一、需要完善的检查(包括需要转诊上级医院的必要检查)(10 分)			
1. 血胆碱酯酶	是否明显降低	1.5	
2. 血常规	是否升高,有无贫血	1	
3. 血气分析	有无呼吸衰竭、酸碱失衡、严重电解质紊乱、碳氧血红蛋白及高铁血红蛋白是否升高	1.5	
4. 生化常规	血糖、肝肾功能、心肌酶是否异常	1.5	
5. 心电图	窦性心动过缓	0.5	

续表5-10

询问内容	考官提供信息	分值	扣分
6.颅脑、胸部CT	排除颅内出血、占位,脑梗死,有无肺水肿、肺部感染	1	
7.尿常规	尿酮体是否升高,与糖尿病酮症酸中毒鉴别;有无尿路感染等	1	
8.凝血功能	有无出凝血异常	0.5	
9.毒物监测	留取血液、洗胃液、呕吐物、尿液等送检	1.5	
二、初步诊断、存在的健康问题(7分)			
1.初步诊断	(1)急性重度有机磷农药中毒	1	
	(2)急性肺水肿	1	
2.存在的健康问题	(1)生命体征极不稳定,需即刻开始抢救	1	
	(2)出现呼吸衰竭时有气管插管、呼吸机辅助通气的可能	1	
	(3)预防脑水肿及多脏器功能损伤	1	
	(4)警惕中间综合征、反跳	1	
	(5)可能存在抑郁或焦虑状态	1	
三、目前的治疗及今后社区管理时非药物治疗原则(13分)			
1.目前治疗	(1)洗胃	2	
	(2)心电、血压、血氧饱和度监测,开放气道,保持呼吸道通畅,氧气吸入	1	
	(3)如出现呼吸衰竭或抑制,先气管插管再洗胃	1	
	(4)同时给予解毒药物:阿托品、盐酸戊乙奎醚、解磷定。原则:早期、足量、联合、重复给药	2	
	(5)维持循环稳定,必要时给予升压药如多巴胺	1	
	(6)其他对症支持治疗:导泻、吸附剂、保护脏器功能、预防或治疗感染、防治脑水肿、维持内环境平衡等	1	
	(7)血液净化:血液灌流或血液滤过	2	
2.非药物治疗	(1)观察有无迟发性多发性神经病出现	1	
	(2)心理疏导,必要时请精神科协助给予疏导	1	
	(3)嘱家属加强看管,避免再次接触毒物	1	
合计		30	

(四)医患沟通——作业题(100分)

1.向患者家属解释病情(急性有机磷农药中毒教育,包括中毒的救治方法、可能的病情进展、并发症、预后等)。

2.和患者家属共同决策(治疗方案)。

3. 了解患者生活方式,进行生活方式的指导(了解患者的性格特点、生活方式,有无精神疾病、长期服药情况等)。

4. 对患者家属担忧的问题进行解答(中毒能否成功救治、是否遗留后遗症等)。

5. 对患者家属的具体问题提出解决方案(配合抢救及治疗)。

6. 随访的时间及内容或者转诊的相关事宜(中毒救治成功后注意心理疏导,避免再次接触毒物,防自杀、防走失,必要时精神科就诊药物治疗)。

7. 总结、保证沟通效果。

第四节 晕厥

【案例】

主诉:间断晕厥 1 年,再发加重 5 h。

现病史:王××,65 岁,退休职工。1 年来无明显诱因出现晕厥 2 次,晕厥发作前出现心悸,自觉脉搏不规则,无胸闷胸痛,无头晕,无出汗乏力,心悸无突发突止感,与活动无关,意识恢复后感乏力。未重视,未正规诊治。5 h 前晕厥再发,症状基本同前,乏力持续不缓解来诊。自发病以来,患者精神饮食可,睡眠正常,体重近期增减不详。

既往史:高血压病史 5 年,最高血压 180/110 mmHg,现应用"硝苯地平缓释片 30 mg qd、替米沙坦片 40 mg qd",血压控制可;无冠心病、糖尿病病史,无胰腺炎、消化性溃疡、胆囊炎及胆石症病史。

个人史、婚育史及家族史:吸烟 30 年,每日 20 支。喜油炸食品,不嗜酒。不运动锻炼。家庭和睦,社会关系好,有些焦虑。24 岁结婚,配偶体健,育有 1 子。退休职工医保,经济状况可。父母已逝,死因不详。

查体:T 36.7 ℃,P 116 次/min,R 18 次/min,BP 136/88 mmHg,身高 178 cm,体重 70 kg,BMI 22.1 kg/m²。神志清楚,言语流利,双眼睑无水肿,皮肤黏膜无黄染,颈静脉无怒张,颈动脉未闻及明显血管杂音。双肺呼吸音清,未闻及干、湿啰音。心界不大,心率 126 次/min,心律不齐,心音强弱不等,未闻及明显杂音,无心包摩擦音。腹部查体无异常。双下肢无水肿。四肢肌力、肌张力正常。

辅助检查:血常规、尿常规、生化常规、大便常规均正常。心电图:心房颤动伴快速心室率。

(一)病史采集

作为全科医生,如果接诊该患者,应了解哪些病史信息(表 5-11)?

表 5-11　病史采集评分

询问内容		考官提供信息	分值	扣分
一、主要症状描述、病情演变（15 分）				
1.1 年来晕厥、心悸症状	诱因	无	1	
	主要症状	意识丧失、脉率不规则	1	
	持续时间	几小时不等	1	
	缓解因素	自行缓解	1	
	有鉴别意义的症状	无胸闷胸痛,无头晕,无出大汗,心悸无突发突止感,无二便失禁	1	
	诊疗经过	未诊治	1	
2. 近 5 h 晕厥、心悸情况	诱因	无	1	
	主要症状	意识丧失、脉率不规则	1	
	伴随症状	乏力	1	
	持续时间	描述不清	1	
	缓解因素	无	1	
	其他伴随症状	无胸痛胸闷,无肢体抽搐,无二便失禁	2	
	诊疗经过	无	1	
3. 其他伴随症状		其他合理的伴随症状也可	1	
二、有无相关病史（4 分）				
1. 有无高血压病史		高血压病史 5 年,现应用药物血压控制可	1	
2. 有无冠心病病史		无	1	
3. 有无脑血管病病史		无	1	
4. 有无高脂血症病史		无	0.5	
5. 合理补充项		无	0.5	
（回答 3 项即满分,缺 1 项扣 1 分。项目回答不完整的酌情扣分）				
三、家族史（1 分）		否认家族遗传史	1	
四、生活方式、心理及社会因素（5 分）				
1. 是否吸烟		吸烟 30 年,每日 20 支	1	
2. 饮食、饮酒情况		喜油炸食品,不嗜酒	1	
3. 运动情况		不运动锻炼	0.5	
4. 体重情况		体重无明显变化	0.5	
5. 睡眠情况		夜间睡眠好	0.5	
6. 二便情况		二便如常	0.5	
7. 是否有影响疾病的心理、社会因素		家庭和睦,社会关系好,担心自己会"猝死"而感到焦虑	0.5	

续表 5-11

询问内容	考官提供信息	分值	扣分
8. 合理补充项	无	0.5	
（回答 5 项即满分，缺 1 项扣 1 分。项目回答不完整的酌情扣分）			
合计		25	

（二）体格检查

1. 针对患者目前病情，你应做哪些必要的体格检查（表 5-12）？

表 5-12　体格检查评分（口述）

询问内容	考官提供信息	分值	扣分
一、一般项目（5 分）			
1. 体温、脉搏、呼吸	T 36.7 ℃，P 116 次/min，R 18 次/min	1	
2. 神志	清楚	1	
3. 皮肤黏膜颜色	皮肤温度正常，无苍白、发绀	1	
4. 神经系统检查	四肢肌力、肌张力正常	1	
5. 有无眼睑水肿	无	0.5	
6. 合理补充项	无	0.5	
（回答 4 项即满分，缺 1 项扣 0.5 分。项目回答不完整的酌情扣分）			
二、重点查体（10 分）			
身高、体重	身高 178 cm，体重 70 kg，BMI 22.1 kg/m²	1	
血压	136/88 mmHg（应两侧对比，可口述，未强调双侧扣 1 分）	2	
颈部血管检查	颈静脉无怒张，颈动脉未闻及明显血管杂音	1	
双肺呼吸音	双肺呼吸音清，未闻及干、湿啰音	1	
心脏检查（心界、心率、心律、心音、杂音、心包摩擦音等，需描述具体项目至少 6 项）	心界不大，心率 126 次/min，律不齐，第一心音强弱不等，未闻及明显杂音，无心包摩擦音	3	
腹部查体	无异常	1	
有无双下肢水肿	无	1	
合计		15	

2. 请根据患者情况,给患者测量血压(表5-13)。

表5-13 血压测量评分

评分要点		分值	扣分
测量前沟通与注意事项(1分)	介绍血压测量的目的	0.5	
	注意事项,如排尿、禁烟酒咖啡、休息至少5 min等	0.5	
体位与血压计同一水平(1分)	坐位或仰卧位,暴露恰当,肘部、血压计"0"点与心脏在同一水平	0.5	
	检查血压计水银柱是否在"0"点、有无气泡	0.5	
气袖位置(1.5分)	触诊确定肱动脉位置,气袖中央在肱动脉表面,松紧合适	1	
	气袖下缘在肘窝上2~3 cm,听诊器体件置于肱动脉搏动处(不能塞于气袖下)	0.5	
测量方法(1.5分)	边充气边听诊至肱动脉搏动消失,水银柱再升高30 mmHg,缓慢放气(2~3 mmHg/s)	1	
	双眼平视观察水银柱,读数尾数应为0、2、4、6、8	0.5	
合计		5	

3. 根据患者病情,请对患者心脏查体(表5-14)。

表5-14 心脏查体评分

评分要点		分值	扣分
检查前准备(2分)	仪表端庄、服装整洁	0.5	
	和患者沟通检查必要性、物品准备	0.5	
	手卫生规范(操作前、后,缺1次扣0.5分)	1	
操作过程(8分)	患者体位舒适,注意保护患者隐私	1	
	在患者右侧进行查体,充分暴露	1	
	心脏视诊(侧视+俯视)	1	
	心脏触诊	1	
	心脏叩诊	1	
	心脏听诊	1	
	帮助患者整理衣物	1	
	记录并报告结果	1	
合计		10	

(三)病例分析

你认为患者需要完善的检查、初步诊断、存在的健康问题、目前的治疗及今后社区管理原则有哪些(表5-15)?

表5-15 病例分析评分

询问内容	考官提供信息	分值	扣分
一、需要完善的检查(包括需要转诊上级医院的必要检查)(6分)			
1.血常规	正常	1	
2.尿常规	正常	1	
3.心脏彩超	暂未做	1	
4.心电图	心房颤动伴快速心室率	1	
5.下肢血管超声	暂未做	0.5	
6.生化常规	正常	0.5	
7.动态心电图	暂未做	0.5	
8.合理补充项	无	0.5	
(回答6项即满分,缺1项扣1分。项目回答不完整的酌情扣分)			
二、初步诊断、存在的健康问题(11分)			
1.初步诊断	(1)阵发性心房颤动	3	
	(2)心源性晕厥	1	
	(3)高血压3级(很高危)	1	
2.存在的健康问题	(1)65岁男性	1	
	(2)吸烟	1	
	(3)高血压病史	1	
	(4)缺乏运动	1	
	(5)焦虑情绪	1	
	(6)未及时就诊,依从性差	1	
(回答5项即满分,缺1项扣1分。项目回答不完整的酌情扣分)			
三、目前的治疗及今后社区管理时非药物治疗原则(8分)			
1.药物治疗	(1)琥珀酸美托洛尔缓释片47.5 mg po bid	0.5	
	(2)利伐沙班15 mg po qd	0.5	
	(3)硝苯地平控释片30 mg po qd	0.5	
	(4)替米沙坦40 mg po qd	0.5	

续表 5-15

询问内容	考官提供信息	分值	扣分
2. 非药物治疗	(1)戒烟	1	
	(2)低盐低脂饮食	1	
	(3)规律运动	1	
	(4)保持心理健康	1	
	(5)血压监测	1	
	(6)其他	1	
(回答5项即满分,缺1项扣1分。项目回答不完整的酌情扣分)			
合计		25	

(四)医患沟通——作业题(100分)

1. 向患者解释病情(心源性晕厥教育)。

2. 和患者共同决策(心房颤动药物治疗方案)。

3. 了解患者生活方式,进行生活方式的指导(戒烟、饮食、运动、血压监测教育、晕厥的紧急处理)。

4. 对患者担忧的问题进行解答(心房颤动与脑血栓的关系,可防可控)。

5. 对患者的具体问题提出解决方案(抗凝药物利弊)。

6. 随访的时间及内容或者转诊的相关事项(普罗帕酮转复后维持窦性心律,根据 CHA2DS2-VASc 评分有长期抗凝指征,建议长期抗凝治疗联合控制心室率;每周监测血压2~3次,1个月门诊复查心电图等;若发作频繁,前往上级医院行射频消融术进一步治疗)。

7. 总结、保证沟通效果。

第六章

眼科疾病

第一节 睑腺炎

【案例】

主诉：右眼睑发红、肿胀，伴眼痛 2 d。

现病史：李××，41 岁，在职职工。近段时间工作繁忙，经常熬夜加班。2 d 前开始出现右眼外眦处略微压痛，无发红、肿胀，当时未予重视，未诊治。今天开始出现眼睑发红肿胀，眼痛加重，无畏光、流泪、视物模糊、异物感，无头痛、头晕，无恶心、呕吐。现因右眼疼痛明显难以忍受来社区卫生服务中心就诊。自发病以来，患者精神、饮食可，睡眠正常，大小便如常。

既往史：既往 15 年前妊娠期开始出现血糖升高，一直口服用药，空腹血糖控制在 8.0 mmol/L 左右。否认高血压、冠心病史，无胰腺炎、消化性溃疡、胆囊炎及胆石症病史。

个人史、婚育史及家族史：不吸烟。喜油炸食品，喜动物内脏，喜肥肉，不嗜酒。不定期运动锻炼。家庭和睦，社会关系好。24 岁结婚，配偶体健，育有 1 子 1 女。职工医保，经济状况可。父母体健，否认糖尿病家族史。

查体：T 36.2 ℃，P 80 次/min，R 20 次/min，BP 130/80 mmHg，身高 162 cm，体重 60 kg，BMI 22.9 kg/m²。神志清楚，言语流利，右眼睑发红、肿胀，皮肤黏膜无黄染，颈静脉无怒张，颈动脉未闻及明显血管杂音。双肺呼吸音清，未闻及干、湿啰音。心界不大，心率 80 次/min，律齐，心音可，未闻及明显杂音，无心包摩擦音。腹部查体无异常。双下肢无水肿。四肢肌力、肌张力正常。

专科情况：右眼上睑发红肿胀，靠近外眦处压痛明显，对应睑结膜充血，其余眼前节未见明显异常。

辅助检查：血常规、尿常规、大便常规均正常。心电图：窦性心律，大致正常心电图。肝肾功能正常，空腹血糖 7.0 mmol/L，血总胆固醇 6.7 mmol/L，甘油三酯 3.5 mmol/L，低密度胆固醇 4.2 mmol/L。糖化血红蛋白 12.0%。

（一）病史采集

作为全科医生，如果接诊该患者，应了解哪些病史信息（表 6-1）？

表6-1 病史采集评分

询问内容		考官提供信息	分值	扣分
一、主要症状描述、病情演变(15分)				
1. 15 年前糖尿病症状	诱因	无	1	
	多尿	尿量、次数	1	
	多饮	饮水量	1	
	其他伴随症状	无视物模糊、肢体麻木及泡沫尿	1	
	有鉴别意义的症状	无心慌、胸闷,无厌食,无怕热、多汗	1	
	诊疗经过	口服"二甲双胍 0.5 g bid"	1	
2. 近 2 d 右眼不适的问诊	部位	下肢,以足底明显	1	
	对称性	双眼不对称,右眼明显	1	
	伴随的异常感觉	眼红、眼肿、眼痛	1	
	持续时间	持续性	1	
	缓解因素	无	1	
	其他伴随症状	无	2	
	诊疗经过	无	1	
3. 其他伴随症状		其他合理的伴随症状也可	1	
二、有无相关病史(4分)				
1. 有无高血压病史		无	1	
2. 有无冠心病病史		无	1	
3. 有无脑血管病病史		无	1	
4. 有无高脂血症病史		4 年前曾体检发现血脂异常(具体不详),未重视	0.5	
5. 合理补充项		无	0.5	
(回答 3 项即满分,缺 1 项扣 1 分。项目回答不完整的酌情扣分)				
三、家族史(1分)		父母体健	1	
四、生活方式、心理及社会因素(5分)				
1. 是否吸烟		否	1	
2. 饮食、饮酒情况		喜油炸食品,喜动物内脏,喜肥肉,不嗜酒	1	
3. 运动情况		不定期运动	0.5	
4. 体重情况		体重无明显变化	0.5	
5. 睡眠情况		夜间睡眠好	0.5	
6. 二便情况		二便如常	0.5	
7. 是否有影响疾病的心理、社会因素		家庭和睦,社会关系好	0.5	
8. 合理补充项		无	0.5	
(回答 5 项即满分,缺 1 项扣 1 分。项目回答不完整的酌情扣分)				
合计			25	

（二）体格检查

1. 针对患者目前病情,你应做哪些必要的体格检查(表6-2)?

表6-2　体格检查评分(口述)

询问内容	考官提供信息	分值	扣分
一、一般项目(5分)			
1.体温、脉搏、呼吸	T 36.2 ℃,P 80 次/min,R 20 次/min	1	
2.神志	清楚	1	
3.皮肤黏膜颜色	皮肤温度正常,无苍白、发绀	1	
4.神经系统检查	四肢肌力、肌张力正常	1	
5.有无眼睑水肿	右眼睑发红、肿胀	0.5	
6.合理补充项	无	0.5	
(回答4项即满分,缺1项扣0.5分。项目回答不完整的酌情扣分)			
二、重点查体(10分)			
1.身高、体重	身高 162 cm,体重 60 kg,BMI 22.9 kg/m²	1	
2.血压	130/80 mmHg(应两侧对比,可口述,未强调双侧扣1分)	2	
3.颈部血管检查	颈静脉无怒张,颈动脉未闻及明显血管杂音	1	
4.双肺呼吸音	双肺呼吸音清,未闻及干、湿啰音	1	
5.心脏检查(心界、心率、心律、心音、杂音、心包摩擦音等,需描述具体项目至少6项)	心界不大,心率80 次/min,律齐,第一心音不低钝,未闻及明显杂音,无心包摩擦音	2	
6.腹部查体	无异常	1	
7.有无双下肢水肿	无	1	
8.10 g 尼龙丝试验	异常	1	
合计		15	

2. 请根据患者情况,给患者测量血压(表6-3)。

表6-3　血压测量评分

评分要点		分值	扣分
测量前沟通与注意事项(1分)	介绍血压测量的目的	0.5	
	注意事项,如排尿、禁烟酒咖啡、休息至少5 min 等	0.5	

续表 6-3

评分要点		分值	扣分
体位与血压计同一水平(1分)	坐位或仰卧位,暴露恰当,肘部、血压计"0"点与心脏在同一水平	0.5	
	检查血压计水银柱是否在"0"点、有无气泡	0.5	
气袖位置(1.5分)	触诊确定肱动脉位置,气袖中央在肱动脉表面,松紧合适	1	
	气袖下缘在肘窝上2~3 cm,听诊器体件置于肱动脉搏动处(不能塞于气袖下)	0.5	
测量方法(1.5分)	边充气边听诊至肱动脉搏动消失,水银柱再升高30 mmHg,缓慢放气(2~3 mmHg/s)	1	
	双眼平视观察水银柱,读数尾数应为0、2、4、6、8	0.5	
合计		5	

(三)病例分析

你认为患者需要完善的检查、初步诊断、存在的健康问题、目前的治疗及今后社区管理原则有哪些(表6-4)?

表6-4 病例分析评分

询问内容	考官提供信息	分值	扣分
一、需要完善的检查(包括需要转诊上级医院的必要检查)(6分)			
1. 血常规	正常	1	
2. 尿常规	正常	0.5	
3. 神经肌电图	暂未做	0.5	
4. 心电图	窦性心律,大致正常心电图	1	
5. 下肢血管超声	暂未做	0.5	
6. 生化常规	空腹血糖7.0 mmol/L,血总胆固醇6.7 mmol/L,甘油三酯3.5 mmol/L,低密度胆固醇4.2 mmol/L	1	
7. 糖化血红蛋白	12.0%	0.5	
8. 眼科检查	右眼上睑发红肿胀,靠近外眦处压痛明显,对应睑结膜充血,其余眼前节未见明显异常	0.5	
9. 合理补充项	无	0.5	
(回答6项即满分,缺1项扣1分。项目回答不完整的酌情扣分)			

续表6-4

询问内容	考官提供信息	分值	扣分
二、初步诊断、存在的健康问题(11分)			
1. 初步诊断	(1)睑腺炎	2	
	(2)2型糖尿病	2	
	(3)血脂异常	1	
2. 存在的健康问题	(1)40岁以上女性	1	
	(2)喜油炸食物,喜动物内脏,喜肥肉	1	
	(3)妊娠期开始存在的血糖高于正常	1	
	(4)运动不规律	1	
	(5)未及时就诊、用药,依从性较差	1	
	(6)焦虑情绪	1	
(回答5项即满分,缺1项扣1分。项目回答不完整的酌情扣分)			
三、目前的治疗及今后社区管理时非药物治疗原则(8分)			
1. 药物治疗	(1)左氧氟沙星滴眼液 1滴 滴患眼 每小时1次	0.5	
	(2)氧氟沙星眼膏 适量 涂患眼 睡前	0.5	
	(3)阿托伐他汀钙片 20 mg po qd	0.5	
	(4)甲钴胺 5 mg po qd	0.5	
2. 非药物治疗	(1)眼部监测	1	
	(2)糖尿病饮食	1	
	(3)清淡饮食	1	
	(4)规律运动	1	
	(5)保持心理平衡	1	
	(6)血糖监测	1	
(回答5项即满分,缺1项扣1分。项目回答不完整的酌情扣分)			
合计		25	

(四)医患沟通——作业题(100分)

1. 向患者解释病情(睑腺炎及糖尿病教育)。

2. 和患者共同决策(药物治疗方案)。

3. 了解患者生活方式,进行生活方式的指导(戒酒、饮食、运动、眼部监测教育)。

4. 对患者担忧的问题进行解答(糖尿病与睑腺炎的关系,可防可控)。

5. 对患者的具体问题提出解决方案(预防眶蜂窝织炎的生活方式)。

6. 随访的时间及内容或者转诊的相关事项(每天行眼科检查、血糖监测)。

7. 总结、保证沟通效果。

第二节　流行性角结膜炎

【案例】

主诉:右眼红痛伴水样分泌物 5 d,加重 1 d。

现病史:王××,30 岁,在职职工。近段时间母亲生病,他一直在陪床,5 d 前感冒后开始出现右眼红、痛,伴有水样分泌物,无肿胀,当时未予重视,未诊治。1 d 前左眼开始出现类似症状,无畏光、流泪、视物模糊、异物感,无头痛、头晕,无恶心、呕吐。现因右眼分泌物不断出现难以忍受来社区卫生服务中心就诊,自发病以来,患者精神、饮食可,睡眠正常,大小便如常。

既往史:既往体健。否认高血压、冠心病史,无胰腺炎、消化性溃疡、胆囊炎及胆石症病史。

个人史、婚育史及家族史:不吸烟。喜油炸食品,经常居家做饭,不嗜酒。不定期运动锻炼。家庭和睦,社会关系好。24 岁结婚,配偶体健,育有 1 子。职工医保,经济状况可。父亲体健,否认糖尿病、高血压家族史。

查体:T 36.2 ℃,P 80 次/min,R 20 次/min,BP 130/80 mmHg,身高 176 cm,体重 70 kg,BMI 22.6 kg/m²。神志清楚,言语流利,皮肤黏膜无黄染,颈静脉无怒张,颈动脉未闻及明显血管杂音。双肺呼吸音清,未闻及干、湿啰音。心界不大,心率 80 次/min,律齐,心音可,未闻及明显杂音,无心包摩擦音。腹部查体无异常。双下肢无水肿。四肢肌力、肌张力正常。

专科情况:右眼上睑发红肿胀,靠近外眦处压痛明显,对应睑结膜充血,其余眼前节未见明显异常。

辅助检查:血常规、尿常规、大便常规均正常。心电图:窦性心律,大致正常心电图。肝肾功能正常,血总胆固醇 6.0 mmol/L,低密度胆固醇 4.5 mmol/L。

(一)病史采集

作为全科医生,如果接诊该患者,应了解哪些病史信息(表 6-5)?

表 6-5　病史采集评分

询问内容		考官提供信息	分值	扣分
一、主要症状描述、病情演变(15 分)				
近 5 d 右眼不适的问诊	诱因	劳累、感冒	2	
	有鉴别意义的症状	无结膜下出血	2	
	部位	结膜	2	
	对称性	双眼先后发病	2	
	伴随症状	眼红,水样分泌物	2	
	持续时间	持续性	1	
	缓解因素	无	1	
	其他伴随症状	无	2	
	诊疗经过	无	1	
二、有无相关病史(4 分)				
1. 有无高血压病史		无	1	
2. 有无冠心病病史		4 年前曾体检发现血脂异常(具体不详),未重视	1	
3. 有无脑血管病病史		无	1	
4. 有无高脂血症病史		无	0.5	
5. 合理补充项		无	0.5	
(回答 3 项即满分,缺 1 项扣 1 分。项目回答不完整的酌情扣分)				
三、家族史(1 分)		父亲体健	1	
四、生活方式、心理及社会因素(5 分)				
1. 是否吸烟		否	1	
2. 饮食、饮酒情况		喜油炸食品,不嗜酒	1	
3. 运动情况		不定期运动	1	
4. 体重情况		体重无明显变化	0.5	
5. 睡眠情况		夜间睡眠好	0.5	
6. 二便情况		二便如常	0.5	
7. 是否有影响疾病的心理、社会因素		家庭和睦,社会关系好	0.5	
(回答 5 项即满分,缺 1 项扣 1 分。项目回答不完整的酌情扣分)				
合计			15	

(二)体格检查

1. 针对患者目前病情,你应做哪些必要的体格检查(表 6-6)?

表6-6　体格检查评分(口述)

询问内容	考官提供信息	分值	扣分
一、一般项目(5分)			
1. 体温、脉搏、呼吸	T 36.2 ℃,P 80 次/min,R 20 次/min	1	
2. 神志	清楚	1	
3. 皮肤黏膜颜色	皮肤温度正常,无苍白、发绀	1	
4. 神经系统检查	四肢肌力、肌张力正常	1	
5. 有无眼睑水肿	无	0.5	
6. 合理补充项	无	0.5	
(回答4项即满分,缺1项扣0.5分。项目回答不完整的酌情扣分)			
二、重点查体(10分)			
身高、体重	身高 176 cm,体重 70 kg,BMI 22.6 kg/m²	1	
血压	130/80 mmHg(应两侧对比,可口述,未强调双侧扣1分)	2	
颈部血管检查	颈静脉无怒张,颈动脉未闻及明显血管杂音	1	
双肺呼吸音	双肺呼吸音清,未闻及干、湿啰音	1	
心脏检查(心界、心率、心律、心音、杂音、心包摩擦音等,需描述具体项目至少6项)	心界不大,心率80次/min,律齐,第一心音不低钝,未闻及明显杂音,无心包摩擦音	2	
腹部查体	无异常	1	
眼科检查	右眼上睑发红肿胀,靠近外眦处压痛明显,对应睑结膜充血,其余眼前节未见明显异常	2	
10 g 尼龙丝试验	正常	1	
合计		15	

2. 请根据患者情况,给患者测量血压(表6-7)。

表6-7　血压测量评分

	评分要点	分值	扣分
测量前沟通与注意事项(1分)	介绍血压测量的目的	0.5	
	注意事项,如排尿、禁烟酒咖啡、休息至少5 min 等	0.5	
体位与血压计同一水平(1分)	坐位或仰卧位,暴露恰当,肘部、血压计"0"点与心脏在同一水平	0.5	
	检查血压计水银柱是否在"0"点、有无气泡	0.5	

续表 6-7

	评分要点	分值	扣分
气袖位置(1.5分)	触诊确定肱动脉位置,气袖中央在肱动脉表面,松紧合适	1	
	气袖下缘在肘窝上 2~3 cm,听诊器体件置于肱动脉搏动处(不能塞于气袖下)	0.5	
测量方法(1.5分)	边充气边听诊至肱动脉搏动消失,水银柱再升高 30 mmHg,缓慢放气(2~3 mmHg/s)	1	
	双眼平视观察水银柱,读数尾数应为 0、2、4、6、8	0.5	
合计		5	

(三)病例分析

你认为患者需要完善的检查、初步诊断、存在的健康问题、目前的治疗及今后社区管理原则有哪些(表6-8)?

表 6-8　病例分析评分

询问内容	考官提供信息	分值	扣分
一、需要完善的检查(包括需要转诊上级医院的必要检查)(6分)			
1.血常规	正常	0.5	
2.尿常规	正常	0.5	
3.神经肌电图	暂未做	0.5	
4.心电图	窦性心律,大致正常心电图	1	
5.下肢血管超声	暂未做	0.5	
6.生化常规	血总胆固醇 6.0 mmol/L,低密度胆固醇 4.5 mmol/L	1	
7.糖化血红蛋白	暂未做	0.5	
8.眼科检查	右眼上睑发红肿胀,靠近外眦处压痛明显,对应睑结膜充血,其余眼前节未见明显异常	1	
9.合理补充项	无	0.5	
(回答6项即满分,缺1项扣1分。项目回答不完整的酌情扣分)			
二、初步诊断、存在的健康问题(11分)			
1.初步诊断	(1)流行性角结膜炎	3	
	(2)血脂异常	2	

续表6-8

询问内容	考官提供信息	分值	扣分
2.存在的健康问题	(1)30岁男性	1	
	(2)喜油炸食物	1	
	(3)4年前开出现血脂异常	1	
	(4)运动不规律	1	
	(5)未及时就诊、用药,依从性较差	1	
	(6)焦虑情绪	1	
(回答5项即满分,缺1项扣1分。项目回答不完整的酌情扣分)			
三、目前的治疗及今后社区管理时非药物治疗原则(8分)			
1.药物治疗	(1)阿昔洛韦滴眼液1滴 滴患眼 每小时1次	0.5	
	(2)贝复舒滴眼液1滴 滴患眼 每6 h 1次	0.5	
	(3)阿托伐他汀钙片 20 mg po qd	0.5	
	(4)甲钴胺 5 mg po qd	0.5	
2.非药物治疗	(1)眼部监测	1	
	(2)低脂饮食	1	
	(3)清淡饮食	1	
	(4)规律运动	1	
	(5)保持心理健康	1	
	(6)血脂监测	1	
(回答5项即满分,缺1项扣1分。项目回答不完整的酌情扣分)			
合计		25	

(四)医患沟通——作业题(100分)

1.向患者解释病情(流行性角结膜炎教育)。

2.和患者共同决策(药物治疗方案)。

3.了解患者生活方式,进行生活方式的指导(戒酒、饮食、运动、眼部监测教育)。

4.对患者担忧的问题进行解答(高脂血症与流行性角结膜炎的关系,可防可控)。

5.对患者的具体问题提出解决方案(注意角结膜炎的生活方式预防)。

6.随访的时间及内容或者转诊的相关事项(每天行眼科检查)。

7.总结、保证沟通效果。

第三节 急性闭角型青光眼

【案例】

主诉:右眼胀痛伴眼红、视物不清 2 h。

现病史:王××,52 岁,在职职工。急暴脾气。近期为儿子结婚,劳心劳力。2 h 前开始出现右眼胀痛,伴眼红、视物不清,伴同侧头痛、鼻根酸痛,伴恶心,呕吐部分胃内容物,卧床休息后未缓解,并有逐渐加重倾向。现因右眼疼痛难以忍受来社区卫生服务中心就诊。自发病以来,患者精神、饮食可,睡眠正常,大小便如常。

既往史:2 年前出现血糖升高,一直口服用药(二甲双胍 0.5 g bid),空腹血糖控制在 8.0 mmol/L 左右。否认高血压、冠心病史,无胰腺炎、消化性溃疡、胆囊炎及胆石症病史。

个人史、婚育史及家族史:不吸烟。居家做饭,不嗜酒。定期运动锻炼。家庭和睦,社会关系好。22 岁结婚,配偶体健,育有 1 子 1 女。职工医保,经济状况可。父母体健,母亲有青光眼家族史。

查体:T 36.2 ℃,P 80 次/min,R 20 次/min,BP 130/80 mmHg,身高 162 cm,体重 60 kg,BMI 22.9 kg/m²。神志清楚,言语流利,皮肤黏膜无黄染,颈静脉无怒张,颈动脉未闻及明显血管杂音。双肺呼吸音清,未闻及干、湿啰音。心界不大,心率 80 次/min,律齐,心音可,未闻及明显杂音,无心包摩擦音。腹部查体无异常。双下肢无水肿。四肢肌力、肌张力正常。

专科情况:右眼睑肿胀,混合性充血,角膜雾状水肿,前房浅,周边前房明显,瞳孔竖椭圆形,对光反射迟钝,晶体斑可见,眼压>60 mmHg;左眼无充血,角膜透明,前房浅,周边前房明显,瞳孔圆,对光反射可,晶体密度增高,眼压 13 mmHg。

辅助检查:血常规、尿常规、大便常规均正常。肝肾功能正常,空腹血糖 7.0 mmol/L。心电图:窦性心律,大致正常心电图。

(一)病史采集

作为全科医生,如果接诊该患者,应了解哪些病史信息(表 6-9)?

表6-9　病史采集评分

询问内容		考官提供信息	分值	扣分
一、主要症状描述、病情演变(15分)				
1. 2年前糖尿病症状	诱因	无	1	
	多尿	尿量、次数	1	
	多饮	饮水量	1	
	其他伴随症状	无视物模糊、肢体麻木及泡沫尿	1	
	有鉴别意义的症状	无心慌、胸闷,无厌食,无怕热、多汗	1	
	诊疗经过	口服"二甲双胍 0.5 g bid"	1	
2. 近2 h右眼不适的问诊	诱因	劳累,急暴脾气	1	
	对称性	双眼不对称,右眼明显	1	
	伴随的异常感觉	眼红、视物不清	1	
	持续时间	持续性	1	
	缓解因素	无	1	
	其他伴随症状	伴同侧头痛、鼻根酸痛,伴恶心、呕吐部分胃内容物	2	
	诊疗经过	无	1	
3. 其他伴随症状		其他合理的伴随症状也可	1	
二、有无相关病史(4分)				
1. 有无高血压病史		无	1	
2. 有无冠心病病史		无	1	
3. 有无脑血管病病史		无	1	
4. 有无高脂血症病史		无	0.5	
5. 合理补充项		无	0.5	
(回答3项即满分,缺1项扣1分。项目回答不完整的酌情扣分)				
三、家族史(1分)		母亲有青光眼	1	
四、生活方式、心理及社会因素(5分)				
1. 是否吸烟		否	1	
2. 饮食、饮酒情况		居家做饭,不嗜酒	1	
3. 运动情况		定期运动	0.5	
4. 体重情况		体重无明显变化	0.5	
5. 睡眠情况		夜间睡眠好	0.5	
6. 二便情况		二便如常	0.5	
7. 是否有影响疾病的心理、社会因素		家庭和睦,社会关系好	0.5	

续表 6-9

询问内容	考官提供信息	分值	扣分
8. 合理补充项	无	0.5	
（回答 5 项即满分,缺 1 项扣 1 分。项目回答不完整的酌情扣分）			
合计		25	

（二）体格检查

针对患者目前病情,你应做哪些必要的体格检查（表 6-10）?

表 6-10　体格检查评分（口述）

询问内容	考官提供信息	分值	扣分
一、一般项目（5 分）			
1. 体温、脉搏、呼吸	T 36.2 ℃,P 80 次/min,R 20 次/min	1	
2. 神志	清楚	1	
3. 皮肤黏膜颜色	皮肤温度正常,无苍白、发绀	1	
4. 神经系统检查	四肢肌力、肌张力正常	1	
5. 有无眼睑水肿	无	0.5	
6. 合理补充项	无	0.5	
（回答 4 项即满分,缺 1 项扣 0.5 分。项目回答不完整的酌情扣分）			
二、重点查体（10 分）			
身高、体重	身高 162 cm,体重 60 kg,BMI 22.9 kg/m²	1	
血压	130/80 mmHg（应两侧对比,可口述,未强调双侧扣 1 分）	2	
颈部血管检查	颈静脉无怒张,颈动脉未闻及明显血管杂音	1	
双肺呼吸音	双肺呼吸音清	1	
心脏检查（心界、心率、心律、心音、杂音、心包摩擦音等,需描述具体项目至少 6 项）	心界不大,心率 80 次/min,律齐,第一心音不低钝,未闻及明显杂音,无心包摩擦音	2	
腹部查体	无异常	1	
有无双下肢水肿	无	1	
10 g 尼龙丝试验	异常	1	
合计		15	

2. 请根据患者情况,给患者测量血压(表6-11)。

表6-11 血压测量评分

评分要点		分值	扣分
测量前沟通与注意事项(1分)	介绍血压测量的目的	0.5	
	注意事项,如排尿、禁烟酒咖啡、休息至少5 min 等	0.5	
体位与血压计同一水平(1分)	坐位或仰卧位,暴露恰当,肘部、血压计"0"点与心脏在同一水平	0.5	
	检查血压计水银柱是否在"0"点、有无气泡	0.5	
气袖位置(1.5分)	触诊确定肱动脉位置,气袖中央在肱动脉表面,松紧合适	1	
	气袖下缘在肘窝上2~3 cm,听诊器体件置于肱动脉搏动处(不能塞于气袖下)	0.5	
测量方法(1.5分)	边充气边听诊至肱动脉搏动消失,水银柱再升高30 mmHg,缓慢放气(2~3 mmHg/s)	1	
	双眼平视观察水银柱,读数尾数应为0、2、4、6、8	0.5	
合计		5	

3. 根据患者病情,请对患者进行10 g尼龙丝试验(表6-12)。

表6-12 10 g尼龙丝试验评分

评分要点		分值	扣分
检查前准备(2分)	仪表端庄、服装整洁	0.5	
	和患者沟通检查必要性、物品准备	0.5	
	手卫生规范(操作前、后,缺1次扣0.5分)	1	
操作过程(8分)	患者体位舒适,注意保护患者隐私	1	
	在患者足底进行测试	1	
	尼龙丝弯曲适度	1	
	测量方法正确	1	
	至少测量的5个点	1	
	测量时患者不可视	1	
	帮助患者整理鞋袜	1	
	记录并报告结果	1	
合计		10	

(三)病例分析

你认为患者需要完善的检查、初步诊断、存在的健康问题、目前的治疗及今后社区管理原则有哪些(表6-13)?

表6-13　病例分析评分

询问内容	考官提供信息	分值	扣分
一、需要完善的检查(包括需要转诊上级医院的必要检查)(6分)			
1. 血常规	正常	0.5	
2. 尿常规	正常	0.5	
3. 神经肌电图	暂未做	0.5	
4. 心电图	窦性心律,大致正常心电图	0.5	
5. 下肢血管超声	暂未做	0.5	
6. 生化常规	空腹血糖7.0 mmol/L	0.5	
7. 糖化血红蛋白	暂未做	0.5	
8. 眼科检查	右眼睑肿胀,混合性充血,角膜雾状水肿,前房浅,周边前房明显,瞳孔竖椭圆形,对光反射迟钝,晶体斑可见,眼压>60 mmHg;左眼无充血,角膜透明,前房浅,周边前房明显,瞳孔圆,对光反射可,晶体密度增高,眼压13 mmHg	2	
9. 合理补充项	无	0.5	
(回答6项即满分,缺1项扣1分。项目回答不完整的酌情扣分)			
二、初步诊断、存在的健康问题(11分)			
1. 初步诊断	(1)急性闭角型青光眼 急性发作期 临床前期	3	
	(2)2型糖尿病	2	
2. 存在的健康问题	(1)50岁以上女性	1	
	(2)急暴脾气	1	
	(3)2年前开始存在的血糖高于正常	1	
	(4)青光眼家族史	1	
	(5)未及时就诊、用药,依从性较差	1	
	(6)焦虑情绪	1	
(回答5项即满分,缺1项扣1分。项目回答不完整的酌情扣分)			

续表 6–13

询问内容	考官提供信息	分值	扣分
三、目前的治疗及今后社区管理时非药物治疗原则(8 分)			
1. 药物治疗	(1)卡替洛尔滴眼液 1 滴 滴患眼 每日 2 次	0.5	
	(2)布林佐胺滴眼液 1 滴 滴患眼 每日 2 次	0.5	
	(3)妥布霉素地塞米松滴眼液 1 滴 滴患眼 每日 4 次	0.5	
	(4)甲钴胺 5 mg po qd	0.5	
2. 非药物治疗	(1)眼部监测	1	
	(2)糖尿病饮食	1	
	(3)平心静气	1	
	(4)规律运动	1	
	(5)保持心理健康	1	
	(6)血糖监测	1	
(回答 5 项即满分,缺 1 项扣 1 分。项目回答不完整的酌情扣分)			
合计		25	

(四)医患沟通——作业题(100 分)

1. 向患者解释病情(急性闭角型青光眼、糖尿病教育)。

2. 和患者共同决策(药物治疗方案)。

3. 了解患者生活方式,进行生活方式的指导(修身养性、眼部监测教育)。

4. 对患者担忧的问题进行解答(急性闭角型青光眼与遗传的关系,可防可控)。

5. 对患者的具体问题提出解决方案(注意急性闭角型青光眼发作的生活方式预防)。

6. 随访的时间及内容或者转诊的相关事项(定期行房角检查)。

7. 总结、保证沟通效果。

第七章

皮肤科疾病

第一节 湿疹

【案例】

主诉:双手背皮疹伴瘙痒2周。

现病史:李××,60岁,退休职工。2周前患者双手背出现多发大小不等红斑、丘疹、水疱伴有渗出及瘙痒。反复发作,自述接触化学物质后容易加重。在当地门诊医师的指导下,外用"皮炎平"效果欠佳。现因双手背皮疹再发加重来社区卫生服务中心就诊。自发病以来,患者精神饮食可,睡眠正常,体重无明显增减。

既往史:既往体健。

个人史、婚育史及家族史:吸烟20年,每日10支。不嗜酒。家庭和睦,社会关系好,有些焦虑。24岁结婚,配偶体健,育有1子。退休职工医保,经济状况可。家族史不详。

查体:T 36.7 ℃,P 88次/min,R 18次/min,BP 126/80 mmHg,身高175 cm,体重65 kg,神志清楚,言语流利,双眼睑无水肿,皮肤黏膜无黄染,颈静脉无怒张,颈动脉未闻及明显血管杂音。双肺呼吸音清,未闻及干、湿啰音。心界不大,心率88次/min,律齐,心音可,未闻及明显杂音,无心包摩擦音。腹部查体无异常。双下肢无水肿。四肢肌力、肌张力正常。

专科情况:双手背对称分布多发红斑、丘疹,部分水疱,可见渗出液。

辅助检查:血常规、尿常规、大便常规均正常。心电图:窦性心律,大致正常心电图。生化常规正常。

(一)病史采集

作为全科医生,如果接诊该患者,应了解哪些病史信息(表7-1)?

表 7-1 病史采集评分

询问内容		考官提供信息	分值	扣分
一、主要症状描述、病情演变（15 分）				
1. 初始湿疹的症状	诱因	有	1	
	皮疹	红斑、红斑形状与分布,是否出现水疱	1	
	自觉症状	瘙痒	1	
	其他伴随症状	无	1	
	有鉴别意义的症状	无心慌、胸闷,有无呼吸困难	1	
	诊疗经过	有	1	
2. 现在湿疹的问诊	部位	双手背	1	
	对称性	对称发病	1	
	伴随的异常感觉	瘙痒	1	
	持续时间	反复发作	1	
	缓解及加重因素	遇热后加重	1	
	其他伴随症状	无	2	
	诊疗经过	自用皮炎平	1	
3. 其他伴随症状		其他合理的伴随症状也可	1	
二、有无相关病史（4 分）				
1. 有无高血压病史		无	1	
2. 有无冠心病病史		无	1	
3. 有无脑血管病史		无	1	
4. 有无高脂血症病史		无	0.5	
5. 合理补充项		既往药物过敏史	0.5	
（回答 3 项即满分,缺 1 项扣 1 分。项目回答不完整的酌情扣分）				
三、家族史（1 分）		不详	1	
四、生活方式、心理及社会因素（5 分）				
1. 是否吸烟		否	1	
2. 饮酒情况		不嗜酒	1	
3. 运动情况		不运动	0.5	
4. 体重情况		体重无明显变化	0.5	
5. 睡眠情况		夜间睡眠好	0.5	
6. 二便情况		二便如常	0.5	
7. 是否有影响疾病的心理、社会因素		家庭和睦,社会关系好	0.5	
8. 合理补充项		无	0.5	
（回答 5 项即满分,缺 1 项扣 1 分。项目回答不完整的酌情扣分）				
合计			25	

(二)体格检查

1.针对患者目前病情,你应做哪些必要的体格检查(表7-2)?

表7-2　体格检查评分

询问内容	考官提供信息	分值	扣分
一、一般项目(5分)			
1.体温、脉搏、呼吸	T 36.7 ℃,P 88 次/min,R 18 次/min	1	
2.神志	清楚	1	
3.皮肤黏膜颜色	双手背多发红斑、丘疹	1	
4.神经系统检查	四肢肌力、肌张力正常	1	
5.有无眼睑水肿	无	0.5	
6.合理补充项	无	0.5	
(回答4项即满分,缺1项扣0.5分。项目回答不完整的酌情扣分)			
二、重点查体(10分)			
1.身高、体重	身高 175 cm,体重 65 kg	1	
2.血压	126/80 mmHg(应两侧对比,可口述,未强调双侧扣1分)	2	
3.颈部血管检查	颈静脉无怒张,颈动脉未闻及明显血管杂音	1	
4.双肺呼吸音	双肺呼吸音清	1	
5.心脏检查(心界、心率、心律、心音、杂音、心包摩擦音等,需描述具体项目至少6项)	无异常	2	
6.腹部查体	无异常	1	
7.有无双下肢水肿	无	2	
合计		15	

2.请根据患者情况,给患者测量血压(表7-3)。

表7-3　血压测量评分

评分要点		分值	扣分
测量前沟通与注意事项(1分)	介绍血压测量的目的	0.5	
	注意事项,如排尿、禁烟酒咖啡、休息至少 5 min 等	0.5	
体位与血压计同一水平(1分)	坐位或仰卧位,暴露恰当,肘部、血压计"0"点与心脏在同一水平	0.5	
	检查血压计水银柱是否在"0"点、有无气泡	0.5	

续表 7-3

	评分要点	分值	扣分
气袖位置(1.5分)	触诊确定肱动脉位置,气袖中央在肱动脉表面,松紧合适	1	
	气袖下缘在肘窝上 2~3 cm,听诊器体件置于肱动脉搏动处(不能塞于气袖下)	0.5	
测量方法(1.5分)	边充气边听诊至肱动脉搏动消失,水银柱再升高 30 mmHg,缓慢放气(2~3 mmHg/s)	1	
	双眼平视观察水银柱,读数尾数应为 0、2、4、6、8	0.5	
合计		5	

(三)病例分析

你认为患者需要完善的检查、初步诊断、存在的健康问题、目前的治疗及今后社区管理原则有哪些(表7-4)?

表 7-4　病例分析评分

询问内容	考官提供信息	分值	扣分
一、需要完善的检查(包括需要转诊上级医院的必要检查)(6分)			
1. 血常规	正常	1	
2. 尿常规	正常	1	
3. 神经肌电图	正常	1	
4. 心电图	窦性心律,大致正常心电图	0.5	
5. 下肢血管超声	暂未做	0.5	
6. 生化常规	正常	0.5	
7. 糖化血红蛋白	暂未做	0.5	
8. 眼底检查	暂未做	0.5	
9. 合理补充项	无	0.5	
(回答6项即满分,缺1项扣1分。项目回答不完整的酌情扣分)			
二、初步诊断、存在的健康问题(11分)			
1. 初步诊断	湿疹	6	
2. 存在的健康问题	(1)焦虑	1	
	(2)容易反复出现湿疹	2	
	(3)缺乏运动	1	
	(4)接触化学物质加重	1	
(回答5项即满分,缺1项扣1分。项目回答不完整的酌情扣分)			

续表 7-4

询问内容	考官提供信息	分值	扣分
三、目前的治疗及今后社区管理时非药物治疗原则(8 分)			
1. 药物治疗	(1) 盐酸非索非那定片 60 mg po bid	0.5	
	(2) 地氯雷他定片 5 mg po qn	0.5	
	(3) 糠酸莫米松乳膏 2 mg 外用 bid	0.5	
	(4) 乙氧苯柳胺软膏 外用 bid	0.5	
2. 非药物治疗	(1) 避免接触刺激物及致敏物	1	
	(2) 避免接触热环境	1	
	(3) 修复皮肤屏障	1	
	(4) 规律运动	1	
	(5) 保持心理平衡	1	
	(6) 其他	1	
(回答 5 项即满分,缺 1 项扣 1 分。项目回答不完整的酌情扣分)			
合计		25	

(四)医患沟通——作业题(100 分)

1. 向患者解释病情。

2. 和患者共同决策(药物治疗方案)。

3. 了解患者生活方式,进行生活方式的指导(饮食、环境等)。

4. 对患者担忧的问题进行解答(湿疹具有反复性,容易复发)。

5. 对患者的具体问题提出解决方案(注意湿疹的预防及生活方式)。

6. 随访的时间及内容或者转诊的相关事项。

7. 总结、保证沟通效果。

第二节 接触性皮炎

【案例】

主诉:右膝关节皮肤瘙痒 6 d。

现病史:李××,55 岁,在职职工。1 周前患者自觉右膝关节疼痛,自行贴敷膏药后 1 d 后,自觉贴膏药部位瘙痒,去除膏药后,贴敷部位出现边界清楚红斑,其上可见少许水疱,伴有瘙痒。自行外用"皮炎平",效果欠佳。现水疱逐渐增多,融合成大疱,自觉灼热。遂来社区卫生服务中心就诊,自发病以来,精神可,饮食及睡眠欠佳,体重未见明显增减。

既往史:既往体健。否认食物及药物过敏史。

个人史、婚育史及家族史:无吸烟史。不嗜酒。家庭和睦,社会关系好,有些焦虑。23 岁结婚,配偶体健,育有 1 子。家族史不详。

查体:T 36.3 ℃,P 80 次/min,R 19 次/min,BP 120/80 mmHg,身高 172 cm,体重 60 kg,神志清楚,言语流利,双眼睑无水肿,皮肤黏膜无黄染,颈静脉无怒张,颈动脉未闻及明显血管杂音。双肺呼吸音清,未闻及干、湿啰音。心界不大,心率 80 次/min,律齐,心音可,未闻及明显杂音,无心包摩擦音。腹部查体无异常。双下肢无水肿。四肢肌力、肌张力正常。

专科情况:右膝关节边界清楚的红斑,其上可见较大水疱,水疱内容物清亮,未见脓液渗出。

辅助检查:血常规、尿常规、大便常规均正常。心电图:窦性心律,大致正常心电图。生化常规正常。

(一)病史采集

作为全科医生,如果接诊该患者,应了解哪些病史信息(表 7-5)?

表 7-5 病史采集评分

询问内容		考官提供信息	分值	扣分
一、主要症状描述、病情演变(15 分)				
1. 初始接触性皮炎的症状	诱因	有	1	
	皮疹	红斑、红斑形状与分布,是否出现水疱	1	
	自觉症状	瘙痒	1	
	其他伴随症状	灼热	1	
	有鉴别意义的症状	有无心慌、胸闷,有无呼吸困难,接触部位关节有无肿胀	1	
	诊疗经过	无	1	
2. 现在接触性皮炎的问诊	部位	右膝关节为主	1	
	对称性	单侧发病,仅局限于接触部位	1	
	伴随的异常感觉	灼热、瘙痒、刺痛	1	
	持续时间	阵发性	1	
	缓解及加重因素	遇热后加重	1	
	其他伴随症状	右膝关节轻度肿胀	2	
	诊疗经过	自用"皮炎平"	1	
3. 其他伴随症状		其他合理的伴随症状也可	1	

续表 7-5

询问内容	考官提供信息	分值	扣分
二、有无相关病史(4分)			
1. 有无高血压病史	无	0.5	
2. 有无冠心病病史	无	0.5	
3. 有无脑血管病病史	无	0.5	
4. 有无高脂血症病史	无	0.5	
5. 合理补充项	无	2	
(回答3项即满分,缺1项扣1分。项目回答不完整的酌情扣分)			
三、家族史(1分)	无	1	
四、生活方式、心理及社会因素(5分)			
1. 是否吸烟	否	1	
2. 饮酒情况	不嗜酒	1	
3. 运动情况	不运动	0.5	
4. 体重情况	体重无明显变化	0.5	
5. 睡眠情况	夜间睡眠差	0.5	
6. 二便情况	二便如常	0.5	
7. 是否有影响疾病的心理、社会因素	家庭和睦,社会关系好	0.5	
8. 合理补充项	无	0.5	
(回答5项即满分,缺1项扣1分。项目回答不完整的酌情扣分)			
合计		25	

(二)体格检查

针对患者目前病情,你应做哪些必要的体格检查(表7-6)?

表 7-6 体格检查评分

询问内容	考官提供信息	分值	扣分
一、一般项目(5分)			
1. 体温、脉搏、呼吸	T 36.3 ℃,P 80 次/min,R 19 次/min	1	
2. 神志	清楚	1	
3. 皮肤黏膜颜色	右膝关节边界清楚的红斑、丘疹	1	
4. 神经系统检查	四肢肌力、肌张力正常	1	
5. 有无眼睑水肿	无	0.5	
6. 合理补充项	无	0.5	
(回答4项即满分,缺1项扣0.5分。项目回答不完整的酌情扣分)			

续表 7-6

询问内容	考官提供信息	分值	扣分
二、重点查体（10分）			
身高、体重	身高 172 cm,体重 60 kg	1	
血压	120/80 mmHg(应两侧对比,可口述,未强调双侧扣 1 分)	2	
颈部血管检查	颈静脉无怒张,颈动脉未闻及明显血管杂音	1	
双肺呼吸音	双肺呼吸音清,未闻及干、湿啰音	1	
心脏检查(心界、心率、心律、心音、杂音、心包摩擦音等,需描述具体项目至少6项)	心界不大,心率 80 次/min,律齐,心音可,未闻及明显杂音,无心包摩擦音	2	
腹部查体	无异常	1	
有无双下肢水肿	右膝关节轻度肿胀	2	
合计		15	

2. 请根据患者情况,给患者测量血压(表 7-7)。

表 7-7 血压测量评分

评分要点		分值	扣分
测量前沟通与注意事项(1分)	介绍血压测量的目的	0.5	
	注意事项,如排尿、禁烟酒咖啡、休息至少 5 min 等	0.5	
体位与血压计同一水平(1分)	坐位或仰卧位,暴露恰当,肘部,血压计"0"点与心脏在同一水平	0.5	
	检查血压计水银柱是否在"0"点、有无气泡	0.5	
气袖位置(1.5分)	触诊确定肱动脉位置,气袖中央在肱动脉表面,松紧合适	1	
	气袖下缘在肘窝上 2~3 cm,听诊器体件置于肱动脉搏动处(不能塞于气袖下)	0.5	
测量方法(1.5分)	边充气边听诊至肱动脉搏动消失,水银柱再升高 30 mmHg,缓慢放气(2~3 mmHg/s)	1	
	双眼平视观察水银柱,读数尾数应为 0、2、4、6、8	0.5	
合计		5	

(三)病例分析

你认为患者需要完善的检查、初步诊断、存在的健康问题、目前的治疗及今后社区管理原则有哪些(表 7-8)?

表7-8　病例分析评分

询问内容	考官提供信息	分值	扣分
一、需要完善的检查(包括需要转诊上级医院的必要检查)(6分)			
1. 血常规	正常	1	
2. 尿常规	正常	0.5	
3. 神经肌电图	正常	0.5	
4. 心电图	窦性心律,大致正常心电图	1	
5. 下肢血管超声	暂未做	0.5	
6. 生化常规	正常	1	
7. 糖化血红蛋白	暂未做	0.5	
8. 眼底检查	暂未查	0.5	
9. 合理补充项	无	0.5	
(回答6项即满分,缺1项扣1分。项目回答不完整的酌情扣分)			
二、初步诊断、存在的健康问题(11分)			
1. 初步诊断	(1)接触性皮炎	3	
	(2)右膝关节疼痛待诊	3	
2. 存在的健康问题	(1)55岁中年男性	2	
	(2)右膝关节疼痛原因不明	2	
	(3)缺乏运动	1	
(回答5项即满分,缺1项扣1分。项目回答不完整的酌情扣分)			
三、目前的治疗及今后社区管理时非药物治疗原则(8分)			
1. 药物治疗	(1)盐酸非索非那片 60 mg po bid	0.5	
	(2)地氯雷他定片 5 mg po qn	0.5	
	(3)白矾溶液 冷湿敷 bid	0.5	
	(4)糠酸莫米松乳膏 2 mg 外用 bid	0.5	
2. 非药物治疗	(1)避免接触刺激物及致敏物	1	
	(2)避免接触热环境	1	
	(3)修复皮肤屏障	1	
	(4)规律运动	1	
	(5)保持心理平衡	1	
	(6)其他	1	
(回答5项即满分,缺1项扣1分。项目回答不完整的酌情扣分)			
合计		25	

(四)医患沟通——作业题(100分)

1. 向患者解释病情(接触性皮炎教育)。

2. 和患者共同决策(药物治疗方案)。

3. 了解患者生活方式,进行生活方式的指导(接触性皮炎诱发原因教育)。

4. 对患者担忧的问题进行解答(接触性皮炎的发病原因,可防可控)。

5. 对患者的具体问题提出解决方案(接触性皮炎预防、生活方式干预)。

6. 随访的时间及内容或者转诊的相关事项(2周复诊)。

7. 总结、保证沟通效果。

第三节 药疹

【案例】

主诉:因牙痛口服"人工牛黄甲硝唑片"后出现皮疹1周。

现病史:李××,35岁,在职职工。1周前患者因牙痛,自行口服"人工牛黄甲硝唑片"后,周身出现大小不等红斑、丘疹,伴有剧烈瘙痒。现皮疹逐渐增多。遂来社区卫生服务中心就诊,自发病以来,患者精神欠佳,饮食及睡眠可,体重未见明显增减。

既往史:既往体健。否认食物及药物过敏史。

个人史、婚育史及家族史:无吸烟史。不嗜酒。经常熬夜,工作压力大,家庭和睦,社会关系好,有些焦虑。25岁结婚,配偶体健,育有1女。家族史不详。

查体:T 36.5 ℃,P 68次/min,R 17次/min,BP 120/80 mmHg,身高168 cm,体重60 kg,神志清楚,言语流利,双眼睑无水肿,皮肤黏膜无黄染,颈静脉无怒张,颈动脉未闻及明显血管杂音。双肺呼吸音清,未闻及干、湿啰音。心界不大,心率68次/min,律齐,心音可,未闻及明显杂音,无心包摩擦音。腹部查体无异常。双下肢无水肿。四肢肌力、肌张力正常。

专科情况:躯干、四肢可见大小不等红斑、丘疹,口唇及外阴黏膜未累及。

辅助检查:血常规、尿常规、大便常规均正常。心电图:窦性心律,大致正常心电图。生化常规正常。

(一)病史采集

作为全科医生,如果接诊该患者,应了解哪些病史信息(表7-9)?

表7-9　病史采集评分

询问内容		考官提供信息	分值	扣分
一、主要症状描述、病情演变(15 分)				
1. 初始的症状	诱因	有	1	
	皮疹	红斑、红斑形状、分布,是否出现水疱	1	
	自觉症状	瘙痒	1	
	其他伴随症状	无	1	
	有鉴别意义的症状	有无心慌、胸闷,有无呼吸困难,是否出现发热	1	
	诊疗经过	无	1	
2. 现在的问诊	部位	躯干及四肢均可见皮疹	1	
	对称性	对称发病,遍布周身	1	
	伴随的异常感觉	灼热、瘙痒、刺痛	1	
	持续时间	阵发性	1	
	缓解及加重因素	遇热后加重	1	
	其他伴随症状	发热、呼吸困难、胃肠道症状等	2	
	诊疗经过	无	1	
3. 其他伴随症状		其他合理的伴随症状也可	1	
二、有无相关病史(4 分)				
1. 有无高血压病史		无	0.5	
2. 有无冠心病病史		无	0.5	
3. 有无脑血管病病史		无	0.5	
4. 有无高脂血症病史		无	0.5	
5. 合理补充项		既往药物过敏史	2	
(回答 3 项即满分,缺 1 项扣 1 分。项目回答不完整的酌情扣分)				
三、家族史(1 分)		不详	1	
四、生活方式、心理及社会因素(5 分)				
1. 是否吸烟		否	1	
2. 饮酒情况		不嗜酒	1	
3. 运动情况		不运动	0.5	
4. 体重情况		体重无明显变化	0.5	
5. 睡眠情况		夜间睡眠差	0.5	
6. 二便情况		二便如常	0.5	
7. 是否有影响疾病的心理、社会因素		家庭和睦,社会关系好	0.5	
8. 合理补充项		无	0.5	
(回答 5 项即满分,缺 1 项扣 1 分。项目回答不完整的酌情扣分)				
合计			25	

（二）体格检查

针对患者目前病情，你应做哪些必要的体格检查（表7-10）？

表7-10　体格检查评分

询问内容	考官提供信息	分值	扣分
一、一般项目（5分）			
1. 体温、脉搏、呼吸	T 36.5 ℃，P 68 次/min，R 17 次/min	1	
2. 神志	清楚	1	
3. 皮肤黏膜颜色	红斑、丘疹	1	
4. 神经系统检查	四肢肌力、肌张力正常	1	
5. 有无眼睑水肿	无	0.5	
6. 合理补充项	无	0.5	
（回答4项即满分，缺1项扣0.5分。项目回答不完整的酌情扣分）			
二、重点查体（10分）			
身高、体重	身高 168 cm，体重 60 kg	1	
皮疹分布	躯干、四肢，特别注意眼睑、口唇及外阴黏膜等部位	3	
颈部血管检查	颈静脉无怒张，颈动脉未闻及明显血管杂音	1	
双肺呼吸音	双肺呼吸音清，未闻及干、湿啰音	1	
心脏检查（心界、心率、心律、心音、杂音、心包摩擦音等，需描述具体项目至少6项）	心界不大，心率68 次/min，律齐，心音可，未闻及明显杂音，无心包摩擦音	2	
腹部查体	无异常	1	
有无双下肢水肿	无	1	
合计		15	

（三）病例分析

你认为患者需要完善的检查、初步诊断、存在的健康问题、目前的治疗及今后社区管理原则有哪些（表7-11）？

表7-11 病例分析评分

询问内容	考官提供信息	分值	扣分
一、需要完善的检查(包括需要转诊上级医院的必要检查)(6分)			
1. 血常规	正常	1	
2. 尿常规	正常	1	
3. 神经肌电图	正常	0.5	
4. 心电图	窦性心律,大致正常心电图	1	
5. 下肢血管超声	暂未做	0.5	
6. 生化常规	正常	0.5	
7. 糖化血红蛋白	暂未做	0.5	
8. 眼底检查	暂未做	0.5	
9. 合理补充项	无	0.5	
(回答6项即满分,缺1项扣1分。项目回答不完整的酌情扣分)			
二、初步诊断、存在的健康问题(11分)			
1. 初步诊断	(1)药疹?	3	
	(2)牙痛	1	
2. 存在的健康问题	(1)牙痛情况不明	3	
	(2)作息不规律	2	
	(3)缺乏运动	2	
(回答5项即满分,缺1项扣1分。项目回答不完整的酌情扣分)			
三、目前的治疗及今后社区管理时非药物治疗原则(8分)			
1. 药物治疗	(1)盐酸非索非那定片 60 mg po bid	1	
	(2)地氯雷他定片 5 mg po qn	1	
	(3)糠酸莫米松乳膏 2 mg 外用 bid	1	
2. 非药物治疗	(1)避免接触刺激物及致敏物	1	
	(2)避免接触热环境	1	
	(3)修复皮肤屏障	1	
	(4)规律运动	1	
	(5)保持心理平衡	0.5	
	(6)其他	0.5	
(回答5项即满分,缺1项扣1分。项目回答不完整的酌情扣分)			
合计		25	

（四）医患沟通——作业题（100 分）

1. 向患者解释病情（药疹教育）。

2. 和患者共同决策（药物治疗方案）。

3. 了解患者生活方式，进行生活方式的指导（药疹诱发原因教育）。

4. 对患者担忧的问题进行解答（药疹的发病原因，可防可控）。

5. 对患者的具体问题提出解决方案（药疹预防、生活方式干预）。

6. 随访的时间及内容或者转诊的相关事项（1 周复诊）。

7. 总结、保证沟通效果。

第四节　荨麻疹

【案例】

主诉：皮肤出现红斑、风团伴瘙痒 1 周。

现病史：张×，女性，28 岁，在职职工。1 周前无明显诱因周身出现红斑、风团，伴有瘙痒。现皮疹逐渐增多。遂来社区卫生服务中心就诊，自发病以来，患者精神可，饮食及睡眠可，体重未见明显增减。

既往史：既往过敏性鼻炎病史 10 年。否认食物及药物过敏史。

个人史、婚育史及家族史：无吸烟史及饮酒史。经常熬夜，工作压力大，家庭和睦，社会关系好，有些焦虑。23 岁结婚，配偶体健，育有 1 子。家族史不详。

查体：T 36.5 ℃，P 68 次/min，R 17 次/min，BP 120/80 mmHg，身高 168 cm，体重 60 kg，神志清楚，言语流利，双眼睑无水肿，皮肤黏膜无黄染，颈静脉无怒张，颈动脉未闻及明显血管杂音。双肺呼吸音清，未闻及干、湿啰音。心界不大，心率 68 次/min，律齐，心音可，未闻及明显杂音，无心包摩擦音。腹部查体无异常。双下肢无水肿。四肢肌力、肌张力正常。

专科情况：躯干、四肢可见大小不等红斑、风团，双眼睑未见水肿。

辅助检查：血常规、尿常规、大便常规均正常。心电图：窦性心律，大致正常心电图。生化常规正常。

（一）病史采集

作为全科医生，如果接诊该患者，应了解哪些病史信息（表 7-12）？

表7-12 病史采集评分

询问内容		考官提供信息	分值	扣分
一、主要症状描述、病情演变(15分)				
1.初始的症状	诱因	无	1	
	皮疹	红斑、风团的形状、分布,是否累及眼睑	1	
	自觉症状	瘙痒	1	
	其他伴随症状	无	1	
	有鉴别意义的症状	有无心慌、胸闷,有无呼吸困难,是否出现发热,有无腹痛及腹泻	1	
	诊疗经过	无	1	
2.现在的问诊	部位	躯干及四肢均可见皮疹	1	
	对称性	对称发病,遍布周身	1	
	伴随的异常感觉	瘙痒	1	
	持续时间	阵发性	1	
	缓解及加重因素	遇热后加重	1	
	其他伴随症状	发热、呼吸困难、胃肠道症状等	2	
	诊疗经过	无	1	
3.其他伴随症状		其他合理的伴随症状也可	1	
二、有无相关病史(4分)				
1.有无高血压病史		无	0.5	
2.有无冠心病病史		无	0.5	
3.有无脑血管病病史		无	0.5	
4.有无高脂血症病史		无	0.5	
5.合理补充项		既往过敏性鼻炎病史	2	
(回答3项即满分,缺1项扣1分。项目回答不完整的酌情扣分)				
三、家族史(1分)		不详	1	
四、生活方式、心理及社会因素(5分)				
1.是否吸烟		否	1	
2.是否饮酒		否	1	
3.运动情况		不运动	0.5	
4.体重情况		体重无明显变化	0.5	
5.睡眠情况		夜间睡眠差,经常熬夜	0.5	
6.二便情况		二便如常	0.5	
7.是否有影响疾病的心理、社会因素		家庭和睦,社会关系好	0.5	
8.合理补充项		无	0.5	
(回答5项即满分,缺1项扣1分。项目回答不完整的酌情扣分)				
		合计	25	

（二）体格检查

针对患者目前病情,你应做哪些必要的体格检查(表7-13)?

表7-13 体格检查评分(口述)

询问内容	考官提供信息	分值	扣分
一、一般项目(5分)			
1.体温、脉搏、呼吸	T 36.5 ℃,P 68 次/min,R 17 次/min	1	
2.神志	清楚	1	
3.皮肤黏膜颜色	红斑、风团	1	
4.神经系统检查	四肢肌力、肌张力正常	1	
5.有无眼睑水肿	无	0.5	
6.合理补充项	无	0.5	
(回答4项即满分,缺1项扣0.5分。项目回答不完整的酌情扣分)			
二、重点查体(10分)			
身高、体重	身高 168 cm,体重 60 kg	1	
皮疹分布	躯干、四肢,特别注意眼睑、口唇及外阴黏膜等部位	3	
颈部血管检查	颈静脉无怒张,颈动脉未闻及明显血管杂音	1	
双肺呼吸音	双肺呼吸音清,未闻及干、湿啰音	1	
心脏检查(心界、心率、心律、心音、杂音、心包摩擦音等,需描述具体项目至少6项)	心界不大,心率 68 次/min,律齐,心音可,未闻及杂音,无心包摩擦音	2	
腹部查体	无异常	1	
有无双下肢水肿	无	1	
合计		15	

（三）病例分析

你认为患者需要完善的检查、初步诊断、存在的健康问题、目前的治疗及今后社区管理原则有哪些(表7-14)?

表 7-14 病例分析评分

询问内容	考官提供信息	分值	扣分
一、需要完善的检查(包括需要转诊上级医院的必要检查)(6分)			
1. 血常规	正常	1	
2. 尿常规	正常	1	
3. 神经肌电图	正常	0.5	
4. 心电图	窦性心律,大致正常心电图	1	
5. 下肢血管超声	暂未做	0.5	
6. 生化常规	正常	0.5	
7. 糖化血红蛋白	暂未做	0.5	
8. 眼底检查	暂未做	0.5	
9. 合理补充项	无	0.5	
(回答6项即满分,缺1项扣1分。项目回答不完整的酌情扣分)			
二、初步诊断、存在的健康问题(11分)			
1. 初步诊断	(1)急性荨麻疹	4	
	(2)过敏性鼻炎	2	
2. 存在的健康问题	(1)既往过敏性鼻炎,容易过敏	3	
	(2)作息不规律	1	
	(3)缺乏运动	1	
(回答5项即满分,缺1项扣1分。项目回答不完整的酌情扣分)			
三、目前的治疗及今后社区管理时非药物治疗原则(8分)			
1. 药物治疗	(1)盐酸非索非那定片 60 mg po bid	1	
	(2)西替利嗪片 5 mg po qn	1	
	(3)炉甘石洗剂 2 mg 外用 tid	1	
2. 非药物治疗	(1)避免接触刺激物及致敏物	1	
	(2)避免接触热环境	1	
	(3)修复皮肤屏障	1	
	(4)规律运动	1	
	(5)保持心理平衡	0.5	
	(6)其他	0.5	
(回答5项即满分,缺1项扣1分。项目回答不完整的酌情扣分)			
合计		25	

(四)医患沟通——作业题(100分)

1. 向患者解释病情(荨麻疹教育)。

2. 和患者共同决策(药物治疗方案)。

3. 了解患者生活方式,进行生活方式的指导(荨麻疹诱发原因教育)。

4. 对患者担忧的问题进行解答(荨麻疹的发病原因,可防可控)。

5. 对患者的具体问题提出解决方案(荨麻疹预防、生活方式干预)。

6. 随访的时间及内容或者转诊的相关事项(1周复诊,不适随诊)。

7. 总结、保证沟通效果。

第八章

未分科疾病

第一节 乏力

【案例】

主诉:乏力2周。

现病史:王××,女性,71岁。2周前无明显诱因出现全身无力气,整天不想动弹,平时喜欢干的家务劳动如今提不起精神,伴头痛,睡眠差,影响日常活动,无发热,无咳嗽、咳痰,无腹痛、腹泻,无恶心、呕吐。故就诊于医院。

既往史:高血压病史4年,未系统监测。否认肝炎等慢性疾病史,否认药物及食物过敏史。

个人史、婚育史及家族史:吸烟30年,每日10支。喜油炸食品,不嗜酒。不运动锻炼。家庭和睦,社会关系好,有些焦虑。24岁结婚,配偶体健,育有1子。退休职工医保,经济状况可。无遗传病史。

查体:T 36.7 ℃,P 75次/min,R 18次/min,BP 160/90 mmHg,身高168 cm,体重60 kg,BMI 21.26 kg/m²。入院查体:一般情况可,肺部听诊未见异常,心前区无隆起,心尖搏动不弥散,触无震颤,心浊音界不大,心率75次/min,律齐,心音低钝,各瓣膜听诊区未闻及杂音及额外心音。腹部无异常。双下肢无水肿。

辅助检查:腹部B超示肝内小囊肿,胆胰脾双肾未见明显异常;心电图示窦性心律,左室外膜高电压,电轴左偏;血常规、电解质、肝功能、空腹+餐后2 h血糖、甲状腺全套、肿瘤全套均在正常范围内;焦虑自评量表SAS评分38分(按照中国常模,标准分界值为50,分值在50以上,提示存在焦虑)。

(一)病史采集

作为全科医生,如果接诊该患者,应了解哪些病史信息(表8-1)?

表 8-1　病史采集评分

询问内容		考官提供信息	分值	扣分
一、主要症状描述、病情演变（15 分）				
1.2 周前症状	诱因	无	1	
	乏力程度	不想动	2	
	表现	对喜欢的家务劳动提不起精神	2	
	其他伴随症状	头痛、睡眠差	1	
	诊疗经过	无	1	
2. 有鉴别意义的症状	心悸	无	2	
	腹痛、腹泻	无	1	
	多饮、多食、多尿	无	1	
	体重下降	无	1	
	腰痛	无	1	
	血尿、泡沫尿	无	1	
3. 其他伴随症状		其他合理的伴随症状也可	1	
二、有无相关病史（4 分）				
1. 有无高血压病史		有	1	
2. 有无冠心病病史		无	1	
3. 有无脑血管病病史		无	1	
4. 有无高脂血症病史		无	0.5	
5. 合理补充项		无	0.5	
（回答 3 项即满分，缺 1 项扣 1 分。项目回答不完整的酌情扣分）				
三、家族史（1 分）			1	
四、生活方式、心理及社会因素（5 分）				
1. 是否吸烟		吸烟 30 年，每日 10 支	1	
2. 饮食、饮酒情况		喜油炸食品，不嗜酒	1	
3. 运动情况		不运动	0.5	
4. 体重情况		体重无明显变化	0.5	
5. 睡眠情况		夜间睡眠差	0.5	
6. 二便情况		二便如常	0.5	
7. 是否有影响疾病的心理、社会因素		家庭和睦，社会关系好，担心患"脑血管病"导致瘫痪	0.5	
8. 合理补充项		无	0.5	
（回答 5 项即满分，缺 1 项扣 1 分。项目回答不完整的酌情扣分）				
合计			25	

（二）体格检查

1. 针对患者目前病情,你应做哪些必要的体格检查(表8-2)?

表8-2　体格检查评分(口述)

询问内容	考官提供信息	分值	扣分
一、一般项目(5分)			
1. 体温、脉搏、呼吸	T 36.7 ℃,P 75 次/min,R 18 次/min	1	
2. 神志	清楚	1	
3. 皮肤黏膜颜色	皮肤温度正常,无苍白、发绀	1	
4. 神经系统检查	四肢肌力、肌张力正常	1	
5. 有无眼睑水肿	无	0.5	
6. 合理补充项	无	0.5	
(回答4项即满分,缺1项扣0.5分。项目回答不完整的酌情扣分)			
二、重点查体(10分)			
身高、体重	身高 168 cm,体重 60 kg,BMI 21.26 kg/m²	1	
血压	血压 160/90 mmHg(应两侧对比,可口述,未强调双侧扣1分)	2	
颈部血管检查	颈静脉无怒张,颈动脉未闻及明显血管杂音	1	
双肺呼吸音	双肺呼吸音清	1	
心脏检查(心界、心率、心律、心音、杂音、心包摩擦音等,需描述具体项目至少6项)	心界不大,心率75 次/min,律齐,心音低钝,各瓣膜听诊区未闻及杂音及额外心音	3	
腹部查体	无异常	1	
有无双下肢水肿	无	1	
合计		15	

2. 请根据患者情况,给患者测量血压(表8-3)。

表8-3　血压测量评分

评分要点		分值	扣分
测量前沟通与注意事项(1分)	介绍血压测量的目的	0.5	
	注意事项,如排尿、禁烟酒咖啡、休息至少5 min 等	0.5	

续表 8-3

评分要点		分值	扣分
体位与血压计同一水平(1分)	坐位或仰卧位,暴露恰当,肘部、血压计"0"点与心脏在同一水平	0.5	
	检查血压计水银柱是否在"0"点、有无气泡	0.5	
气袖位置(1.5分)	触诊确定肱动脉位置,气袖中央在肱动脉表面,松紧合适	1	
	气袖下缘在肘窝上 2~3 cm,听诊器体件置于肱动脉搏动处(不能塞于气袖下)	0.5	
测量方法(1.5分)	边充气边听诊至肱动脉搏动消失,水银柱再升高 30 mmHg,缓慢放气(2~3 mmHg/s)	1	
	双眼平视观察水银柱,读数尾数应为 0、2、4、6、8	0.5	
合计		5	

(三)病例分析

你认为患者需要完善的检查、初步诊断、存在的健康问题、目前的治疗及今后社区管理原则有哪些(表8-4)?

表 8-4 病例分析评分

询问内容	考官提供信息	分值	扣分
一、需要完善的检查(包括需要转诊上级医院的必要检查)(6分)			
1. 血常规	正常	1	
2. 尿常规	正常	1	
3. 便常规	正常	1	
4. 心电图	窦性心律,左室外膜高电压,电轴左偏	1	
5. 肿瘤标志物	正常	0.5	
6. 生化常规	正常	0.5	
7. 甲状腺功能	正常	0.5	
8. 合理补充项	无	0.5	
(回答6项即满分,缺1项扣1分。项目回答不完整的酌情扣分)			
二、初步诊断、存在的健康问题(11分)			
1. 初步诊断	(1)乏力待查	3	
	(2)高血压	3	

续表 8-4

询问内容	考官提供信息	分值	扣分
2.存在的健康问题	(1)71 岁女性	1	
	(2)吸烟	1	
	(3)喜油炸食品	1	
	(4)缺乏运动	1	
	(5)未规律就诊、用药,依从性较差	1	
(回答 5 项即满分,缺 1 项扣 1 分。项目回答不完整的酌情扣分)			
三、目前的治疗及今后社区管理时非药物治疗原则(8 分)			
1.药物治疗	(1)替米沙坦片 40 mg po qd	1	
	(2)安神补脑液 10 mL po bid	0.5	
	(3)布洛芬片(头痛厉害时可服用)	0.5	
2.非药物治疗	(1)戒烟	1	
	(2)低盐饮食	1	
	(3)减轻体重	1	
	(4)规律运动	1	
	(5)保持心理平衡	1	
	(6)血糖、血压监测	0.5	
	(7)其他	0.5	
(回答 5 项即满分,缺 1 项扣 1 分。项目回答不完整的酌情扣分)			
合计		25	

(四)医患沟通——作业题(100 分)

1.向患者解释病情(高血压教育)。

2.和患者共同决策(药物治疗方案)。

3.了解患者生活方式,进行生活方式的指导(戒烟、饮食、运动、血糖监测教育)。

4.对患者担忧的问题进行解答(高血压的并发症,可防可控)。

5.对患者的具体问题提出解决方案。

6.随访的时间及内容或者转诊的相关事项(每月复查血糖、血脂、肝功能,每半年复查并发症相关指标)。

7.总结、保证沟通效果。

第二节　消瘦

【案例】

主诉：自觉体重下降3个月。

现病史：王××，女性，71岁。3个月前无明显诱因自觉体重下降，体重下降约8 kg，伴乏力、小便次数增多，无口干、多饮、食欲亢进、突眼，无食欲减退，无心悸、出汗，无胸闷、气急，无腹胀、恶心呕吐、腹痛、腹泻、便秘等，就诊于医院。

既往史：高血压病史4年，未系统监测。否认肝炎等慢性疾病史，否认药物及食物过敏史。

个人史、婚育史及家族史：吸烟30年，每日10支。喜油炸食品，不嗜酒。不运动锻炼。家庭和睦，社会关系好，有些焦虑。24岁结婚，配偶体健，育有1子。退休职工医保，经济状况可。无遗传病史。

查体：T 36.7 ℃，P 75次/min，R 18次/min，BP 160/90 mmHg，身高168 cm，体重60 kg，BMI 21.26 kg/m²。入院查体：一般情况可。肺部听诊未见异常，心前区无隆起，心尖搏动不弥散，触无震颤，心浊音界不大，心率75次/min，律齐，心音低钝，各瓣膜听诊区未闻及杂音及额外心音。腹部无异常。双下肢无水肿。

辅助检查：血常规、尿常规、便常规+潜血、肝功能、肾功能、甲状腺功能、肿瘤标志物均正常。空腹血糖8.8 mmol/L，餐后2 h血糖15.5 mmol/L，糖化血红蛋白8.6%。胸片、腹部B超未见异常。

（一）病史采集

作为全科医生，如果接诊该患者，应了解哪些病史信息（表8-5）？

表8-5　病史采集评分

询问内容		考官提供信息	分值	扣分
一、主要症状描述、病情演变（15分）				
1.3个月症状	诱因	无	1	
	消瘦程度	体重下降约8 kg	2	
	其他伴随症状	乏力、小便次数增多	2	
	诊疗经过	无	1	

续表 8-5

询问内容		考官提供信息	分值	扣分
2. 有鉴别意义的症状	恶心、呕吐	无	2	
	腹痛、腹泻	无	2	
	多饮、多食、多尿	无	2	
	腰痛	无	1	
	发热、盗汗	无	1	
3. 其他伴随症状		其他合理的伴随症状也可	1	
二、有无相关病史(4分)				
1. 有无高血压病史		有	1	
2. 有无冠心病病史		无	1	
3. 有无脑血管病病史		无	1	
4. 有无高脂血症病史		无	0.5	
5. 合理补充项		无	0.5	
(回答3项即满分,缺1项扣1分。项目回答不完整的酌情扣分)				
三、家族史(1分)		无	1	
四、生活方式、心理及社会因素(5分)				
1. 是否吸烟		吸烟30年,每日10支	1	
2. 饮食、饮酒情况		喜油炸食品,不嗜酒	1	
3. 运动情况		不运动	0.5	
4. 体重情况		体重无明显变化	0.5	
5. 睡眠情况		夜间睡眠差	0.5	
6. 二便情况		二便如常	0.5	
7. 是否有影响疾病的心理、社会因素		家庭和睦,社会关系好,担心患"脑血管病"导致瘫痪	0.5	
8. 合理补充项		无	0.5	
(回答5项即满分,缺1项扣1分。项目回答不完整的酌情扣分)				
合计			25	

(二)体格检查

1. 针对患者目前病情,你应做哪些必要的体格检查(表8-6)?

表 8-6 体格检查评分（口述）

询问内容	考官提供信息	分值	扣分
一、一般项目（5 分）			
1. 体温、脉搏、呼吸	T 36.7 ℃，P 75 次/min，R 18 次/min	1	
2. 神志	清楚	1	
3. 皮肤黏膜颜色	皮肤温度正常，无苍白、发绀	1	
4. 神经系统检查	四肢肌力、肌张力正常	1	
5. 有无眼睑水肿	无	0.5	
6. 合理补充项	无	0.5	
（回答 4 项即满分，缺 1 项扣 0.5 分。项目回答不完整的酌情扣分）			
二、重点查体（10 分）			
身高、体重	身高 168 cm，体重 60 kg，BMI 21.26 kg/m²	1	
血压	血压 160/90 mmHg（应两侧对比，可口述，未强调双侧扣 1 分）	2	
颈部血管检查	颈静脉无怒张，颈动脉未闻及明显血管杂音	1	
双肺呼吸音	双肺呼吸音清	1	
心脏检查（心界、心率、心律、心音、杂音、心包摩擦音等，需描述具体项目至少 6 项）	心率 75 次/min，律齐，心音低钝，各瓣膜听诊区未闻及杂音及额外心音	3	
腹部查体	无异常	1	
有无双下肢水肿	无	1	
合计		15	

2. 请根据患者情况，给患者测量血压（表 8-7）。

表 8-7 血压测量评分

评分要点		分值	扣分
测量前沟通与注意事项（1 分）	介绍血压测量的目的	0.5	
	注意事项，如排尿、禁烟酒咖啡、休息至少 5 min 等	0.5	
体位与血压计同一水平（1 分）	坐位或仰卧位，暴露恰当，肘部、血压计"0"点与心脏在同一水平	0.5	
	检查血压计水银柱是否在"0"点、有无气泡	0.5	
气袖位置（1.5 分）	触诊确定肱动脉位置，气袖中央在肱动脉表面，松紧合适	1	
	气袖下缘在肘窝上 2～3 cm，听诊器体件置于肱动脉搏动处（不能塞于气袖下）	0.5	

续表8-7

评分要点		分值	扣分
测量方法(1.5分)	边充气边听诊至肱动脉搏动消失,水银柱再升高30 mmHg,缓慢放气(2~3 mmHg/s)	1	
	双眼平视观察水银柱,读数尾数应为0、2、4、6、8	0.5	
合计		5	

(三)病例分析

你认为患者需要完善的检查、初步诊断、存在的健康问题、目前的治疗及今后社区管理原则有哪些(表8-8)?

表8-8　病例分析评分

询问内容	考官提供信息	分值	扣分
一、需要完善的检查(包括需要转诊上级医院的必要检查)(6分)			
1.血常规	正常	1	
2.尿常规	正常	1	
3.大便常规	正常	1	
4.血糖	空腹血糖8.8 mmol/L,餐后2 h血糖15.5 mmol/L,糖化血红蛋白8.6%	1	
5.肿瘤标志物	正常	0.5	
6.生化常规	正常	0.5	
7.甲状腺功能	正常	0.5	
8.合理补充项	无	0.5	
(回答6项即满分,缺1项扣1分。项目回答不完整的酌情扣分)			
二、初步诊断、存在的健康问题(11分)			
1.初步诊断	(1)消瘦待查	3	
	(2)2型糖尿病	2	
	(3)高血压	1	
2.存在的健康问题	(1)71岁女性	1	
	(2)吸烟	1	
	(3)喜油炸食品	1	
	(4)缺乏运动	1	
	(5)未规律就诊、用药,依从性较差	1	
(回答5项即满分,缺1项扣1分。项目回答不完整的酌情扣分)			

续表8-8

询问内容	考官提供信息	分值	扣分
三、目前的治疗及今后社区管理时非药物治疗原则(8分)			
1.药物治疗	(1)二甲双胍缓释片0.5 g po bid	2	
	(2)替米沙坦40 mg po qd	1	
2.非药物治疗	(1)戒烟	1	
	(2)低盐饮食	1	
	(3)减轻体重	1	
	(4)规律运动	0.5	
	(5)保持心理平衡	0.5	
	(6)血糖、血压监测	0.5	
	(7)其他	0.5	
(回答5项即满分,缺1项扣1分。项目回答不完整的酌情扣分)			
合计		25	

(四)医患沟通——作业题(100分)

1.向患者解释病情(糖尿病教育)。

2.和患者共同决策(药物治疗方案)。

3.了解患者生活方式,进行生活方式的指导(戒烟、饮食、运动、血糖监测教育)。

4.对患者担忧的问题进行解答(糖尿病的并发症,可防可控)。

5.对患者的具体问题提出解决方案。

6.随访的时间及内容或者转诊的相关事项(每月复查血糖、血脂、肝功能,每半年复查并发症相关指标)。

7.总结、保证沟通效果。

第三节　水肿

【案例】

主诉:双下肢水肿2周,加重2 d。

现病史:王××,男性,81岁。2周前于医院神经内科住院期间无明显诱因出现双下肢水肿,为中度凹陷性水肿,伴气短、腹胀,夜间可憋醒,无发热,无咳嗽、咳痰,无泡沫尿。动态心电图示:心房颤动,伴差异性传导,全程ST-T改变。当时请心内科会诊,予以口服"地高辛、螺内酯"治疗,症状好转出院。2 d前出院后症状加重,且出现颜面部水肿,故就诊于门诊。

既往史：高血压病史 4 个月，2 周前因"头晕"于医院神经内科诊断"亚急性期脑梗死"。否认肝炎慢性病史，否认药物及食物过敏史。

个人史、婚育史及家族史：吸烟 30 年，每日 30 支。喜油炸食品，不嗜酒。不运动锻炼。家庭和睦，社会关系好，有些焦虑。24 岁结婚，配偶体健，育有 1 子。退休职工医保，经济状况可。无遗传病史。

查体：T 36.7 ℃，P 75 次/min，R 18 次/min，BP 140/90 mmHg，身高 178 cm，体重 90 kg，BMI 28.4 kg/m²。一般情况可，肺部听诊未见异常，心前区无隆起，心尖搏动不弥散，触无震颤，心浊音界不大，心率 85 次/min，心律齐，心音低钝，各瓣膜听诊区未闻及杂音及额外心音。腹部膨隆。双下肢中度凹陷性水肿。

辅助检查：血常规、尿常规、大便常规均正常。心电图：窦性心律，大致正常心电图。肝肾功能、空腹血糖正常。低密度胆固醇 4.2 mmol/L。肌钙蛋白 T（TNT）25.13 ng/L。氨基末端脑钠肽前体（NT-proBNP）2 284 pg/mL。心脏彩超：射血分数（EF）54%，左房增大，二尖瓣少量反流，三尖瓣少量反流。

(一)病史采集

作为全科医生，如果接诊该患者，应了解哪些病史信息(表 8-9)？

表 8-9　病史采集评分

询问内容		考官提供信息	分值	扣分
一、主要症状描述、病情演变(15 分)				
1.2 周前症状	诱因	无	1	
	下肢水肿	性质	1	
	夜间有无憋醒	有	1	
	其他伴随症状	气短、腹胀	1	
	有鉴别意义的症状	无发热，无咳嗽、咳痰，无泡沫尿	1	
	诊疗经过	口服"地高辛、螺内酯"治疗	1	
2. 近 2 d 的问诊	部位	下肢，颜面部	2	
	对称性	双侧对称	1	
	持续时间	持续性	1	
	缓解因素	无	1	
	其他伴随症状	气短、腹胀	2	
	诊疗经过	无	1	
3. 其他伴随症状		其他合理的伴随症状也可	1	
二、有无相关病史(4 分)				
1. 有无高血压病史		有	1	

续表 8-9

询问内容	考官提供信息	分值	扣分
2. 有无冠心病病史	无	1	
3. 有无脑血管病病史	有	1	
4. 有无高脂血症病史	无	0.5	
5. 合理补充项	无	0.5	
(回答 3 项即满分,缺 1 项扣 1 分。项目回答不完整的酌情扣分)			
三、家族史(1 分)	无	1	
四、生活方式、心理及社会因素(5 分)			
1. 是否吸烟	吸烟 30 年,每日 30 支	1	
2. 饮食、饮酒情况	喜油炸食品,不嗜酒	1	
3. 运动情况	不运动	0.5	
4. 体重情况	体重无明显变化	0.5	
5. 睡眠情况	夜间睡眠好	0.5	
6. 二便情况	二便如常	0.5	
7. 是否有影响疾病的心理、社会因素	家庭和睦,社会关系好,担心患"脑血管病"导致瘫痪	0.5	
8. 合理补充项	无	0.5	
(回答 5 项即满分,缺 1 项扣 1 分。项目回答不完整的酌情扣分)			
合计		25	

(二)体格检查

1. 针对患者目前病情,你应做哪些必要的体格检查(表 8-10)?

表 8-10 体格检查评分(口述)

询问内容	考官提供信息	分值	扣分
一、一般项目(5 分)			
1. 体温、脉搏、呼吸	T 36.7 ℃,P 75 次/min,R 18 次/min	1	
2. 神志	清楚	1	
3. 皮肤黏膜颜色	皮肤温度正常,无苍白、发绀	1	
4. 神经系统检查	四肢肌力、肌张力正常	1	
5. 有无眼睑水肿	无	0.5	
6. 合理补充项	无	0.5	
(回答 4 项即满分,缺 1 项扣 0.5 分。项目回答不完整的酌情扣分)			

续表 8-10

询问内容	考官提供信息	分值	扣分
二、重点查体(10分)			
身高、体重	身高 178 cm,体重 90 kg,BMI 28.4 kg/m^2	1	
血压	140/90 mmHg(应两侧对比,可口述,未强调双侧扣 1 分)	2	
颈部血管检查	颈静脉无怒张,颈动脉未闻及明显血管杂音	1	
双肺呼吸音	双肺呼吸音清	1	
心脏检查(心界、心率、心律、心音、杂音、心包摩擦音等,需描述具体项目至少 6 项)	心率 75 次/min,心律齐,心音低钝,各瓣膜听诊区未闻及杂音及额外心音	3	
腹部查体	腹部膨隆	1	
有无双下肢水肿	双下肢中度凹陷性水肿	1	
合计		15	

2. 请根据患者情况,给患者测量血压(表 8-11)。

表 8-11 血压测量评分

评分要点		分值	扣分
测量前沟通与注意事项(1分)	介绍血压测量的目的	0.5	
	注意事项,如排尿、禁烟酒咖啡、休息至少 5 min 等	0.5	
体位与血压计同一水平(1分)	坐位或仰卧位,暴露恰当,肘部、血压计"0"点与心脏在同一水平	0.5	
	检查血压计水银柱是否在"0"点、有无气泡	0.5	
气袖位置(1.5分)	触诊确定肱动脉位置,气袖中央在肱动脉表面,松紧合适	1	
	气袖下缘在肘窝上 2~3 cm,听诊器体件置于肱动脉搏动处(不能塞于气袖下)	0.5	
测量方法(1.5分)	边充气边听诊至肱动脉搏动消失,水银柱再升高 30 mmHg,缓慢放气(2~3 mmHg/s)	1	
	双眼平视观察水银柱,读数尾数应为 0、2、4、6、8	0.5	
合计		5	

(三)病例分析

你认为患者需要完善的检查、初步诊断、存在的健康问题、目前的治疗及今后社区管理原则有哪些(表 8-12)?

表 8-12　病例分析评分

询问内容	考官提供信息	分值	扣分
一、需要完善的检查(包括需要转诊上级医院的必要检查)(6 分)			
1. 血常规	正常	0.5	
2. 尿常规	正常	1	
3. 心脏彩超	EF 54%,左房增大,二尖瓣少量反流,三尖瓣少量反流	1	
4. 心电图	窦性心律,大致正常心电图	1	
5. 心肌酶	TNT 25.13 ng/L	0.5	
6. 生化常规	低密度胆固醇 4.2 mmol/L	0.5	
7. NT-proBNP	2 284 pg/mL	1	
8. 合理补充项	无	0.5	
(回答 6 项即满分,缺 1 项扣 1 分。项目回答不完整的酌情扣分)			
二、初步诊断、存在的健康问题(11 分)			
1. 初步诊断	(1)慢性心力衰竭(射血分数保留的心力衰竭)	2	
	(2)脑梗死	1	
	(3)高血压 3 级(很高危)	2	
2. 存在的健康问题	(1)65 岁以上男性	1	
	(2)吸烟	1	
	(3)肥胖	1	
	(4)心脑血管疾病	1	
	(5)缺乏运动	1	
	(6)焦虑情绪	0.5	
	(7)未规律就诊、用药,依从性较差	0.5	
(回答 5 项即满分,缺 1 项扣 1 分。项目回答不完整的酌情扣分)			
三、目前的治疗及今后社区管理时非药物治疗原则(8 分)			
1. 药物治疗	(1)阿司匹林肠溶片 100 mg po qd	0.5	
	(2)沙库巴曲缬沙坦钠片 50 mg po bid	0.5	
	(3)阿托伐他汀钙片 20 mg po qd	0.5	
	(4)螺内酯 20 mg po qd	0.5	
2. 非药物治疗	(1)戒烟	1	
	(2)低盐饮食	1	
	(3)减轻体重	1	
	(4)规律运动	1	
	(5)保持心理平衡	1	
	(6)血糖、血压健康	0.5	
	(7)其他	0.5	

续表 8-12

询问内容	考官提供信息	分值	扣分
(回答 5 项即满分,缺 1 项扣 1 分。项目回答不完整的酌情扣分)			
合计		25	

(四)医患沟通——作业题(100 分)

1. 向患者解释病情(慢性心力衰竭教育)。

2. 和患者共同决策(药物治疗方案)。

3. 了解患者生活方式,进行生活方式的指导(戒烟、饮食、运动、血糖监测教育)。

4. 对患者担忧的问题进行解答(慢性心力衰竭的并发症,可防可控)。

5. 对患者的具体问题提出解决方案。

6. 随访的时间及内容或者转诊的相关事项(每月复查血糖、血脂、肝功能,每半年复查并发症相关指标)。

7. 总结、保证沟通效果。

第四节　发热

【案例】

主诉:发热 1 周。

现病史:王××,女性,41 岁。1 周前无明显诱因出现发热,发作无规律,平均 37.5 ℃左右,最高 37.9 ℃,无畏寒、寒战,伴关节痛,有时手腕痛,有时候是膝盖痛、肩膀痛,无关节红肿,伴口腔溃疡,无咳嗽、咳痰,无腹痛、腹泻,无恶心、呕吐,无盗汗。故就诊于医院。发病以来,患者大小便正常,体重未见明显变化。

既往史:去年流产 1 次。高血压病史 4 年,未系统监测。否认肝炎慢性病史,否认药物及食物过敏史。

个人史、婚育史及家族史:不吸烟。喜油炸食品,不嗜酒。不运动锻炼。家庭和睦,社会关系好,有些焦虑。24 岁结婚,配偶体健,育有 1 子。职工医保,经济状况可。无遗传病史。

查体:T 36.7 ℃,P 75 次/min,R 18 次/min,BP 130/90 mmHg,身高 168 cm,体重 60 kg,BMI 21.26 kg/m^2。一般情况可,肺部听诊未见异常,心前区无隆起,心尖搏动不弥散,触无震颤,心浊音界不大,心率 75 次/min,律齐,心音低钝,各瓣膜听诊区未闻及杂音及额外心音。腹部无异常。双下肢无水肿。

辅助检查:血常规、生化、尿常规、血沉、C 反应蛋白、抗核抗体系列、免疫球蛋白系列、补体、抗磷脂抗体等。细菌病毒学检查(如血培养、抗链球菌溶血素"O"、T-SPOT 等)、甲状腺功能、心脏彩超、肺部 CT、骨髓穿刺检查等。

(一)病史采集

作为全科医生,如果接诊该患者,应了解哪些病史信息(表 8-13)?

表 8-13 病史采集评分

询问内容		考官提供信息	分值	扣分
一、主要症状描述、病情演变(15 分)				
1.1 周前症状	诱因	无	1	
	程度	轻度发热	2	
	表现	无畏寒、寒战	2	
	其他伴随症状	伴关节痛,有时手腕痛,有时候是膝盖痛、肩膀痛;伴口腔溃疡	1	
	诊疗经过	无	1	
2. 有鉴别意义的症状	盗汗	无	2	
	消瘦	无	1	
	进食差	无	2	
	腹痛、腹泻	无	1	
	咳嗽、咳痰	无	2	
二、有无相关病史(4 分)				
1. 有无高血压病史		有	1	
2. 有无冠心病病史		无	1	
3. 有无脑血管病病史		无	1	
4. 有无高脂血症病史		无	0.5	
5. 合理补充项		无	0.5	
(回答 3 项即满分,缺 1 项扣 1 分。项目回答不完整的酌情扣分)				
三、家族史(1 分)		无	1	
四、生活方式、心理及社会因素(5 分)				
1. 是否吸烟		否	1	
2. 饮食、饮酒情况		喜油炸食品,不嗜酒	1	
3. 运动情况		不运动锻炼	0.5	
4. 体重情况		体重无明显变化	0.5	
5. 睡眠情况		夜间睡眠可	0.5	
6. 二便情况		二便如常	0.5	

续表8-13

询问内容	考官提供信息	分值	扣分
7.是否有影响疾病的心理、社会因素	家庭和睦,社会关系好,有些焦虑	0.5	
8.合理补充项	无	0.5	
(回答5项即满分,缺1项扣1分。项目回答不完整的酌情扣分)			
合计		25	

(二)体格检查

1.针对患者目前病情,你应做哪些必要的体格检查(表8-14)?

表8-14 体格检查评分(口述)

询问内容	考官提供信息	分值	扣分
一、一般项目(5分)			
1.体温、脉搏、呼吸	T 36.7 ℃,P 75 次/min,R 18 次/min	1	
2.神志	清楚	1	
3.皮肤黏膜颜色	皮肤温度正常,无苍白、发绀	1	
4.神经系统检查	四肢肌力、肌张力正常	1	
5.有无眼睑水肿	无	0.5	
6.合理补充项	无	0.5	
(回答4项即满分,缺1项扣0.5分。项目回答不完整的酌情扣分)			
二、重点查体(10分)			
身高、体重	身高 168 cm,体重 60 kg,BMI 21.26 kg/m²	1	
血压	血压 130/90 mmHg(应两侧对比,可口述,未强调双侧扣1分)	2	
颈部血管检查	颈静脉无怒张,颈动脉未闻及明显血管杂音	1	
双肺呼吸音	双肺呼吸音清	1	
心脏检查(心界、心率、心律、心音、杂音、心包摩擦音等,需描述具体项目至少6项)	心率75 次/min,律齐,心音低钝,各瓣膜听诊区未闻及杂音及额外心音	3	
腹部查体	无异常	1	
有无双下肢水肿	无	1	
合计		15	

2.请根据患者情况,给患者测量血压(表8-15)。

表8-15　血压测量评分

评分要点		分值	扣分
测量前沟通与注意事项(1分)	介绍血压测量的目的	0.5	
	注意事项,如排尿、禁烟酒咖啡、休息至少5 min等	0.5	
体位与血压计同一水平(1分)	坐位或仰卧位,暴露恰当,肘部、血压计"0"点与心脏在同一水平	0.5	
	检查血压计水银柱是否在"0"点、有无气泡	0.5	
气袖位置(1.5分)	触诊确定肱动脉位置,气袖中央在肱动脉表面,松紧合适	1	
	气袖下缘在肘窝上2~3 cm,听诊器体件置于肱动脉搏动处(不能塞于气袖下)	0.5	
测量方法(1.5分)	边充气边听诊至肱动脉搏动消失,水银柱再升高30 mmHg,缓慢放气(2~3 mmHg/s)	1	
	双眼平视观察水银柱,读数尾数应为0、2、4、6、8	0.5	
合计		5	

(三)病例分析

你认为患者需要完善的检查、初步诊断、存在的健康问题、目前的治疗及今后社区管理原则有哪些(表8-16)?

表8-16　病例分析评分

询问内容	考官提供信息	分值	扣分
一、需要完善的检查(包括需要转诊上级医院的必要检查)(6分)			
1.血常规	暂未做	1	
2.尿常规	暂未做	1	
3.便常规	暂未做	1	
4.抗核抗体	暂未做	1	
5.肿瘤标志物	暂未做	0.5	
6.生化常规	暂未做	0.5	
7.甲状腺功能	暂未做	0.5	
8.合理补充项	无	0.5	
(回答6项即满分,缺1项扣1分。项目回答不完整的酌情扣分)			

续表 8-16

询问内容	考官提供信息	分值	扣分
二、初步诊断、存在的健康问题(11分)			
1. 初步诊断	发热待查(系统性红斑狼疮?感染?其他?)	6	
2. 存在的健康问题	(1)喜油炸食品	2	
	(2)关节痛病史	1	
	(3)缺乏运动	2	
(回答5项即满分,缺1项扣1分。项目回答不完整的酌情扣分)			
三、目前的治疗及今后社区管理时非药物治疗原则(8分)			
1. 药物治疗	(1)镇痛药(关节疼痛厉害时可服用)	1	
	(2)退烧药	1	
2. 非药物治疗	(1)血糖、血压监测	1	
	(2)低盐饮食	1	
	(3)规律运动	1	
	(4)保持心理健康	1	
	(5)完善相关检查,明确诊断	1	
	(6)其他	1	
(回答5项即满分,缺1项扣1分。项目回答不完整的酌情扣分)			
合计		25	

(四)医患沟通——作业题(100分)

1. 向患者解释病情(发热的鉴别诊断)。

2. 和患者共同决策。

3. 了解患者生活方式,进行生活方式的指导。

4. 对患者担忧的问题进行解答。

5. 对患者的具体问题提出解决方案。

6. 随访的时间及内容或者转诊的相关事项。

7. 总结、保证沟通效果。

附：全科常见疾病的影像学表现

1. 急性脑梗死

- 患者,男,42岁。
- 左侧肢体活动不灵、言语欠流利2 d,加重13 h。

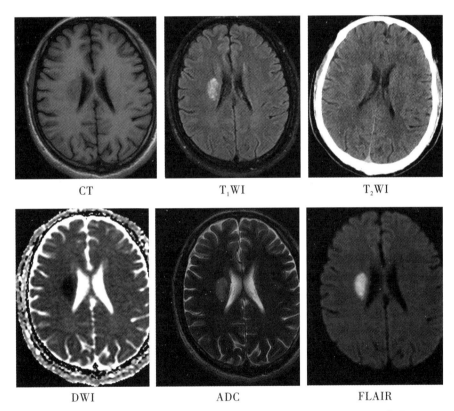

| CT | T₁WI | T₂WI |
| DWI | ADC | FLAIR |

图1　右侧基底节-放射冠区(急性-亚急性期)脑梗死CT及MRI表现

　　CT:右侧基底节-放射冠区见斑片状低密度区,边界不清。

　　MRI:右侧基底节-放射冠区见类椭圆形异常信号,呈 T_1WI 低信号, T_2WI 高信号,FLAIR 高信号,DWI 高信号,ADC 低信号。

2. 脑出血

- 患者,男,64 岁。
- 突发右侧肢体麻木 2 h。
- 有"高血压"病史多年,最高达 180/100 mmHg,未规律监测及用药。

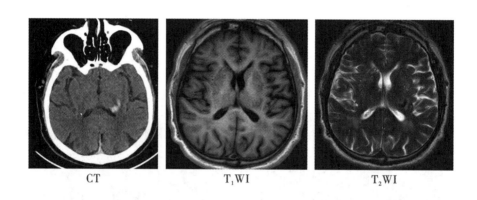

CT   T₁WI   T₂WI

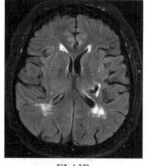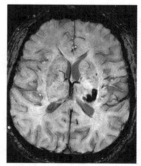

FLAIR   SWI

图 2　左侧丘脑(急性期)脑出血 CT 及 MRI 表现

　　CT(入院当天):左侧丘脑见不规则形高密度灶,周围见少量水肿影环绕。

　　MRI(入院后第 2 天):左侧丘脑见不规则形状异常信号,呈 T_1WI 稍低信号,T_2WI 低信号,FLAIR 低信号,SWI 低信号,周围见水肿征象。

3.肺炎(大叶性肺炎)

- 患者,女,6岁。
- 发热、咳嗽 2 d。

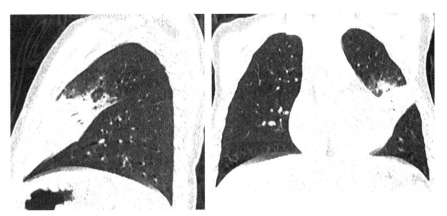

矢状位(肺窗)   冠状位(肺窗)

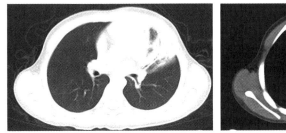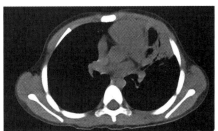

肺窗   纵隔窗

图 3 左肺上叶大叶性肺炎(实变期)CT 表现

CT:左肺上叶可见大片状实变影,边缘模糊,其内可见支气管充气征。

4.肺结核

- 患者,男,75 岁。
- 反复咳嗽、咳痰、喘憋 5 年,后背发热 1 年。
- 肺泡灌洗液二代测疗(NGS)提示结核分枝杆菌复合群。

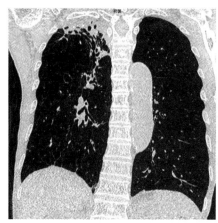
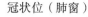

冠状位(肺窗)

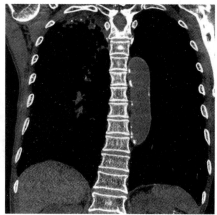

冠状位(纵隔窗)

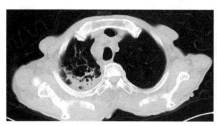

肺窗

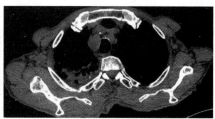

纵隔窗

图 4　右肺结核、肺气肿 CT 表现

　　CT:双肺内多发类圆形薄壁透亮区。右肺上叶尖段可见斑片状、片状密度增高影,边缘模糊,密度不均,病变内可见含气空腔及点状钙化影;邻近胸膜部分增厚。

5. 肺栓塞

- 患者,女,45 岁。
- 咳嗽伴喘憋 7 d。
- 心电监护示氧饱和度 80% ,血压 82/40 mmHg,心率 134 次/min。D-二聚体 4.16 mg/L。

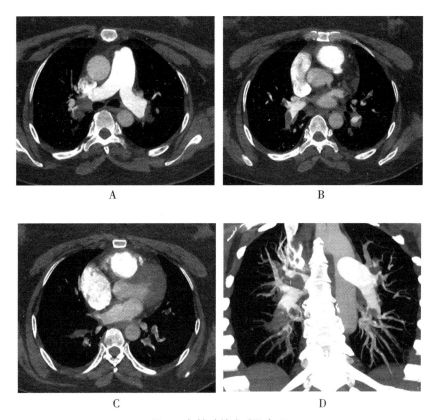

图 5 急性肺栓塞 CT 表现

  CT:左右主分叉处可见条带状充盈缺损(A);双下肺动脉干管腔可见多发充盈缺损及附壁充盈缺损(B、C),右肺、左肺上叶肺动脉为著(D)。

6. 支气管扩张

- 患者,男,72 岁。
- 反复咳嗽、咳痰伴咯血 50 余年,再发 5 d。

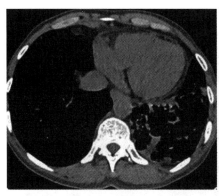
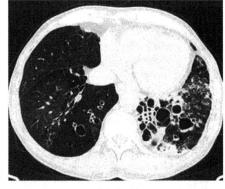

纵隔窗   肺窗

图 6 双肺支气管扩张伴感染 CT 表现

CT:双肺下叶多发支气管管壁增厚,管腔呈囊状、柱状扩张,部分扩张支气管腔内见斑片状高密度及气液平面,周围多发条片状及片状密度增高影,边界欠清。右肺下叶可见局限性肺野透光度增高。

7. 肺气肿

- 患者,男,71 岁。
- 反复胸闷、喘憋 4 年,加重 1 d。
- 吸烟 40 余年,平均 20 支/d,未戒烟。平日少量饮酒。

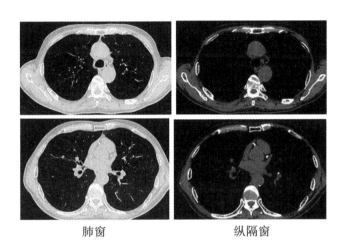

肺窗 纵隔窗

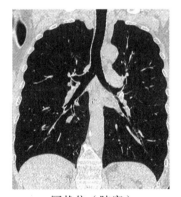

冠状位(肺窗)

图 7　肺气肿 CT 表现

CT:双肺纹理稀疏,肺内可见多发低密度区,无壁,双肺可见部分支气管管壁增厚,主气管、双肺支气管及其分支管腔通畅。

8. 气胸

- 患者,男,65 岁。
- 胸痛 7 h。

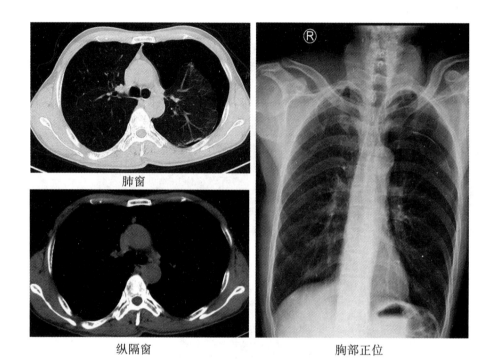

肺窗

纵隔窗   胸部正位

图 8   气胸 X 射线及 CT 表现

X 射线:胸廓双侧对称,左侧胸腔见无肺纹理区,左肺受压约 30% 。肺野透光度可。双肺纹理增多。纵隔居中,心影不大。双侧膈面光整,双侧肋膈角锐利。

X 射线诊断:左侧气胸。

CT:胸廓两侧对称,支气管血管束清晰。左侧胸腔内见大量无肺纹理区,左侧肺组织受压。纵隔居中,纵隔内及双侧肺门未见明显增大淋巴结。

CT 诊断:左侧气胸。

9.消化道穿孔

- 患者,男,40岁。
- 突发腹痛7 h。

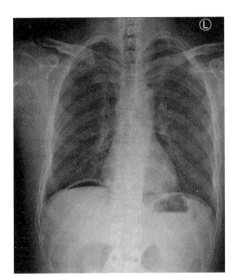
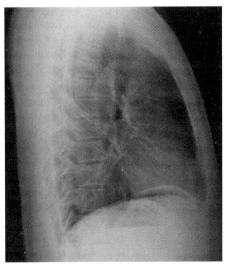

X射线片

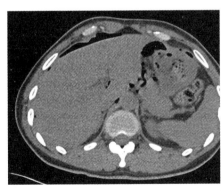
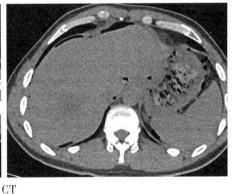

CT

图9 消化道穿孔(十二指肠穿孔)X射线及CT表现

X射线:右侧膈下见新月形透光影/游离气体影,边界清楚。

CT:胃腔充盈可,胃窦十二指肠壁僵硬,膈下/肝周可见新月形游离气体影。

10. 肠梗阻

- 患者,男,78 岁。
- 腹痛、腹胀 5 d。
- 患者于 5 d 前开始反复出现腹痛、腹胀不适,呈绞痛,阵发性加重,以脐周及下腹部为重,无肩背部放射疼,无发热,并伴有恶心,无呕吐,肛门停止排便、排气。

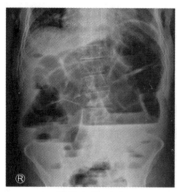 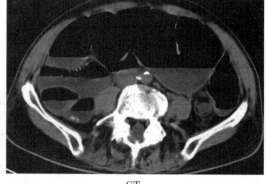

腹部立位平片   CT

图 10　肠梗阻 X 射线及 CT 表现

X 射线(腹部立位平片):膈下未见明显游离气体,腹部肠管扩张积气,可见多发气液平面。

CT:肠管弥漫性积气扩张,可见多发气液平面;肠壁未见明显增厚及肿块影。

11. 四肢骨折

案例一

- 患者,女,62 岁。
- 摔伤致右髋关节疼痛伴活动受限 2 d。
- 专科情况:右下肢外旋畸形。腹股沟中点压痛,右髋外侧叩击痛,右下肢轴向叩击痛阳性。右髋关节主动活动受限,"4"字试验不能完成。

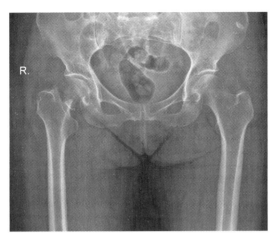

图 11　右侧股骨颈骨折 X 射线表现

X 射线：右侧股骨颈变短，局部骨小梁紊乱，骨皮质不连续。余双髋组成骨形态可，未见明显骨折征象，关节对位关系可，关节间隙未见明显异常。

X 射线诊断：右侧股骨颈骨折。

案例二

- 患者，男，30 岁。
- 受伤后左膝疼痛伴活动受限 1 d。
- 专科情况：左膝部肿胀，周围压痛明显，左下肢纵向叩击痛，浮髌征(+)，左膝关节特殊检查未能检查。

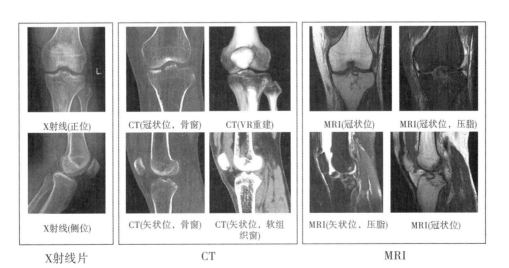

图 12　左膝关节胫骨平台骨折 X 射线、CT 及 MRI 表现

X 射线: 左胫骨髁间隆突外侧平台骨质断裂,未见错位,左膝关节对应关系可,关节周围软组织肿胀。

CT: 左膝关节对位关系可,胫骨平台髁间隆突、后缘骨质断裂,断端部分移位;髌上囊内见片状液性密度影及液液平面。

MRI: 左膝胫骨平台骨质断裂,局部对位欠佳,T_2 压脂见片状高信号。髌上囊可见液液平面,上层为 T_1WI 稍高信号,压脂序列呈稍低信号;下层为 T_1WI 低信号,压脂序列呈高信号。

参考文献

[1]于晓松,路孝琴.全科医学概论[M].5版.北京:人民卫生出版社,2018.

[2]王锦帆,尹梅.医患沟通[M].2版.北京:人民卫生出版社,2018.

[3]万学红,卢雪峰.诊断学[M].9版.北京:人民卫生出版社,2018.

[4]陈灏珠,钟南山,陆再英,等.内科学[M].9版.北京:人民卫生出版社,2022.

[5]徐克,龚启勇,韩萍.医学影像学[M].8版.北京:人民卫生出版社,2018.

[6]吴孟超,吴在德,吴肇汉,等.外科学[M].9版.北京:人民卫生出版社,2018.

[7]谢幸,孔北华,段涛.妇产科学[M].9版.北京:人民卫生出版社,2018.

[8]王卫平,孙锟,常立文.儿科学[M].9版.北京:人民卫生出版社,2018.

[9]贾建平,陈生弟.神经病学[M].8版.北京:人民卫生出版社,2018.

[10]赵堪兴,杨培增,范先群,等.眼科学[M].9版.北京:人民卫生出版社,2018.

[11]张学军,何春涤,崔勇.皮肤性病学图谱[M].2版.北京:人民卫生出版社,2019.

[12]沈洪,刘中民.急诊与灾难医学[M].3版.北京:人民卫生出版社,2018.

[13]中国医师协会全科医师分会,杜雪平,程明羡.全科专业住院医师规范化培训内容与标准补充修订建议(针对2019年修订版)[J].全科医学临床与教育,2021,19(2):99-101,107.

[14]中华医学会心血管病学分会,中国康复医学会心脏预防与康复专业委员会,中国老年学和老年医学会心脏专业委员会,等.中国心血管病一级预防指南基层版[J].中华心血管病杂志,2023,51(4):343-363.

[15]中华医学会糖尿病学分会,国家基层糖尿病防治管理办公室.国家基层糖尿病防治管理指南(2022)[J].中华内科杂志,2022,8(3):249-262.

[16]中华医学会,中华医学会杂志社,中华医学会消化病学分会,等.消化性溃疡基层诊疗指南(2023年)[J].中华全科医师杂志,2023,22(11):1108-1117.

[17]中国血脂管理指南修订联合专家委员会.中国血脂管理指南(基层版2024年)[J].中华心血管病杂志,2024,52(4):330-337.

[18]中华医学会,中华医学会杂志社,中华医学会全科医学分会,等.中国心力衰竭基层诊疗与管理指南(2024年)[J].中华全科医师杂志,2024,10(6):549-577.

[19]中华医学会,中华医学会杂志社,中华医学会全科医学分会,等.慢性阻塞性肺疾病基层诊疗指南(2018年)[J].中华全科医师杂志,2018,4(11):856-870.